"十四五"职业教育国家规划教材

中等职业教育药学类专业第三轮教材

供药学类专业使用

药物分析技术 （第3版）

主　编　陈　静

副主编　李　丽

编　委　（以姓氏笔画为序）

万丹娜（江西省医药学校）

毛艳华（河南医药健康技师学院）

刘代群（湖南食品药品职业学院）

刘福胜（山东食品药品职业学院）

李　允（江苏省常州技师学院）

李　丽（河南医药健康技师学院）

张艳秋（上海市医药学校）

陈　静（江西省医药学校）

欧阳晓露（江西省医药学校）

廖华丽（广东省食品药品职业技术学校）

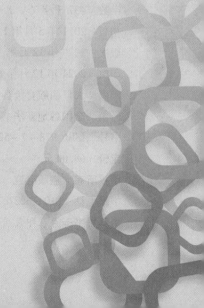

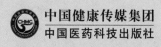

中国健康传媒集团

中国医药科技出版社

内 容 提 要

　　本教材是"中等职业教育药学类专业第三轮教材"之一，是以《国家职业教育改革实施方案》精神为指导，融合职业教育新要求编写而成。本教材对接药物检验工作的岗位要求，以药品检验程序为主线，以《中国药典》（2020 年版）和现行药品质量标准为依据，分为 6 个模块 17 个项目，内容分为理论和实训两部分。模块一为药品检测必备基本知识，模块二至五为药物的单项检测，模块六为药物检验的全项分析，加强学生综合分析能力的训练。同时，在每个任务设置拓展知识和目标检测供学生继续学习。

　　本书可作为中等职业院校药学类相关专业使用，也可作为企业相关人员的培训教材。

图书在版编目（CIP）数据

　　药物分析技术/陈静主编 . —3 版 . —北京：中国医药科技出版社，2020. 12 (2024.12重印)

　　中等职业教育药学类专业第三轮教材

　　ISBN 978 − 7 − 5214 − 2137 − 8

　　Ⅰ . ①药… 　Ⅱ . ①陈… 　Ⅲ . ①药物分析 − 中等专业学校 − 教材 　Ⅳ . ①R917

　　中国版本图书馆 CIP 数据核字（2020）第 236796 号

美术编辑　陈君杞

版式设计　友全图文

出版　**中国健康传媒集团** | 中国医药科技出版社

地址　北京市海淀区文慧园北路甲 22 号

邮编　100082

电话　发行：010 − 62227427 　邮购：010 − 62236938

网址　www. cmstp. com

规格　787mm × 1092mm $^1/_{16}$

印张　23 $^1/_2$

字数　437 千字

初版　2011 年 5 月第 1 版

版次　2020 年 12 月第 3 版

印次　2024 年 12 月第 6 次印刷

印刷　大厂回族自治县彩虹印刷有限公司

经销　全国各地新华书店

书号　ISBN 978 − 7 − 5214 − 2137 − 8

定价　**68. 00 元**

获取新书信息、投稿、为图书纠错，请扫码联系我们。

出版说明

2011 年，中国医药科技出版社根据教育部《中等职业教育改革创新行动计划（2010—2012 年）》精神，组织编写出版了"全国医药中等职业教育药学类专业规划教材"；2016 年，根据教育部 2014 年颁发的《中等职业学校专业教学标准（试行）》等文件精神，修订出版了第二轮规划教材"全国医药中等职业教育药学类'十三五'规划教材"，受到广大医药卫生类中等职业院校师生的欢迎。为了进一步提升教材质量，紧跟职教改革形势，根据教育部颁发的《国家职业教育改革实施方案》（国发〔2019〕4 号）、《中等职业学校专业教学标准（试行）》（教职成厅函〔2014〕48 号）精神，中国医药科技出版社有限公司经过广泛征求各有关院校及专家的意见，于 2020 年 3 月正式启动了第三轮教材的编写工作。

党的二十大报告指出，要办好人民满意的教育，全面贯彻党的教育方针，落实立德树人根本任务，培养德智体美劳全面发展的社会主义建设者和接班人。教材是教学的载体，高质量教材在传播知识和技能的同时，对于践行社会主义核心价值观，深化爱国主义、集体主义、社会主义教育，着力培养担当民族复兴大任的时代新人发挥巨大作用。在教育部、国家药品监督管理局的领导和指导下，在本套教材建设指导委员会专家的指导和顶层设计下，中国医药科技出版社有限公司组织全国60 余所院校 300 余名教学经验丰富的专家、教师精心编撰了"全国医药中等职业教育药学类'十四五'规划教材（第三轮）"，该套教材付梓出版。

本套教材共计 42 种，全部配套"医药大学堂"在线学习平台。主要供全国医药卫生中等职业院校药学类专业教学使用，也可供医药卫生行业从业人员继续教育和培训使用。

本套教材定位清晰，特点鲜明，主要体现如下几个方面。

1. 立足教改，适应发展

为了适应职业教育教学改革需要，教材注重以真实生产项目、典型工作任务为载体组织教学单元。遵循职业教育规律和技术技能型人才成长规律，体现中职药学人才培养的特点，着力提高药学类专业学生的实践操作能力。以学生的全面素质培养和产业对人才的要求为教学目标，按职业教育"需求驱动"型课程建构的过程，进行任务分析。坚持理论知识"必需、够用"为度。强调教材的针对性、实用性、条理性和先进性，既注重对学生基本技能的培养，又适当拓展知识面，实现职业教育与终身学习的对接，为学生后续发展奠定必要的基础。

2. 强化技能，对接岗位

教材要体现中等职业教育的属性，使学生掌握一定的技能以适应岗位的需要，具有一定的理论知识基础和可持续发展的能力。理论知识把握有度，既要给学生学习和掌握技能奠定必要的、足够的理论基础，也不要过分强调理论知识的系统性和完整性；注重技能结合理论知识，建设理论－实践一体化教材。

3. 优化模块，易教易学

设计生动、活泼的教学模块，在保持教材主体框架的基础上，通过模块设计增加教材的信息量和可读性、趣味性。例如通过引入实际案例以及岗位情景模拟，使教材内容更贴近岗位，让学生了解实际岗位的知识与技能要求，做到学以致用；"请你想一想"模块，便于师生教学的互动；"你知道吗"模块适当介绍新技术、新设备以及科技发展新趋势、行业职业资格考试与现代职业发展相关知识，为学生后续发展奠定必要的基础。

4. 产教融合，优化团队

现代职业教育倡导职业性、实践性和开放性，职业教育必须校企合作、工学结合、学作融合。专业技能课教材，鼓励吸纳1~2位具有丰富实践经验的企业人员参与编写，确保工作岗位上的先进技术和实际应用融入教材内容，更加体现职业教育的职业性、实践性和开放性。

5. 多媒融合，数字增值

为适应现代化教学模式需要，本套教材搭载"医药大学堂"在线学习平台，配套以纸质教材为基础的多样化数字教学资源（如课程PPT、习题库、微课等），使教材内容更加生动化、形象化、立体化。此外，平台尚有数据分析、教学诊断等功能，可为教学研究与管理提供技术和数据支撑。

编写出版本套高质量教材，得到了全国各相关院校领导与编者的大力支持，在此一并表示衷心感谢。出版发行本套教材，希望得到广大师生的欢迎，并在教学中积极使用和提出宝贵意见，以便修订完善，共同打造精品教材，为促进我国中等职业教育医药类专业教学改革和人才培养作出积极贡献。

数字化教材编委会

主　编　陈　静
副主编　李　丽
编　委　(以姓氏笔画为序)
　　　　万丹娜 (江西省医药学校)
　　　　毛艳华 (河南医药健康技师学院)
　　　　刘代群 (湖南食品药品职业学院)
　　　　刘福胜 (山东食品药品职业学院)
　　　　李　允 (江苏省常州技师学院)
　　　　李　丽 (河南医药健康技师学院)
　　　　张艳秋 (上海市医药学校)
　　　　陈　静 (江西省医药学校)
　　　　欧阳晓露 (江西省医药学校)
　　　　廖华丽 (广东省食品药品职业技术学校)

前言

　　《药物分析技术》（第3版）是根据中等职业教育药学类专业第三轮教材编写原则和要求，结合《中国药典》（2020年版）的相关内容，在原教材的基础上修订而成。本次修订充分体现了立足教改，适应发展的编写原则，通过强化技能、对接岗位、优化模块、产教融合，实现易教易学，书网融合的目标。

　　本教材继续贯彻"以就业为导向、以能力为本位、以发展技能为核心"的职业教育宗旨，强调理论知识"够用"，强化技能训练，突出技能的"适用"，力求突出职业教育的特色。本教材共分成6个模块17个项目57个任务，模块一是药品质量管理与检验基础，主要是熟悉GMP关于文件管理、质量管理方面的知识，由李允老师负责编写；模块二是药品的性状检查，主要掌握药物外观检测、物理常数测定的知识和技能，由张艳秋老师负责编写；模块三是药物的鉴别试验，主要掌握用化学方法、仪器方法对药物进行鉴别，由毛艳华老师负责编写；模块四是药物的检查，包括杂质的来源、药物的限量检查和药物的特性检查等，主要掌握药物的一般杂质检查和特殊杂质检查方法，由万丹娜老师和廖华丽老师负责编写；模块五是药物的含量测定，主要掌握利用化学分析和仪器分析的各种方法对药物的含量进行测定，由刘代群老师负责编写。模块六是典型药物的分析，通过对原料药、辅料、制剂等典型药物的分析，掌握药物检验的方法原理和操作技能，由李丽老师、刘福胜老师、欧阳晓露老师、陈静老师共同编写完成。本教材为书网融合教材，即纸质教材有机融合电子教材、教学配套资源（PPT、微课、视频等）、题库系统、数字化教学服务（在线教学、在线作业、在线考试），使教学资源更加多样化、立体化。

　　本书在编写过程中得到合作企业、各位编委及其单位领导的大力支持，在此一并表示感谢！

　　书中不妥之处，敬请同行专家批评指正。

编　者

2020年10月

目录

- 1. 掌握药物分析的概念和药物分析的主要任务。
- 2. 熟悉药物分析技术的发展。

- 1. 掌握药品质量控制的四个法令文件。
- 2. 熟悉受控文件管理。

- 1. 掌握《中华人民共和国药典》的组成及主要内容。
- 2. 熟悉药品质量标准的类别及内容。

1. 掌握药品质量检验工作程序。
2. 熟悉取样、分样、留样操作规程。

1. 掌握药物外观性状的检查方法。
2. 熟悉溶解度检查方法。

1. 掌握物理常数的定义。

2. 熟悉相对密度、馏程、熔点、旋光度、折光率、黏度、酸碱度、吸收系数等物理常数的测定方法。

模块三　药物的鉴别试验

- 1. 掌握化学鉴别法的含义及分类。
- 2. 熟悉呈色、沉淀、气体生成、荧光等反应鉴别法常见的反应类型。

- 1. 掌握药物的光谱鉴别法。
- 2. 熟悉光谱鉴别法的基本原理。

- 1. 掌握药物的色谱鉴别方法。
- 2. 熟悉色谱鉴别法的基本原理。

模块四　药物的检查

1. 掌握杂质的概念、来源、分类、杂质限量的定义。
2. 熟悉杂质限量的计算。

1. 掌握一般杂质的检查方法和原理。
2. 熟悉药物的限量检查项目和方法。

模块五　药物的含量测定

1. 掌握药物特性检查的方法和原理。

2. 熟悉药物的特性检查项目与内容。

1. 掌握化学分析法测定药物含量及数据处理的方法。

模块六　典型药物分析

2. 熟悉直接滴定法和剩余滴定法含量测定、数据处理及结果判断方法。

1. 掌握光谱分析法测定药物含量的方法及数据处理方法。

2. 熟悉紫外－可见分光光度法和荧光分光光度法含量测定的方法、数据处理及结果判断方法。

1. 掌握色谱分析法测定药物含量的方法及基本原理。

2. 熟悉高效液相色谱法和气相色谱法含量测定的操作方法、数据处理及结果判断方法。

1. 掌握原料药分析的工作内容，包括鉴别和含量测定的基本原理和方法。

2. 熟悉芳酸类药物、抗生素类药物理化检验的方法和原理。

1. 掌握辅料的分类及质量要求。
2. 熟悉制剂生产中药用辅料的检验方法。

1. 掌握片剂、胶囊剂、颗粒剂、注射剂、滴眼剂的检查项目及质量要求。
2. 熟悉常见制剂典型药物的质量检验方法。

PPT

学习目标

知识要求

1. **掌握**　药物分析的概念和药物分析的主要任务。
2. **熟悉**　药物分析技术的发展。

能力要求

1. 知道什么是药物、药品；能说出药物分析的定义。
2. 知道药物分析工作的主要任务及作用。

　　药品是一种关系人民生命健康的特殊商品。其特殊性主要体现在：①药品的两重性（有效性和毒、副作用）；②药品的专属性；③药品的时效性；④药品监督管理有很强的科学性。因此，保证药品的高质、安全、有效，是药品质量检验工作者的神圣职责。药品质量检验工作的根本目的就是保证公民用药的安全、有效。

📖 任务一　药物分析的任务

☞实例分析

　　实例　"齐二药事件"是齐齐哈尔第二制药厂生产的亮菌甲素注射液，由于质量原因导致多人伤亡的事件。事件原因是多方面的，但其中一个主要原因是检验人员没有把好检验这道关。原来该厂的采购员采购的丙二醇（溶媒）有一半是二甘醇，当班的质检员没有（事实上是没有能力）抽样化验，这样二甘醇鱼目混珠地进入了后续的一道道工序，酿成大祸。虽然二甘醇与丙二醇在性状、化学性质等方面非常相近，但是只需将样品打一张红外光谱图，与药典中的丙二醇标准图谱对照，就可发现两者的图谱明显差别。检验药品质量是否合格是药物分析工作者的主要职责。

　　讨论　1. 什么是药物分析？

　　　　　　2. 药物分析的主要任务是什么？

一、什么是药物分析

　　药物是用于预防、治疗、诊断人的疾病，有目的地调节人体生理机能的物质。药物成为商品后就是药品。药品是规定有适应证、用法和用量的物质，包括化学药、抗生素、生化药品及其制剂、放射性药品、血清、疫苗、血液制品、诊断药品、中药材、中药饮片及中成药等。药品质量的优劣，既直接影响到预防与治疗的效果又密切关系到消费者的健康和生命安危。因此，必须加以严格控制。

请你想一想

"齐二药事件"中二甘醇作为假药代替丙二醇进入生产过程导致悲剧发生,那么假药的鉴别属于药物质量控制的哪一部分内容呢?

药物分析是一种研究药物全面质量控制的技术,主要运用物理学、化学、物理化学、生物化学等方法和技术,研究化学结构已知的合成药物和天然药物及其制剂的组成、理化性质、真伪鉴别、纯度检查以及有效成分的含量测定等。所以,药物分析是一门研究与发展药品质量控制的方法性学科,是药物"安全、有效、质量可控"的重要保障。药物质量控制的主要内容有:真伪鉴别,纯度检查,均一性、有效性和安全性检查及有效成分的含量测定等,目的是保证临床用药的有效性和安全性。

二、药物分析的任务

药物分析是药物生产中不可或缺的重要环节,它既是检验药物质量,保障人民用药安全、合理、有效的重要技术支撑,又是药物研究和开发工作中必不可少的组成部分。它的任务归纳起来主要包括以下几个方面。

1. 药品质量检验工作　为确保药品质量,应严格按照国家规定的药品质量标准,对药品进行严格的分析检验,判断其真伪与优劣,提供能否供药用的依据,以确保用药的安全。因此,国家设有专门负责药品检验的法定机构,如中国食品药品检定研究院,省、市(县)各级药品检验所,药厂、医药公司、医院药剂科质量检验部门等,对药品质量在生产、流通和临床等各个环节层层把关。

2. 药物生产过程的质量控制　药物的质量是生产出来的,而不是检验出来的,为了全面控制药物的质量,必须对药物的生产过程进行质量控制。因此,应积极开展药品从原料到成品的生产全过程的质量分析检验工作,不断促进生产工艺改进,提高药品的质量,提高药品质量的科学管理水平。

3. 药物储存过程的质量考察　考察药物在储存过程中的稳定性,以便采取科学合理的贮藏条件和管理方法,保证药物的质量。

4. 临床药物分析工作(体内药物分析)　药品质量的优劣,使用时剂量、方式是否合理,使用后是否安全有效,这些应以临床征象和实际疗效来决定,故需配合医疗需要开展临床药物分析。临床药物分析包括以下内容。

(1)运用适当的分析方法,测定药物的生物利用度以及动力学参数;

(2)研究药物在人体内的吸收、分布、代谢转化和排泄过程,有利于更好地指导临床用药;

(3)研究药物的作用特性和机制,为开发疗效更好、副作用更小的新药提供信息。

为了保证药品的安全、有效和质量可控,在药品的研究、生产、供应以及使用过程中还应该严格执行科学的管理规范。因此,药品质量的全面控制不是某一个单位或部门的工作,所涉及的内容也不是一门课程可以单独完成的,而是一项涉及多方面、多学科的综合性工作。

你知道吗

质量管理（一）

我国药物分析学科创始人之一、著名药物分析专家安登魁先生曾感言："药物分析学科发展到今天已越来越清晰地反映出它在现代药学科学中的地位和作用。"以往说：哪里有药物，哪里就有药物分析。随着药物新技术的迅猛发展，这句话不仅与现时的情况更加贴切，而且还可否反过来预期一下：哪里对现代药物分析的方法和技术运用得及时恰当，哪里就可能对新药的研究和开发以及药物的合理应用打开一个可喜而崭新的局面。

任务二　药物分析技术的发展

实例分析

实例　药品是防病、治病和康复保健的特殊商品。中成药作用缓和，不良反应小，深得患者的喜爱。但近年来市场上出现了非法掺入化学药物的违法行为。为确保中药制剂质量，保障临床用药安全，需要药物分析工作者研究灵敏、快速、准确的分析方法，加大检测力度，有效打击药品掺假造假的不法行为。

据文献报道，采用 TLC 法初筛，高效液相色谱－光二极管阵列检测器（HPLC－DAD）、LC－MS 或超高效液相色谱－二级质谱（UPLC－MS/MS）法等多种液相色谱技术与方法可确证中药制剂中非法掺入的化学药物。液相色谱－质谱联用法可检测出中药制剂及保健食品中非法添加的 16 种镇静催眠药物。

讨论　1. 目前药物分析常用的新技术新方法有哪些？

2. 药物分析技术未来的发展方向是什么呢？

药物分析是分析化学技术在药学领域中的具体应用。分析化学的进步，尤其是近年仪器分析和计算机技术的进步，为药物分析技术的发展提供了坚实的基础。药物分析的任务是在药学各个领域中，对出于不同的目的和要求、不同来源和组成的样品中的某些成分进行检出、鉴别和测定。

药物分析发展的主要趋向是如何能够简便、快速地从复杂组成的样品中，灵敏、可靠地检测一些微量成分。伴随全球药物开发和应用研究的蓬勃开展，人们对于临床用药"安全、有效"意识不断提高，药物分析涉及的研究体系越来越复杂，方法和技术手段也越来越趋于高专属性、高灵敏度、高准确性和高效率。连续化、自动化、最优化和智能化等特征已成为药物分析技术发展的必然趋势。

一、联用技术

1. 色谱－质谱联用技术　色谱－质谱联用技术是将具有高分离效能的色谱技术与

能够获得丰富化学结构信息的质谱技术相结合的现代分析技术。目前，各种色谱联用技术在药品质量研究工作中发挥着重要作用。色谱作为分离手段，质谱充当鉴定工具，两者取长补短，已成为当今分析领域中复杂成分样品分析的主要方法。例如，气相色谱－质谱联用（GC－MS）、高效液相色谱－质谱联用（HPLC－MS）等。

（1）气－质联用技术　气相色谱与有机质谱的联用系统（GC－MS）是最早实现（1957 年）的联用仪。20 世纪 70 年代，GC－MS 已开始作为商品出售，80 年代，已开始普及应用，迄今技术日趋成熟，广泛应用于医药卫生、石油化工、环境保护和生命科学等领域。目前气－质联用在联用技术应用中十分活跃，它能使样品的分离、鉴定和定量一次完成，其中毛细管气相色谱与质谱联用的检测限已达 $10^{-9}g \sim 10^{-12}g$ 水平，对药物分析的发展也起到了很大的促进作用。例如 GC－MS 在合成产物的确证、有机合成反应中副产物的鉴定、中药未知成分的鉴定、药物代谢物的研究等方面均是最重要的工具之一。

（2）液－质联用技术　高效液相色谱－质谱（HPLC－MS，简称 LC－MS）联用技术是 20 世纪 90 年代发展成熟的分析技术，它集 HPLC 的高分离能力与 MS 的高灵敏度、极强的结构解析能力、高度的专属性和通用性、分析速度快于一体，已成为药品质量控制（包括药物中微量杂质、降解产物、药物生物转化产物的分析鉴定）、药用植物成分分析、体内药物和药物代谢研究中其他方法所不能取代的有效工具。HPLC 法可以分离的化合物范围远较 GC 法大，与 GC－MS 联用技术相比较，GC 法对样品的极性和热稳定性有一定要求，因此在 GC－MS 联用技术分析前，样品的预处理极为重要。LC－MS 联用分析前样品预处理简单，一般不要求水解或者衍生化，可以直接用于药物及其代谢物的同时分离和鉴定。

2. 色谱－光谱联用技术　色谱－光谱联用技术广泛地应用于代谢产物的快速鉴定、活性代谢物和天然产物的活性成分的体内过程研究、中药及复方的药效物质基础研究、手性药物立体选择性差异分析等，将使人们对药物的掌控逐渐从"以群体为研究目标"转移到"以个体为考察对象"。目前常用的有高效液相色谱－核磁共振波谱联用（HPLC－NMR）、气相色谱－傅立叶变换红外光谱联用（GC－FTIR）等。

二、高效毛细管电泳技术

高效毛细管电泳法，亦称毛细管电泳（CE），是一项将电泳技术和色谱理论相结合的分离技术，包含了电泳、色谱及其交叉内容，它使分析化学得以从微升水平进入纳升水平，并使单细胞分析，乃至单分子分析成为可能。

（一）基本原理

高效毛细管电泳法是以高压电场为驱动力，以毛细管为分离通道，依据样品中各组分之间淌度和分配系数的差异而实现分离的一种分离技术。它由高压电源、毛细管柱、检测器、电极和两个连接毛细管与电源电极的缓冲液槽组成。测定时，毛细管和缓冲液槽内充满相同浓度和组分的背景缓冲液，从毛细管的一端导入样品，给毛细管两端加上一定的电压，使得不同的带电粒子在电场作用下，向带相反电荷的电极迁移，以不同的速度到达检测器后被检出，从而得到按时间分布的电泳图谱。

（二）高效毛细管电泳法的特点

高效毛细管电泳法（CE）是经典的电泳技术与现代的微柱分离技术相结合的产物。它具有以下特点。

1. 样品用量少　一根毛细管的容积仅为几微升，进样体积为纳升级（pg级）。

2. 分离速度快　分离时间为几秒到十几分钟。

3. 分离效率高　柱效为 $10^5 \sim 10^6$ 片/米。

4. 分析范围广　从小分子到大分子化合物、带电物质到中性物质的分离分析。

5. 维持费用低　毛细管柱价格低廉，每次分析耗电解液以微升计，试剂消耗少。

（三）高效毛细管电泳法在药物分析中的应用

高效毛细管电泳法（CE）因其高效、高速、高灵敏度、高自动化以及样品和试剂耗用量少等特点，被广泛应用于药物的研究和分析之中。

1. 一般药物的分析　由于 CE 法具有样品预处理简单、能排除杂质干扰、能检测痕量成分的特点，被广泛应用于片剂、复方制剂、乳膏剂、注射剂等各种剂型中有效成分和杂质的检测。

2. 中药的分析　中药的特点是种类繁多、成分复杂，特别是中药复方制剂成分更为复杂，因此，CE 法比普通电泳使用的场强高得多，因此分离速度和效率均提高很多，因此，此法成为中药材及其制剂的成分分析和质量控制的有效手段之一。

3. 手性药物的分离　手性药物的两个对映体具有不同的药理和毒理作用，为了能准确地确定药物的药效，提高用药的安全性，发展和建立简单快捷的手性药物对映体分离分析方法，是非常必要的。毛细管电泳法所具有的一系列优点，在手性药物拆分中，显示出其独特的优势，因而越来越受到重视。

高效毛细管电泳法正逐步成为各科学实验室的一种必备的分析仪器。CE 技术仍处于蓬勃发展之中，人们正在研究其理论，开发其应用，发展抗干扰性能强、简单、灵敏度高的检测方法仍是未来 CE 发展的主要任务。

三、近红外光谱技术

光谱分析法是根据物质的光谱来鉴别物质及确定其化学组成和相对含量的方法，是以分子和原子的光谱学为基础建立起的分析方法，包含三个主要过程：①能源提供能量；②能量与被测物质相互作用；③产生被检测讯号。现代光谱技术（紫外光谱、红外光谱、核磁共振光谱及质谱）已广泛应用于药物的鉴别、检查和含量测定分析。近红外光谱（NIRS）是一种用于鉴定有机物十分有用的技术。

（一）基本原理

近红外光谱是中红外光谱（MIRS；2500～25000nm）中 C—H，N—H，O—H 和

S—H的共振吸收，具有高信息量。波长范围为 780 ~ 2526nm（12820 ~ 3959cm^{-1}），其光谱取决于粒子大小、多晶型、残留溶剂、湿度等因素，因此待测物光谱的鉴定不可直接与参比物质光谱比较后确定，常常需要将所得数据经合适有效的数学处理后方能进行。

（二）近红外光谱法的特点

近红外光谱技术具有操作简便、分析速度快、无需耗损样品和化学试剂，及易于实现现场分析等特点。随着计算机技术的不断发展，在药物分析领域得到广泛的应用。

（三）近红外光谱法在药物分析中的应用

近红外光谱技术由于具有取证样品量较小、无需破坏性预处理、鉴别快速以及信息量大等特点，不仅适用于分析药物的不同状态（如原料、片剂、胶囊与液体等制剂），还可用于不同类型的药品（如蛋白质、植物药、动物药、抗生素等）、包装材料等的分析与检测，在假药、劣药的识别与快速鉴定方面也显示出其独特魅力。

中国食品药品检定研究院建立了近红外药品快速检测系统，化学系统鉴别法可以对各类制剂的 560 余种药品实行快速鉴别；中药材快速鉴别系统已经建立了 230 种中药材的快检方法；药品信息查询技术可实现对 19 余万条药品质量信息数据的实时查询。

请你想一想

药物分析的发展离不开分析技术和分析方法的不断研究和开发，那么目前常用的药物分析技术和方法都有哪些呢？

药物分析的研究范围包括药物质量控制、临床药学、中药与天然药物分析、药物代谢分析、法医毒物分析、兴奋剂检测和药物制剂分析、创新药物研究，以及药品上市后的再评价等，哪里有药物，哪里就有药物分析。

目前，我国药物分析技术虽然已取得了长足的进步，但是与国外相比还有一定的差距。药物分析要发展，就必须重视新仪器、新技术、新方法的研究和开发，提高药物分析工作者的素质，缩短与世界先进技术的差距。随着电子技术和计算机技术的发展，药品质量控制方法的种类不断推陈出新、数量日益增长，药物分析技术势必向微量、灵敏、准确、简便、快速、自动化的方向发展。

你知道吗

质量管理（二）

动员全企业各部门和全体人员以质量为中心，认真贯彻实施 GMP，并进行全过程的严格监控，保证优质产品的生产和优良的服务。

为保证药品的质量，制药企业必须建立质量保证体系。承担质量管理工作的职能部门是质量部。质量部一般分设为质量管理（QA）和质量控制（QC）两个大组，分别负责产品质量管理和产品质量检测。通过从原材料进厂前供应商的确认，一直到产品出厂后用户意见反馈处理的全过程实施严格的质量管理和QA、QC的监控评价，形成完整的质量保证体系。

QA 的职能可以说是对所有生产要素的控制。可概括为：供应商的确认—原辅料、包装材料的验收、取样—生产环境的控制—生产程序标准控制（所有测试标准、生产工艺规程、原始记录表）—生产条件、定置管理—确定并执行规定的查整点，每个中间体的取样—成品放行（原始记录、QC 分析审核）—成品发放检查—顾客意见处理。

QC 的职能是负责原辅料、中间产品和成品的检验和留样观察，并出具检验报告。

目标检测

一、选择题

（一）单选题

1. 药物是可以调节人的生理机能的物质，主要作用是（　　）
   A. 预防、治疗、诊断　　　　　　B. 治疗
   C. 防治　　　　　　　　　　　　D. 改善体质

2. 下列不属于药品的是（　　）
   A. 中药材　　　B. 生物制品　　　C. 保健品　　　D. 血液制品

3. 药品的最基本特性是指（　　）
   A. 有效性　　　　　　　　　　　B. 安全性
   C. 稳定性　　　　　　　　　　　D. 有效性和安全性

4. 药物分析的基本任务是检验药品质量，保障人民用药（　　）、合理、有效
   A. 安全　　　B. 便宜　　　C. 及时　　　D. 无副反应

（二）多选题

1. 药物质量控制的主要内容有（　　）
   A. 真伪鉴别　　　　　　　　　　B. 纯度检查
   C. 均一性、有效性和安全性检查　D. 有效成分的含量测定

2. 随着电子技术和计算机技术的发展，药品质量控制方法的种类不断推陈出新、数量日益增长，药物分析技术势必向（　　）的方向发展
   A. 微量　　　　　　　　　　　　B. 灵敏、准确
   C. 简便、快速　　　　　　　　　D. 自动化

二、名词解释

药物　药品　药物分析

三、思考题

1. 药物分析的主要任务是什么？

2. 药物质量控制的主要内容是什么？

3. 简要说一说药物分析技术未来主要发展方向是什么？

书网融合······

 微课　　　　自测题

模块一

药品质量管理与检验基础

药品质量是指，为满足药品的安全性和有效性的要求，产品所具有的成分、含量、纯度等物理、化学或生物学特性的程度。为确保药品质量符合预定用途，质量控制管理应适用于药品生产的全过程，包括药品的研发、生产、运输、在市考察甚至退市等。

项目一 药品质量管理

学习目标

知识要求

1. **掌握** 药品质量控制的四个法令文件。
2. **熟悉** 受控文件管理。

能力要求

1. 会查阅药品质量管理相关文件。
2. 能按要求完成质量管理文件的填写。

任务一 药品质量管理 微课

PPT

实例分析

实例 2006 年 6 到 7 月某企业生产的克林霉素磷酸酯葡萄糖注射液（欣弗），在患者输注过程中引发严重的输液反应，甚至造成几例患者死亡。经中国食品药品检定研究院抽样检验，涉案"欣弗"的无菌检查和热原检查均不符合规定是造成这起药品安全事故的根本原因。根据《中华人民共和国药品管理法》有关规定，对该企业生产的"欣弗"药品按劣药论处，没收该企业违法所得，并处 2 倍罚款；责成该企业停产整顿，收回该企业的大容量注射剂 GMP 证书；撤销该企业的"欣弗"药品的批准文号。同时，对该企业主要责任人和直接责任人，分别给予撤销职务、记大过处分。

讨论 1. 欣弗事件中，国家撤销了该药品生产企业的大容量注射剂 GMP 证书，那么什么是 GMP 呢？

2. 国家是如何对药物的质量进行全面管理和控制的呢？

药品作为一种特殊的商品，其质量的全面控制和管理涉及药物的研制、生产、供应、临床以及检验等诸多环节，需要多方面、多学科、多部门的密切配合。针对这一特殊性，许多国家在制订药品的质量标准以控制药物质量的同时，还制订了一系列科学的管理规范和条例。我国也根据中国制药工业的实际情况，陆续公布了以下具有指导性作用的法令文件。

一、药品质量管理文件

1.《药品非临床研究质量管理规范》 《药品非临床研究质量管理规范》的英文缩写为 GLP。非临床研究是指为了评价药品安全性，在实验室条件下，用实验系统（系指用于毒性试验的动物、植物、微生物和细胞等）进行的各种毒性试验，包括单次给药的毒性试验、生殖毒性试验、致突变试验、致癌试验、各种刺激性试验、依赖性试验及与评价药品安全性有关的其他毒性试验。GLP 主要适用于为申请药品注册而进行的非临床安全性研究，旨在提高非临床研究的质量，确保实验资料的真实性、完整性和可靠性，以保障人民的用药安全。从事非临床研究的单位机构必须遵守本规范。

为实施 GLP 管理规范，需要建立实验室的标准操作规程（SOP），以便操作统一化、标准化，保证准确、重现地获得各项实验数据。SOP 是指导药物检验人员进行质量检验与质量管理的操作指南，为了有效地完成药物检测任务，针对每个检测工作环节或操作而制定的标准或详细的书面规程，以保证检测工作的规范性和有效性。在药品检测工作中，必须按制定的检验标准操作规程对药物质量进行检验。SOP 的制定和修订，应按规定的程序进行，经批准后实施。

新药临床前研究中，实验室的 SOP 包含以下内容：样品的处置和保管系统（包括样品的接收、登记、贮存、文件档案及安全等）；实验室安全措施与保密（包括安全消防废弃物和有害物的转移与处置）；质量控制与质量保证；样品分析方法（包括参比标准制备的一般方法、试剂的配制方法、样品的处理过程、分析仪器的具体操作程序等）；分析测试数据的评价和接受标准；报告测试结果的标准等。

2.《药品生产质量管理规范》 《药品生产质量管理规范》的英文缩写为 GMP。GMP 是药品生产和质量管理的基本准则。适用于药品制剂生产的全过程、原料药生产中影响成品质量的关键工序。本规范中列有"质量管理"专章，明确规定药品生产企业的质量管理部门应负责药品生产全过程的质量管理和检验的职能。由于 GMP 没有具体到每个企业应当如何做的地步，各企业必须制订出各自实施规范的具体规定和要求，即制订一套适合本企业的 SOP，主要包括如下内容：总则（企业必须共同遵守的 SOP）；物料管理（原辅料、包装、成品和半成品的收货、发货，物料、成品和半成品的标签、标记凭证的储存与使用）；工艺及生产操作（工艺单元操作、批号编制、工序管理）；质量控制与检查（取样、留样、检测的单元操作、监测检查）；卫生清洁（设备、工具、容器和管道的清洗，车间环境清洁）；设备运行（每台主要设备）；产品销售（发货、退货）；验证（工艺验证、SOP 验证、设备验证）。

3.《药品临床试验管理规范》 《药品临床试验管理规范》的英文缩写为 GCP。为了保证药品临床试验的规范、科学可靠以及志愿受试者和患者的安全和权利，国家药品监督管理局规定凡申请新药临床试验基地的单位，必须符合 GCP 的要求，必须制订可操作的 SOP，并严格遵守，以保障获得数据的科学、可靠、准确、完整，同时保护受试者的合法权益。GCP 是临床试验全过程的标准规定，包括方案设计、组织实施、监查、稽查、记录、分析总结和报告。凡药品进行各期临床试验，包括人体生物利用度或生物等效性试验均须按此规范执行。《药品临床试验管理规范》的 SOP 主要内容为临床试验所涉及的人力、物力资源的管理，如：临床试验运行管理制度，试验用药品管理制度，试验用仪器设备管理制度，人员培训制度，文件管理制度，合同管理制度，财务管理制度等。

请你想一想

药品供应部门必须按照哪项管理规范进行工作，以保证药品在运输、贮藏和销售过程中的质量和效力？

4.《药品经营质量管理规范》《药品经营质量管理规范》的英文缩写为 GSP，为保证经销药品的质量，保护用户、消费者的合法权益和人民用药安全有效而制订的。主要内容包括医药商品进、存、销三个环节确保质量所必备的硬件设施、人员资格及职责、质量管理程序和制度及文件管理系统等。

GLP、GMP、GCP、GSP 四个科学管理规范的执行加强了药品的全面质量控制和管理，有利于加速我国医药产业的发展，提高了国际竞争力。

二、药品质量管理体系

1. 质量管理体系概述 任何组织都需要管理。当管理与质量有关时，则为质量管理。质量管理是在质量方面指挥和控制组织的协调活动，通常包括制定质量方针、目标以及质量策划、质量控制、质量保证和质量改进等活动。为实现质量管理的方针目标，有效地开展各项质量管理活动，必须建立相应的管理体系，这个体系就叫质量管理体系。

目前，企业主要使用 ISO9001 来指导和改进自身的质量管理体系，以符合标准的要求。ISO9001 质量管理体系是由国际标准化组织（ISO）制定的标准，一般是指《ISO9001：2015 质量管理体系标准》。这是一套用于各企业认证的标准，用来衡量一个企业或组织是否能持续生产满足顾客要求的产品。ISO9001 是迄今为止世界上最成熟的质量框架，它不仅为质量管理体系，也为总体管理体系设立了标准。

2. 药品质量管理体系 药品生产企业必须建立药品质量管理体系（图1-1），同时建立完整的文件体系，以保证系统有效运行。建立的药品质量管理体系应当确保：

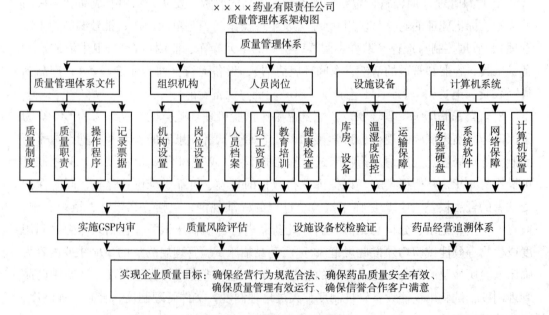

图1-1 质量管理体系架构图

（1）药品的设计与研发体现本规范的要求；

（2）生产管理和质量控制活动符合本规范的要求；

（3）管理职责明确；

（4）采购和使用的原辅料和包装材料正确无误；

（5）中间产品得到有效控制；

（6）确认、验证的实施；

（7）严格按照规程进行生产、检查、检验和复核；

（8）每批产品经质量受权人批准后方可放行；

（9）在贮存、发运和随后的各种操作过程中有保证药品质量的适当措施；

（10）按照自检操作规程，定期检查评估质量保证系统的有效性和适用性。

3. 药品质量管理体系的建立　建立、完善质量体系一般要经历质量体系的策划与设计、质量体系文件的编制、质量体系的试运行、质量体系审核和评审四个阶段，每个阶段又可分为若干具体步骤。

（1）质量体系的策划与设计　该阶段主要是做好各种准备工作，包括教育培训，统一认识，组织落实，拟定计划；确定质量方针，制订质量目标；现状调查和分析；调整组织结构，配备资源等方面。

（2）质量体系文件的编制　体系文件一般应在第一阶段工作完成后才正式制订，必要时也可交叉进行。质量体系文件的编制应结合本单位的质量职能分配进行。一套质量好的质量体系文件需经过自上而下和自下而上的多次反复。编制质量体系文件的关键是讲求实效，不走形式，既要从总体上和原则上满足 ISO9001 标准，又要在方法上和具体做法上符合本单位的实际。

（3）质量体系的试运行　质量体系文件编制完成后，质量体系将进入试运行阶段。其目的是通过试运行，考验质量体系文件的有效性和协调性，并对暴露出的问题，采取改进措施和纠正措施，以达到进一步完善质量体系文件的目的。

（4）质量体系的审核与评审　质量体系审核在体系建立的初始阶段往往更加重要。在这一阶段，质量体系审核的重点，主要是验证和确认体系文件的适用性和有效性。

应当强调，质量体系是在不断改进得以完善的，质量体系进入正常运行后，仍然要采取内部审核、管理评审等各种手段以使质量体系能够保持不断完善。

你知道吗
_____

《中药材生产质量管理规范（试行）》

除了 GLP、GMP、GCP、GSP 四个法令文件，针对我国传统中药的生产和管理，国家颁布了《中药材生产质量管理规范（试行）》（GAP）。GAP 是中药材生产和质量管理的基本准则，适用于中药材生产企业生产中药材（含植物药、动物药）的全过程。中药材的标准化是中药标准化、中药现代化的基础和先决条件。《中药材生产质量管理规范（试行）》对中药生产质量的源头加以控制，对于中药生产质量管理意义重大。

任务二　受控文件管理

PPT

实例分析

实例　某药物生产企业要制定自己的 GMP 受控文件管理制度，以规范本企业 GMP 文件的管理工作，使文件管理全过程符合国家《药品生产质量管理规范》要求，保证药品生产各工作场所使用的文件均为有效版本，以保证药品生产的质量。

讨论　1. 什么是受控文件？

　　　　2. 如何制定受控文件管理制度？

一、受控文件

文件是质量保证系统的基本要素。药品生产企业必须有内容正确的书面质量标准、生产处方和工艺规程、操作规程以及记录等文件。

企业应当建立文件管理的操作规程，系统地设计、制定、审核、批准和发放文件。文件内容应与药品生产许可、药品注册等相关要求一致，并有助于追溯每批产品的历史情况。

受控文件是指按照发放范围登记、分发或独立存档管控，并能保证收回的文件。受控文件未经文件管理部门批准不得复制，文件封面一般加盖受控印章。受控文件是"非受控文件"的对称，凡是能够产生多个修改状态或多个版本的文件都是受控文件，也就是说凡是存在修改和换版的文件就是受控文件。

受控文件，之所以需要"受控"，是因为其重要性、标准性和责任性。所以，需要制定相关的管理制度，并由文控部门进行管控监督，防止被非正规修改，或对文件不重视、随意损坏或丢失。正是因为其具有标准性，所以如有修改版或新版本分发出去，需要回收旧的文件，以防止误用。这也是受控文件与其他文件的最大区别。

受控文件按其使用功能分为三类：管理性文件、技术质量文件和外来执行文件，如图 1-2 所示。

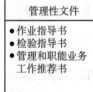

管理性文件	技术质量文件	外来执行文件
●作业指导书 ●检验指导书 ●管理和职能业务工作推荐书	●工艺文件 ●检验文件（检验标准、检验操作规程）	●顾客提供的文件或资料 ●其他外来文件（国家标准、行业标准、其他国家标准）

图 1-2　受控文件的分类

二、受控文件的管理

为规范受控文件的发放、使用、回收、作废等过程，各企业都加强对受控文件的管理。

受控文件包括经批准并签发执行的质量标准、操作规程及表格记录等。它主要是由文控中心和认证办共同管控。受控文件可以复制，但复制的文件不生效。

一个组织（企业）的运行是动态的，作为行为准则的管理文件也是随之需要发生变化的，如果不分层次管理，那么牵一发而动全身，会导致管理文件始终在变动，不利于管理的稳定；采取分层次管理，按照企业变化的程度，只需要对相应层次的文件做变化即可，可以保持文件架构的稳定性。受控文件是一种标准性、责任制的文件，必要修改时需要进行申请，审核批准，文件封面一般加盖受控图章（表 1–1）。

因此，复印版的受控文件是不生效的，只能用于了解参考，不作为标准和责任的依据。

表 1–1　受控文件印章及使用人员

印章名称	图样	授权使用人员
"受控"印章	××× 国际物流有限公司 受控 2011-11-11 发放号___	办公室文控员 生产管理部文控员 规划技术部文控员
"作废"印章	作　废	办公室文控员 生产管理部文控员 规划技术部文控员
"临时"印章	临　时 有效期：	办公室文控员 生产管理部文控员 规划技术部文控员
"技术秘密"印章	技术秘密	规划技术部文控员

三、受控文件的发放

文件由批准人批准并签订该文件的生效日期。批准的文件由质量部复制分发，复制分内部复制和外部印刷两种形式，复制工作不得产生任何差错，复制的文件应清晰可辨。

（一）标准文件的分发

1. 标准文件（SMP、SOP、STD）不得外部印刷。

2. 标准文件（SMP、SOP、STD）批准后，在文件经培训后，由质量部文件管理员统一复制分发给各部门，并填写《文件发放记录》（表 1–2），记录的内容需注明发放的文件名称、受控号、文件发放部门及份数、文件发放日期，发放人、使用部门、领取人的签名。发放的文件需盖有"QA 分发"章及受控号，受控号为两位数字。如未有盖受控章，使用部门可拒收。

表1-2　文件发放记录

序号	文件名称	受控号	使用部门	领取人	发放部门	发放人	发放份数	发放日期

（二）记录文件的分发

1. 需外部印刷的记录文件，应填写《记录印刷审批表》，由质量部签名同意后，方可交物料部印刷。印刷的质量由质量部验收，并由质量部统一发放。发放应有《印刷记录领用发放台账》。

2. 内部复制的记录文件，各部门需领取时填写《记录申领单》，由部门主管及以上签字同意后向质量部领取，经批准后由质量部复制发放，发放需做《记录文件发放台账》（表1-3），发放台账包含记录名称、使用部门、复制份数、领取人、发放人、受控号等。

表1-3　记录文件发放台账

序号	记录名称	受控号	使用部门	复制份数	领取人	发放人	备注

（三）批生产记录的发放

质量部在收到批生产指令单的同时，发放一份全工序的批生产记录给生产部；同时发放一份与批生产指令单相对应生产产品的中间产品和成品的检验原始记录。批生产记录和批检验原始记录不得多发，每份发放时在页面顶部盖上受控号，受控号可采用流水号或生产批号，每一份均不得相同。

（四）批检验原始记录的发放

质量部在收到请验单，取样后，每批一份批检验记录连同样品一同交给质控中心，不得多发，每份发放时在页面顶部盖上受控号，受控号采用流水号，每一份均不得相同。

四、受控文件的使用

（一）受控文件的培训

文件由批准人批准并签订该文件的生效日期。批准的文件由质量部复制分发，分发的文件由部门负责人负责培训，已批准的文件也可在培训时进行传阅。培训时间应安排在生效日期之前。只有经培训完成后的文件方可执行。文件培训需有培训记录，记录包含日期、地点、授课人、培训内容及被培训人员签名。质量部文件管理员将文件修订清单列表交给综合管理部，由综合管理部负责监督收回文件培训记录。

（二）受控文件的使用

文件执行前应对文件的使用者进行培训，培训方式可采取传阅或学习班等，保证每份文件能有效、正确执行。在执行过程中如有不完善之处，应及时向质量部提出修订完善，使文件可操作性更强。

受控文件使用时应注意以下事项。

（1）某些文件如果只是用于临时环境，也应送文控管理员备案并加盖"临时"印章，临时文件必须定义有效期，如到期后需继续使用的，应办理延期手续，在文件上再次加盖临时印章，原则上不允许有效期超过 3 个月。

（2）受控文件遗失的，应及时通知文控管理员进行补发。补发时，原发放号作废，文控管理员按流水号方式赋予新的发放号。

（3）印章内容以及填写的内容，均不得随意更改，如需更改，必须由对应的文控管理员采用划改的方式，并签字后生效。

（4）受控文件复印件均视为参考文件，不具备文件效力，发放或回收时均不用考虑。

（5）任何在已受控文件上的更改均视为无效，除非其办理了临时手续。

（6）文控管理员有权拒绝对不符合公司《文件控制程序》要求的文件办理受控手续。

> **请你想一想**
>
> 复印的受控文件要发挥效力，需要重新加盖受控印章吗？

（7）技术秘密由规划技术部文控管理员建立专门的档案进行管理，方式同一般受控文件，但技术秘密文件的发放及借阅必须经相关领导授权。

五、受控文件的保管

文件保管分为书面文件与电子文件的保管。

（一）书面文件保管

文件的原件由质量部文件管理人员按类别存放，整理分明，便于查阅。发放至相关部门的文件由部门负责分发，暂不使用的文件可由部门负责保管。所有文件均需复制一份盖上档案章归档案室存档备查。

（二）电子文件保管

电子文件包括标准文件、空白记录文件、验证文件、各类报告书、质控中心液相色谱、气相色谱、原子吸收、紫外光谱等的检验图谱、原始数据、薄层色谱照片及其他仪器的各类数据等。每半年需拷贝刻制光盘交档案室保存。

六、受控文件的替换与撤销

文件当发生变更时，新文件需经过批准并培训生效后，方可替换掉旧文件。文件修订时，需填写受控文件修订申请表（表1-4），并做好登记（表1-5）。

表1-4　受控文件修订申请表

文件名称		编号	
简要内容			
			申请人： 日　期：
现修订为			
修订理由			

表1-5　受控文件修订记录表

更改申请部门（盖章）编号：

文件名		文件编号	
文件类别	文件原版次	文件原生效日期	
文件原起草人	文件原审核人	文件原批准人	
文件更改原因			
更改前内容			
更改后内容			
文件更改后版次	修改文件培训日期	修改后生效日期	
文件更改起草人	文件更改审核人	文件更改批准人	

版本确认：　　（GMP专用章）　　　　　　纸质版本签收：　年　月　日

七、受控文件的收回与销毁

（一）受控文件的收回

1. 受控文件的收回　一旦新版文件生效使用，质量部文件管理人员必须立即将旧版文件收回，并在《受控文件收回记录》（表1-6）上登记，文件收回记录需有收回文件名称、文件编码、日期、收回人、交回人。防止因疏忽造成旧版文件的误用。分发使用的文件应为批准的现行文本，已撤销或过时的文件除留档备查外，不得在工作现场出现。

人员离开工作岗位，其接收的文件必须交回，不得带走。

表1-6　受控文件收回记录

序号	文件名称	编码	受控号	交回部门	回收人	回收日期

2. 收回（作废）流程

（1）回收部门按照发放记录将需回收的受控文件（加盖鲜章印章，且发放号正确的文件）回收，并做好回收记录；

（2）回收部门将回收的文件及回收记录交给相应的文控管理员，文控管理员核对无误后，在回收文件（包括归存的签字版原件）上加盖"作废"印章，并在回收记录上登记。

（3）文控管理员应将所有的回收作废文件统一归存。

（二）受控文件的销毁

1. 受控文件的销毁 旧版文件收回后，除留档一份备查外，其余的应及时销毁。销毁之前应办理销毁手续，填写《受控文件销毁记录》（表1-7）。文件销毁需要质量部门负责人批准，由两位质量部人员执行销毁，其他各部门不得自行销毁。

表1-7 受控文件销毁记录

序号	文件名称	编码	受控号	销毁人	监督人	批准人	销毁日期

2. 销毁流程

（1）文控管理员应将已加盖作废印章的文件采取粉碎的方式销毁，但必须保留一份存档件（建议保留签字版原件），同时保留销毁记录。

（2）如需完全销毁该文件（即不保留存档件），应形成销毁文件清单，并经管理者代表签字授权后，方可将其完全销毁。

3. 受控文件的撤销 部分文件由于发生某些原因没必要存在，如某设备已坏并撤销处理掉，与该设备相关的操作、维护等文件，可撤销交由质量部，由质量部批准同意后销毁处理。文件撤销须有《受控文件销毁记录》（表1-7），由质量部登记。

你知道吗

GMP 受控文件系统

为了让公司所有的文件得到规范化、条理化、统一化、明确化的管理，每个公司都会建立自己的受控文件管理制度。如某药企的 GMP 受控文件系统如下。

目的：建立 GMP 文件的制订、修订、审核、批准、印制、分发、培训、执行、撤销、归档和变更的一系列管理工作。

范围：所有 GMP 文件的制订和管理。

责任人：参与 GMP 文件所有管理活动的人员，对实施本规程负责，质管部承担监督检查责任。

根据 GMP 的要求，结合本企业的实际情况，确立本企业 GMP 文件系统。该文件系统由标准类和记录类组成，标准类分技术标准（TS）、管理标准（SMP）和操作标准（SOP）。

技术标准（TS）包括生产工艺规程（TS-SC）和质量标准（TS-ZL）。

管理标准（SMP）包括人员机构管理（SMP‑RY）、厂房设施管理（SMP‑CF）、设备管理（SMP‑SB）、物料管理（SMP‑WL）、卫生管理（SMP‑WS）、验证管理（SMP‑YZ）、文件管理（SMP‑WJ）、生产管理（SMP‑SC）、质量管理（SMP‑QA）、销售管理（SMP‑XS）、投诉与不良反应报告管理（SMP‑TS）、自检管理（SMP‑ZJ）等。

操作标准（SOP）包括岗位职责（SOP‑RY）、仓储标准操作程序（SOP‑WL）、生产标准操作程序（SOP‑SC）、设备标准操作程序（SOP‑SB）、质检标准操作程序（SOP‑QA，QC）、清洁卫生标准操作程序（SOP‑WS）等。

记录类（JL）包括生产类记录（JL‑SC）、清洁卫生记录（JL‑WS）、工程设备记录（JL‑SB）、质量管理记录（JL‑QA）、检验类记录（JL‑QC）、仓储记录（JL‑WL）、销售记录（JL‑XS）、人员记录（JL‑RY）、验证记录（JL‑YZ）等。

目标检测

一、选择题

（一）单选题

1.《药品生产质量管理规范》的英文缩写是（　　　）

 A. USP   B. GLP   C. BP   D. GMP

2.《药品临床试验质量管理规范》的英文缩写是（　　）

 A. GMP   B. GSP   C. GLP   D. GCP

3. 标准操作规程可用（　　　）表示

 A. GMP   B. GSP   C. GLP   D. SOP

4. GSP 的中文全称是（　　）

 A. 药品非临床研究质量管理规范 B. 药品生产质量管理规范

 C. 药品经营质量管理规范   D. 药品临床试验质量管理规范

5. GLP 的中文全称是（　　）

 A. 药品非临床研究质量管理规范 B. 药品生产质量管理规范

 C. 药品经营质量管理规范   D. 药品临床试验质量管理规范

6. 用于评价药品进、存、销三个环节的质量控制的文件是（　　　）

 A. GMP   B. GSP   C. GLP   D. TLC

7. 药品生产和质量管理的基本准则，适用于药物制剂生产的全过程、原料药生产中影响成品质量的关键工序的质量控制文件是（　　　）

 A. GMP   B. GSP   C. GLP   D. SOP

8. 用于评价药品在实验室条件下的安全性的质量控制文件是（　　　）

 A. GMP   B. GSP   C. GLP   D. SOP

9. 药品质量的全面控制和管理是指（　　　）

　　A. 药品生产和供应的质量控制

　　B. 真正做到把精确、可靠地药品检验数据作为产品质量评价、科研成果鉴定的基础和依据

　　C. 帮助药品检验机构提高工作质量和信誉

　　D. 药品研究、生产、供应、使用和有关技术的管理规范、条例的制度与实施

10. 受控文件封面需加盖（　　　）才能发挥效力

　　A. 领导签字　　　B. 受控印章　　　C. 部门印章　　　D. 公司印章

（二）多选题

1. 药品质量全面控制和管理的法令文件是（　　　）

　　A. GMP　　　　　B. GSP　　　　　C. GLP　　　　　D. GCP

2. 受控文件是指按照发放范围（　　　），并能保证收回的文件

　　A. 登记　　　　　B. 分发　　　　　C. 可随意丢弃　　D. 独立存档管控

3. 受控文件，之所以需要"受控"，是因为其（　　　）

　　A. 重要性　　　　B. 标准性　　　　C. 责任性　　　　D. 规范性

4. 受控文件的（　　　）均需登记

　　A. 加盖印章　　　B. 发放　　　　　C. 借阅　　　　　D. 回收

二、思考题

1. 药品质量全面控制和管理的四个法令文件分别是什么？

2. 什么是受控文件？文件受控的原因是什么？

书网融合……

📱微课　　　　　　📖自测题

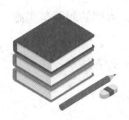

▶▶ 项目二　药品质量标准

学习目标

知识要求

1. **掌握**　《中华人民共和国药典》的组成及主要内容。
2. **熟悉**　药品质量标准的类别及内容。
3. **了解**　局颁标准和国外药典。

能力要求

1. 能查阅《中华人民共和国药典》。
2. 能按要求完成质量管理文件的填写。

🔖 任务一　药品质量标准的类别及内容

PPT

📑 实例分析

实例　某制药企业生产一个批次盐酸去氧肾上腺素，现取样送质检中心进行质量检验，要求按照《中华人民共和国药典》中该药品的质量标准对其进行质量检验，以判断该药品质量是否合格。

讨论　1. 检验该药品依据的质量标准是什么？

　　　　2. 如何判断该药品是否合格？

一、药品质量标准概述

药品是一种特殊的商品，其质量的好坏关系到用药的安全和有效，关系到人民的身体健康和生命的安全。因此，为了保证药品的质量，我国对药品制订有强制执行的质量标准，即药品质量标准。药品质量标准是国家对药品质量规格及检验方法所做的技术规定，是药品生产、经营、使用、检验和监督管理部门共同遵循的法定依据。药品质量标准规定了药品的检验的项目、限度要求及检验的方法。法定的药品质量标准具有法律的效力，《中华人民共和国药品管理法》指出："药品必须符合国家药品标准"，生产、销售、使用不符合药品质量标准的药品是违法的行为。

二、药品质量标准的类别　📱 微课

药品质量的全面控制涉及到药物研究、生产、供应、使用等环节。由于制药企业的生产工艺、技术水平、设备条件、贮存运输等情况都不同，所以，国家统一制定标准，对药品的品种、质量等进行管理，以保证用药的安全性和有效性。

我国药品监督管理部门制订了《药品生产质量管理规范》（简称 GMP），对药品生产涉及的人员、厂房、设备、原辅料、工艺、卫生、包装、仓储和销售等进行严格控制，实行药品的全过程质量管理。

根据使用范围不同，我国的药品质量标准分为如下几类。

（一）国家药品质量标准

1.《中华人民共和国药典》 简称《中国药典》，由国家药典委员会组织制定和修订，国家药品监督管理局颁布执行。《中国药典》收载的品种为疗效确切、被广泛应用、能批量生产、质量水平较高并有合理的质量控制手段的药品。《中国药典》是国家记载药品质量标准的法典，是国家对药品质量监督、管理的法定技术标准，和其他法令一样具有约束力。

2.《中华人民共和国药品监督管理局标准》 简称《局颁标准》或《局标准》，由国家药典委员会组织制定和修订，国家药品监督管理局颁布执行。《局颁标准》通常收载疗效较好、在国内广泛应用、准备今后过渡到药典品种的质量控制。有些品种虽不准备上升到药典，但因国内有多个厂家生产，有必要执行统一的质量标准，因而也被收入《局颁标准》。

药品必须符合上述法定质量标准，否则不准出厂、不准销售、不准使用。已出厂销售的药品，如发现不符合质量标准时，应立即停止使用，收回处理。

（二）其他质量标准

1. 临床研究用药品质量标准 《中华人民共和国药品管理法》规定，已在研制的新药应先得到国家药品监督管理部门的批准方可进行临床试验。为了保证临床用药的安全和临床试验结论的可靠，还需由新药研制单位制订并由国家药品监督管理部门批准一个临时性的质量标准，即所谓的临床研究用药品质量标准。该标准仅在临床试验期间有效，并且仅供研制单位与临床试验单位使用。

2. 暂行或试行药品标准 新药经临床试验或使用后，企业向国家药品监督管理局申报试生产时所制订的药品质量标准称"暂行药品标准"。该标准执行两年后，如果药品质量稳定，则药品转为正式生产，此时药品标准称为"试行药品标准"。如该标准执行两年后，药品的质量仍很稳定，则"试行药品标准"将经国家药品监督管理局批准上升为《局颁标准》。

3. 企业标准 由药品生产企业自己制订并用于控制相应药品质量的标准，称为企业标准或企业内部标准，目的是保证出厂产品的质量和稳定。企业标准仅在本厂或本系统的管理中有约束力，属于非法定标准。企业标准通常不对外公开。企业标准分两种情况：一种是检验方法尚不够成熟，但能达到某种程度的质量控制；另一种是通过增加检测项目和提高要求使其质量标准高于法定药品质量标准。

企业标准在企业竞争、创优，特别是保护优质产品、严防假冒等方面起到了十分重要的作用。国内外较大的企业都有自己的企业标准，这些标准对

请你想一想

为什么企业标准应高于法定药品质量标准？

外通常是保密的。

（三）药品检验操作规程

1. 药品检验操作规范　《中国药品检验标准操作规范》是执行《中国药典》的重要依据和补充，是一部能正确指导药品检验人员进行药品检验工作的工具书。由中国食品药品检定研究院和中国药品检验总所根据《中国药典》（四部）中收载的剂型和相关检测方法编写而成，基本上包涵了《中国药典》现行版的相关内容。

《中国药品检验标准操作规范》分为两卷，一卷收载《中国药典》（四部）中的各种检验方法的标准操作规范，另一卷则收载各种检验方法所使用的仪器（包括通用型分析仪器与专用型检测仪器）的标准操作规程，即《药品检验仪器操作规程》。

2. 岗位标准操作规程　检验岗位的标准操作规程（SOP）是组成检验岗位操作的基础文件，是对某检验操作所做的书面指示说明并经批准执行的文件，是我国制药企业 GMP 文件的重要文件之一。

标准操作规程一般由二部分组成，一是表头，包含题目、编号、制定人及制定日期、审核人及审核日期、颁发部门、生效日期、版次、页码、标题等。二是正文，包含有适用范围、检验依据、仪器用具、试剂、操作步骤及注意事项等。

三、药品质量标准的主要内容

只要有药品生产、销售和使用，就需要质量标准的监测和保障。药品质量标准所涉及项目应采用专属性好、准确度高、灵敏且重现的分析方法进行，并需对方法进行验证，以保证测试结果的可靠性。药品质量标准主要由如下项目组成。

1. 药品名称　包括中文名称、汉语拼音名、英文名和化学名。英文名主要采用世界卫生组织编订的国际非专利药名（INN）；有机药物的化学名称则是根据中国化学会编写的《有机化学命名原则》命名。

2. 性状　药品的性状是药品质量的重要表征之一。性状项下记述了药品的外观、臭、味和一般的稳定性情况、理化常数等。其中，外观指药品存在状态、颜色，臭、味是药品本身固有的气、味，并非指因混入残留有机溶剂而带入的异臭和异味。一般稳定性指药物是否具有引湿、风化、遇光变质等与贮藏有关的性质。物理常数在一定程度上反映了药品的纯度。

药品的理化常数包括溶解度、熔点、比旋度、晶型、吸收系数、馏程、折光率、黏度、相对密度、酸值、碘值、羟值、皂化值等，是严格按照有关的规定方法测定的，因此可用以评价药品质量。药物的外观性状检查及常用物理常数测定方法详见本书模块二"药物的性状检查"。

3. 鉴别　药物的鉴别试验是指用可靠的理化方法来证明已知药物的真伪，而不是对未知物作定性分析。所用鉴别方法应具有一定的专属性、重现性和灵敏度，操作应简便、快速。性状项下的物理常数也能协助鉴别药物的真伪。用于鉴别试验的条目一般 2～4 条，以能证明供试品的真实性为度。药物鉴别的常用方法详见本书模块三"药物的鉴别试验"。

4. 检查 药品质量标准的检查项包括有效性、均一性、安全性与纯度四个方面。

（1）有效性检查是指与药物疗效有关，但在鉴别、纯度检查和含量测定中不能控制的项目。如晶型检查、异构体检查、黏度检查、含氯量检查等。

（2）均一性检查是指生产出来的同一个批号药品的质量，如含量均匀度、溶出度、重量差异及生物用度等是否均一。

（3）安全性检查是指对药物中存在的某些痕量的、对生物体产生特殊生理作用或严重影响用药安全的杂质的检查，如异常毒性、热原、降压物质、无菌以及过敏性杂质等。

（4）纯度检查主要指对药物中杂质的控制，如酸碱度、溶液的澄清度与颜色、无机阴离子、有机杂质、干燥失重或水分、炽灼残渣、有害残留溶剂、重金属、砷盐的检查等。杂质的控制是药品检测的一项重要内容。青霉素中的多聚物等高分子杂质是引起过敏的主要原因，所以规范地进行杂质检查，并将杂质控制在一个安全、合理的范围之内，将直接关系到药品的质量和安全性。药物杂质检查的方法详见本书模块四"药物的杂质检查"。

5. 含量测定 含量测定是指对药品中有效成分的测定。药品的含量是评价药品质量、保证药品疗效的重要方面。含量测定必须在有效成分鉴别无误、杂质检查符合要求的基础上进行，否则没有意义。可用于药品含量测定的方法有许多种，各类方法的特点及选用原则详见本书模块五"药物的含量测定"。

6. 贮藏 药品的贮藏条件是药品能否有效用于临床的重要因素之一。通常通过药品稳定性试验来确定药品是否需要低温贮藏，需要研究温度、湿度、光照等贮藏条件对药品有无影响。

四、药品质量标准的制修订

药品的质量标准，随着科学技术和生产水平地不断发展与提高，也将相应地提高。如果原有的质量标准不足以控制药品质量时，可以修订某项指标，补充新的内容，增删某些项目，甚至可以改进一些检验技术。视具体情况，有些局标准可上升列入药典标准；同时药典标准或局标准中，某些由于医疗水平、生产技术或检验技术的发展而显得陈旧落后的品种，也可降级，甚至淘汰。所以，一个药品的质量标准仅在某一历史阶段有效，并非一成不变。

制定药品质量标准必须遵循安全有效、先进性、针对性和规范性四项原则。

你知道吗

国家药品标准体系的发展

我国曾在1949年后相当长的时间里采用过地方标准。地方标准由各省、直辖市、自治区卫生厅（局）批准发布，曾经对药品的管理发挥了很大的作用，但由于各地生产水平参差不齐，往往由不同地区制定的同一品种质量标准间存在差异，而药品出厂以后，是在全国范围内流通，因而地方标准的存在不利于管理和提高。国家药典委员会已对中西药地方标准进行了分批分期的整顿，并形成了以《中国药典》和《局颁标准》组成的国家药品标准体系。

任务二　《中华人民共和国药典》

PPT

实例分析

实例　质检中心要对某制药企业生产的一个批次的阿司匹林原料药进行检验，假如你是质检员，在进行检验之前，需要首先查阅《中国药典》，找到阿司匹林原料药的质量标准，然后进行检验。

讨论　如何使用《中国药典》查阅某药物的质量标准呢？

一、概况

1.《中国药典》沿革　《中华人民共和国药典》简称《中国药典》，是我国药品质量标准的法典，是进行药品检验工作的依据。《中国药典》英文名称 Chinese Pharmacopoeia，英文缩写是 ChP。自新中国成立以来，《中国药典》已出版了 11 版，分别为 1953、1963、1977、1985、1990、1995、2000、2005、2010、2015 和 2020 年版。《中国药典》目前为每 5 年修订一次，其版次用出版的年份表示。各版次药典的概况如表 2-1 所示。

表 2-1　各版《中国药典》概况

版次	分部情况	收载品种情况	其他
1953	一部	收载中药、化学药品 531 种，其中化学药 215 种	1957 年出版《中国药典》增补本
1963	二部	共收载品种 1310 种，一部收载中药材 446 种和中药成方制剂 197 种；二部收载化学药品 667 种	一部记载药品的"功能与主治"，二部增加"作用与用途"
1977	二部	共收载品种 1925 种，一部收载中草药、中草药提取物、植物油脂以及单味药制剂 882 种，成方制剂 270 种；二部收载化学药品、生物制品 773 种	一部收载的中药材包括少数民族药材和成方制剂
1985	二部	共收载品种 1489 种，一部收载中药材、植物油脂以及单味药制剂 506 种，成方制剂 207 种；二部收载化学药品、生物制品 776 种	1987 年出版《中国药典》增补本；1988 年 10 月，出版英文版《中国药典》
1990	二部	共收载品种 1751 种，一部收载中药材、植物油脂等 509 种，中药成方及单味药制剂 275 种；二部收载化学药品、生物制品 967 种	1992 年、1993 年出版《中国药典》第一、第二增补本；1993 年 7 月，出版英文版《中国药典》

续表

版次	分部情况	收载品种情况	其他
1995	二部	共收载品种 2375 种，一部收载中药材、植物油脂等 522 种，中药成方及单味药制剂 398 种；二部收载化学药品、抗生素、生化药、放射性药品、生物制品及辅料 1455 种	1997 年、1998 年出版《中国药典》第一、第二增补本
2000	二部	收载品种 2691 种，新增品种 399 种，修订品种 562 种；一部收载 922 种，二部收载 1699 种	二部附录中首次收载了药品标准分析方法验证要求。2002 年、2004 年出版《中国药典》第一、第二增补本
2005	三部	收载品种 3217 种，一部收载 1146 种，二部收载 1970 种，三部收载 101 种	将《中国生物制品规程》并入药典，设为药典三部；对药品的安全性问题更加重视
2010	三部	收载品种 4567 种，新增 1386 种，修订 2237 种；一部收载 2165 种，二部收载 2271 种，三部收载 131 种	制剂通则新增药用辅料总体要求；不再收载濒危野生药材；建立了中药色谱指纹图谱方法
2015	四部	收载品种 5608 种，一部收载 2598 种，二部收载 2603 种，三部收载 137 种，四部收载通则总数 317 个	完善了药典标准体系建设；首次收载国家药品标准物质制备、药包材通用要求、药用玻璃材料和容器等指导原则
2020	四部	收载品种 5911 种，一部收载 2711 种，二部收载 2712 种，三部收载 1153 种，四部收载通则总数 361 个	贯彻药品全生命周期的管理理念，强化药品研发、生产、流通、使用全过程质量控制

2. 《中国药典》（2020 年版）的特点 2020 年版《中国药典》是迄今颁布的第 11 版药典，于 2020 年 12 月 30 日正式施行。新版药典的颁布实施将对我国药品研发、生产、检验、流通以及监督管理产生重大影响。与 2015 年版药典相比，2020 年版药典具有以下特点。

（1）品种收载范围进一步扩大，与 2015 年版药典 5608 种相比，新版药典收载品种增长 5.4%。

（2）科技含量进一步提升，新版药典扩大了成熟检验方法在药品质量控制的应用。

（3）新版药典对药品安全性控制要求不断加强。在中药方面，加强对中药材（饮片）33 种禁用农残的控制；在化学药方面，加强药品杂质的控制；在生物制品方面，加强了对病毒安全性的控制。

除《中国药典》外，在药品检验过程中，还配套有《药品红外光谱集》《中药彩色图集》《中药薄层色谱彩色图集》《临床用药须知》及《中国药品通用名称》等资料以供使用。

二、主要内容

《中国药典》（以二部为例）由前言、国家药典委员会委员名单、目录、《中国药典》沿革、新增品种名单、未收载上版药典品种名单、与上版药典收载药品名称变更对照、凡例、品名目次、品种正文和索引等部分组成。下面重点介绍《中国药典》（2020年版）中的凡例、品名目次、通用技术要求、品种正文和索引五个部分的内容。

（一）凡例

"凡例"是药典的重要组成部分，是解释和正确使用《中国药典》，正确进行药品质量检验的基本原则，对品种正文、通用技术要求以及药品质量检验和检定中有关共性问题的统一规定和基本要求。凡例中的有关规定具有法定的约束力。

为方便查阅和使用，凡例按以下内容进行归类：总则；通用技术要求；品种正文；名称及编排；项目与要求；检验方法和限度；标准品、对照品；计量；精确度；试药、试液、指示剂；动物试验；说明书、包装、标签等，总计十二类三十二条。

为了正确地理解与使用药典，应逐条阅读并弄懂其内涵，特别是与药物分析工作密切相关的条文，更应仔细阅读、准确理解、熟练掌握、正确执行。下面列举一些凡例中与药物分析工作密切相关的一些规定。

1. 项目与要求

（1）溶解度　　溶解度是药品一个重要的物理参数。药品的近似溶解度以下列名词术语表示。

极易溶解	系指溶质1g（ml）能在溶剂不到1ml中溶解；
易溶	系指溶质1g（ml）能在溶剂1～不到10ml中溶解；
溶解	系指溶质1g（ml）能在溶剂10～不到30ml中溶解；
略溶	系指溶质1g（ml）能在溶剂30～不到100ml中溶解；
微溶	系指溶质1g（ml）能在溶剂100～不到1000ml中溶解；
极微溶解	系指溶质1g（ml）能在溶剂1000～不到10000ml溶解；
几乎不溶或不溶	系指溶质1g（ml）在溶剂10000ml中不能完全溶解。

（2）制剂的规格　系指每一支、片或其他每一个单位制剂中含有主药的重量（或效价）或含量（%）或装量。注射液项下，如为"1ml：10mg"，系指1ml中含有主药10mg。

（3）贮藏项下的规定　系为避免污染和降解而对药品贮存与保管的基本要求，以下列名词术语表示。

遮光	系指用不透光的容器包装，例如棕色容器或黑纸包裹的无色透明、半透明容器；
密闭	系指将容器密闭，以防止尘土及异物进入；
密封	系指将容器密封以防止风化、吸潮、挥发或异物进入；
熔封或严封	系指将容器熔封或用适宜的材料严封，以防止空气与水分的侵入并防止污染；
阴凉处	系指不超过20℃；
凉暗处	系指避光并不超过20℃；

冷处　　　　　　　　系指 $2 \sim 10℃$ ；

常温　　　　　　　　系指 $10 \sim 30℃$ 。

除另有规定外，贮藏项下未规定贮藏温度的一般系指常温。

2. 检验方法和限度

（1）本版药典中规定的各种纯度和限度数值以及制剂的重（装）量差异，系包括上限和下限两个数值本身及中间数值。规定的这些数值不论是百分数还是绝对数字，其最后一位数字都是有效位。试验结果在运算过程中，可比规定的有效数字多保留一位，而后根据有效数字的修约规则进舍至规定有效位数。

（2）原料药的含量（%），除另有注明者外，均按重量计。如规定上限为100%以上时，系指用本药典规定的分析方法测定时可能达到的数值，并非真实含量；如未规定上限时，系指不超过101.0%。

（3）标准品、对照品　标准品、对照品系指用于鉴别、检查、含量或效价测定的标准物质。标准品系指用于生物检定或效价测定的标准物质，其特性量值一般按效价单位（或 μg）计，以国际标准物质进行标定。对照品系指采用理化方法进行鉴别、检查或含量测定时所用的标准物质，其特性量值一般按纯度（%）计。

（4）计量

①试验用的计量仪器均应符合中国质量技术监督部门的规定。

②本版药典采用的计量单位中，部分法定计量单位名称和单位符号如表2-2所示。

表2-2　常用法定计量单位

名　　称	单　　位
长度	米（m）、分米（dm）、厘米（cm）、毫米（mm）、微米（μm）、纳米（nm）
体积	升（L）、毫升（ml）、微升（μl）
质（重）量	千克（kg）、克（g）、毫克（mg）、微克（μg）、纳克（ng）
压力	兆帕（MPa）、千帕（kPa）、帕（Pa）
动力黏度	帕秒（Pa·s）
运动黏度	平方毫米每秒（mm^2/s）
波数	厘米的倒数（cm^{-1}）
密度	千克每立方米（kg/m^3）、克每立方厘米（g/cm^3）
物质的量	摩尔（mol）、毫摩尔（mmol）

③本版药典使用的滴定液和试液的浓度，以 mol/L（摩尔/升）表示者，其浓度要求精密标定的滴定液用"XXX 滴定液（YYYmol/L）"表示；作其他用途不需精密标定其浓度时，用"YYYmol/L XXX 溶液"表示，以示区别。

④有关温度的描述，一般以下列名词术语表示：

水浴温度　　　　　除另有规定外，均指 $98 \sim 100℃$

热水　　　　　　　系指 $70 \sim 80℃$

微温或温水　　　　系指 $40 \sim 50℃$

室温（常温）　　　系指 10~30℃

冷水　　　　　　　系指 2~10℃

放冷　　　　　　　系指放冷至室温

⑤符号"%"表示百分比，系指重量的比例；但溶液的百分比，除另有规定外，系指溶液 100ml 中含有溶质若干克。乙醇的百分比，系指在 20℃时容量的比例。

⑥缩写"ppm"表示百万分比，系指重量或体积的比例。

⑦液体的滴，系在 20℃时，以 1.0ml 水为 20 滴进行换算。

⑧溶液后标示的"（1→10）"等符号，系指固体溶质 1.0g 或液体溶质 1.0ml 加溶剂使成 10ml 的溶液。未指明何种溶剂时，均系指水溶液。两种或两种以上液体的混合物，名称间用半字线"-"隔开，其后括号内所示的"："符号，系指各液体混合时的体积（或重量）比例，如甲醇-水（75∶25）表示该混合液体中甲醇和水的体积比为 75∶25。

⑨乙醇未指明浓度时，均系指 95%（ml/ml）的乙醇。药典中的"乙醇""稀盐酸""三氯化铁试液"等均有固定含义或配制方法。诸如此类的事例应注意查阅药典凡例，不可按想当然的办法处理。

（5）精确度　药典规定了取样量的准确度和实验的精密度

①试验中供试品与试药等"称重"或"量取"的量，均以阿拉伯数字表示，其精确度可根据数值的有效数位来确定，如称取"0.1g"系指称取重量可为 0.06~0.14g；称取"2g"，指称取重量可为 1.5~2.5g；称取"2.0g"，指称取重量可为 1.95~2.05g；称取"2.00g"，指称取重量可为 1.995~2.005g。

"精密称定"系指称取重量应准确至所取重量的千分之一；"称定"系指称取重量应准确至所取重量的百分之一；"精密量取"系指量取体积的准确度应符合国家标准中对该体积移液管的精密度要求。"量取"系指可用量筒或按照量取体积的有效位数选用量具。取用量为"约"若干时，系指取用量不得超过规定量的 ±10%。

②恒重，除另有规定外，系指供试品经连续两次干燥或炽灼后称重的差异在 0.3mg 以下的重量。

③试验中规定"按干燥品（或无水物，或无溶剂）计算"时，除另有规定外，应取未经干燥（或未去水，或未去溶剂）的供试品进行试验，并将计算中的取用量按检查项下测得的干燥失重（或水分，或溶剂）扣除。

④试验中的"空白试验"，系指在不加供试品或以等量溶剂替代供试液的情况下，按同法操作所得的结果。

⑤试验用水，系指纯化水。酸碱度检查所用的水，均系指新沸并放冷至室温的水。

（二）品名目次

该目次位于凡例之后，按中文名称笔画顺序排列，同笔画的字按起笔笔形一丨丿丶一顺序排列。单方制剂排在其原料药后面；药用辅料集中编排。通过品名目次，可快速找到某药物及其制剂的质量标准。

（三）通用技术要求

通用技术要求包括《中国药典》收载的通则、指导原则以及生物制品通则和相关总论等。通则主要包括制剂通则、其他通则、通用检查方法。制剂通则系为按照药物剂型分类针对剂型特点所规定的基本技术要求；通用检测方法系为各品种进行相同项目检验时所应采用的统一规定的设备、程序、方法及限度等。指导原则系为规范药典执行，指导药品标准制定和修订，提高药品质量控制水平所规定的非强制性、推荐性技术要求。生物制品通则是对生物制品生产和质量控制的基本要求。总论是对某一类生物制品生产和质量控制的相关技术要求。

（四）品种正文

《中国药典》各品种项下收载的内容为品种正文。药典正文部分为所收载的具体药物或制剂的质量标准，又称各论。根据品种和剂型的不同，《中国药典》每一品种项下按顺序可分别列有：

（1）品名（包括中文名、汉语拼音名与英文名等）；（2）有机药物的结构式；（3）分子式与相对分子质量；（4）来源或有机药物的化学名称；（5）含量或效价规定；（6）处方；（7）制法；（8）性状；（9）鉴别；（10）检查；（11）含量或效价测定；（12）类别；（13）规格；（14）贮藏；（15）制剂等。

现以《中国药典》2020 年版正文中收载的盐酸去氧肾上腺素为例说明。

盐酸去氧肾上腺素

Yansuan Quyangshenshangxiansu

Phenylephrine Hydrochloride

$C_9H_{13}NO_2 \cdot HCl$　203.67

本品为 $(R)-(-)-a-[(甲氨基)甲基]-3-$ 羟基苯甲醇盐酸盐。按干燥品计算，含 $C_9H_{13}NO_2 \cdot HCl$ 应为 98.5% ~102.0%。

【性状】　本品为白色或类白色的结晶性粉末；无臭。

本品在水或乙醇中易溶，在三氯甲烷或乙醚中不溶。

熔点　本品的熔点（通则 0612）为 140~145℃。

比旋度　取本品，精密称定，加水溶解并定量稀释制成每 1ml 中约含 20mg 的溶液，依法测定（通则 0621），比旋度为 −42°至 −47°。

【鉴别】（1）取本品约 10mg，加水 1ml 溶解后，加硫酸铜试液 1 滴与氢氧化钠试液 1ml，摇匀，即显紫色；加乙醚 1ml 振摇，乙醚层应不显色。

（2）取本品约 10mg，加水 1ml 溶解后，加三氯化铁试液 1 滴，即显紫色。

（3）本品的红外光吸收图谱应与对照的图谱（光谱集 819 图）一致。

（4）本品的水溶液显氯化物鉴别（1）的反应（通则 0301）。

【检查】酸度　取本品 0.50g，加水 50ml 溶解后，依法测定（通则 0631），pH 应为 4.5～5.5。

溶液的澄清度与颜色　取本品 0.20g，加水 10.0ml 使溶解，溶液应澄清无色。

酮体　取本品 2.0g 置 100ml 量瓶中，加水溶解并稀释至刻度，摇匀，取 10ml，置 50ml 量瓶中，用 0.01mol/L 盐酸溶液稀释至刻度，摇匀，照紫外 - 可见分光光度法（通则 0401），在 310nm 的波长处测定吸光度，不得大于 0.20。

有关物质　照薄层色谱法（通则 0502）试验，避光操作。

供试品溶液　取本品，加甲醇溶解并定量稀释制成每 1ml 中约含 20mg 的溶液。

对照溶液　精密量取供试品溶液适量，加甲醇定量稀释制成每 1ml 中含约 0.10mg 的溶液。

色谱条件　采用硅胶 G 薄层板，以异丙醇 - 三氯甲烷 - 浓氨溶液（80∶5∶15）为展开剂。

测定法　吸取供试品溶液与对照品溶液各 10μl，分别点于同一薄层板上，展开，晾干，喷以重氮苯磺酸试液使显色。

限度　供试品溶液如显杂质斑点，与对照溶液的主斑点比较，颜色不得更深（0.5%）。

干燥失重　取本品，在 105℃ 干燥至恒重，减失重量不得过 1.0%（通则 0831）。

炽灼残渣　不得过 0.2%（通则 0841）。

【含量测定】取本品约 0.1g，精密称定，置碘瓶中，加水 20ml 使溶解，精密加溴滴定液（0.05mol/L）50ml，再加盐酸 5ml，立即密塞，放置 15 分钟并时时振摇，注意微开瓶塞，加碘化钾试液 10ml，立即密塞，振摇后，用硫代硫酸钠滴定液（0.1mol/L）滴定，至近终点时，加淀粉指示液，继续滴定至蓝色消失，并将滴定的结果用空白试验校正。每 1ml 溴滴定液（0.05mol/L）相当于 3.395mg 的 $C_9H_{13}NO_2 \cdot HCl$。

【类别】α 肾上腺素受体激动药。

【贮藏】遮光，密封保存。

【制剂】盐酸去氧肾上腺素注射液

在对药品进行质量检验时，应严格按照正文中各药品的检验项目进行逐项检验，有关规定及检验方法可按照凡例及通则的有关规定执行。

（五）索引

> 🛏请你想一想
>
> 要查找药典中某种药物的质量标准，方法有哪几种呢？

《中国药典》（2020 年版）二部、三部、四部除在正文前收载品名目次外，还在书末分别列有中文索引和英文索引，以便快速查阅有关内容。中文索引按汉语拼音顺序排序；英文索引按英文名称第一个英文字母顺序排列，以英文名和中文名对照的形式排列。一部末附有中文索引、汉语拼音索引、拉丁名索引及拉丁学名索引。

实训一 使用《中国药典》查询质量标准

一、实训目的

学会使用《中国药典》查阅被测样品的质量标准。

二、实训任务

1. 使用《中国药典》（2020 年版）二部，查找盐酸去氧肾上腺素的质量标准。

2. 使用《中国药典》（2020 年版）二部，查找盐酸去氧肾上腺素的"熔点"测定法。

三、实训器材

《中国药典》（2020 年版）一、二、三、四部。

四、操作步骤

1. 任务 1 步骤 如图 2 - 1 所示。

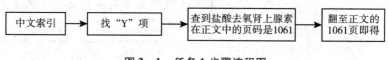

图 2 - 1 任务 1 步骤流程图

2. 任务 2 步骤 如图 2 - 2 所示。

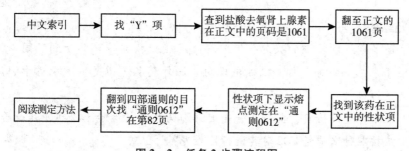

图 2 - 2 任务 2 步骤流程图

五、考核标准

按表 2 - 3 的标准对实训结果进行考核。

表 2-3　任务考核表

序号	考核内容	分值	考核方式			权重	得分
			自评 20%	组评 30%	师评 50%		
1	能找到《中国药典》中中文索引所在位置	10				0.10	
2	能根据药物的中文名称找到中文索引里面相应的字母项	25				0.25	
3	能在相应的字母项里面找到该药物所处的页码	20				0.20	
4	能根据页码找到该药物的质量标准	10				0.10	
5	能正确使用通则查找到质量标准中某项目的具体测定方法	25				0.25	
6	能遵守实验室管理规定，严格操作程序	10				0.10	
	合　计	100					

你知道吗

制剂标准的编排

　　药物制剂的质量标准编排在相应药物质量标准之后，所含项目与原料药质量标准相近，但不列出有效成分的分子式和相对分子质量，同时在检查项下增加制剂的检查项目。需要说明的是，药典质量标准并不一定采用同一时期药品质量控制的最新技术和仪器，而是根据生产工艺、检验条件和水平以及综合国力等多方面的因素选择、建立相应的分析方法。由于使用面广，药典收载的质量标准在方法学上要求具有普遍适用性。

任务三　国外药典简介

PPT

实例分析

　　实例　随着网络购物潮的兴起，海外奢侈品、化妆品等产品受到了国内很多顾客的追捧。近年来，一些海淘们又把目光投向了海外药品。但是不少人对于海淘药品的真伪、质量是否过关心存疑虑。

　　讨论　假如你是质检员，要对某一美国海淘药品进行检验，以判断其是否为正品，应按照什么质量标准对其进行检验呢？

　　随着我国加入世界贸易组织，我国与世界各国的交流逐渐增多。知识产权保护制度的不断完善，要求药物工作者研制出自己的创新药物。这些都使得了解、借鉴国外药品质量控制方法成为必需。目前，世界上很多国家都编订了自己国家的药典，另外还有一些区域性药典，如《欧洲药典》《亚洲药典》以及世界卫生组织编订的国际药典等；其中最具影响力的有：《美国药典》《英国药典》《日本药局方》和《欧洲药典》。

一、《美国药典》

《美国药典》（The United States Pharmacopoeia，USP），由美国药典委员会编辑出版。美国药典委员会成立于 1820 年，同年 12 月 15 日出版了第 1 版美国药典，同时有拉丁文版和英文版。最初的《美国药典》只给出了治疗药物的名称以及制剂的处方。从 1880 年开始，《美国药典》开始收载药品的质量标准，在内容上从单纯的处方变成为药品的法定标准。1820 年至 1942 年，《美国药典》每 10 年出版 1 版，1942 年至2000 年，每 5 年出版 1 版，从 2002 年开始每年出版 1 版，版与版之间还出版增补本，以不断补充更新药典内容。

美国药学会于 1852 年成立，并于 1888 年出版了《非正式制剂的国家处方集》第 1版，从 1906 年的第 4 版开始更改为《国家处方集》，即 NF。由于 USP 和 NF 在内容上经常需要交叉引用，为了减少重复，方便使用，从 1980 年起 USP 和 NF 合并为一册，即 USP XX 和 NF XV。USP 主要收载原料药和制剂的质量标准，而 NF 则主要收载辅料的质量标准。USP（29）- NF（24）出版后即取代历版《美国药典》，法定生效时间为 2006年 1 月 1 日。美国药典委员会在发行其印刷版的同时，还发行光盘版（CD - ROM），两者内容相同，均可使用。目前，《美国药典》最新版本是第 43 版，即 USP43 - NF38，于 2019 年 12 月份出版，2020 年 5 月 1 日生效。

《美国药典》主要内容包括凡例、正文、附录、索引等几个部分。其中凡例、正文和附录中的一般检查和含量测定具有法律效力。

二、《英国药典》

《英国药典》（British Pharmacopoeia，BP）是英国药品委员会的正式出版物，是英国制药标准的重要依据。《英国药典》出版周期不定，目前最新版本为 2021 年版，即 BP（2021），于 2020 年 8 月出版，2021 年 1 月生效。

请你想一想

某国内药厂生产的药品要销售到英国，应遵循《中国药典》质量标准还是《英国药典》质量标准呢？

三、《日本药局方》

日本国家药典全称是《日本药局方》（Japanese Pharmacopoeia，JP），最新版本为第十九改正版，表示为 JP（19）。《日本药局方》（JP）由日本药局方编辑委员会编纂，1886 年 6 月 25 号颁布第一版，1887 年 7 月 1 日开始实施。JP 分为两部，一部收载通则、制剂总则（即制剂通则）、一般试验方法、医药品各论（主要为化学药品、抗生素、放射性药品以及制剂）；二部收载通则、生药总则、制剂总则、一般试验方法、医药品各论（主要为生药、生物制品、调剂用附加剂等）、一般信息（介质填充试验、塑料医药品容器、防腐剂效果、分析方法评价、相对原子质量表）等。索引置于最后。《日本药局方》的索引有药物的日本名索引、英文名索引和拉丁名索引三种。其中拉丁名索引用于生药品种。第一部和第二部中均有红外光谱附图和紫外－可见吸收光谱图。

《日本药局方》中每一个"医药品各论"即一个药品的质量标准，按顺序可分别列有：①品名（包括英文名、日文名、拉丁名和日文别名）；②有机药物的结构式；③分子式与相对分子质量；④来源或有机药物的化学名称；⑤CA登录号；⑥含量或效价限度；⑦性状和理化常数；⑧鉴别；⑨检查；⑩含量或效价测定；⑪容器和贮藏。

四、《欧洲药典》

《欧洲药典》（European Pharmacopoeia，Ph. Eur.），由欧洲药品质量管理局编制、出版，有英文和法文两种法定文本，为37个成员国及欧共体所认可，最新版本为第十版，于2019年6月出版，2020年1月生效。

除人用疫苗、兽用疫苗、免疫制剂、放射性药物、天然药物等生物制品外，《欧洲药典》不收载制剂，均为原料药。其正文部分为强制性标准，制剂通则项下的规定为指导性原则。制剂产品的质量需要符合各国药典或药品管理当局批准的质量标准要求。

在《欧洲药典》收载的附录中，不仅包括正文各品种下通用检测方法，而且对与药品质量密切相关的项目和内容加以规定，是目前世界各国药典中附录最全面和最先进的。为避免因鉴别项目设置过多而造成的人力和物力的浪费，正文品种的鉴别项下规定了首选和次选项目。在某些品种的杂质检查项下，给出了可能产生的杂质名称及其化学结构式，有的品种甚至还绘有色谱图，以便于对检出杂质进行正确的判断。

你知道吗

《国际药典》

《国际药典》（The International Pharmacopoeia，Ph. Int）是世界卫生组织（WHO）为了统一世界各国药品的质量标准和质量控制方法而编纂的，同时也为发展中国家，尤其是没有药典的国家提供药品的质量标准或参考依据。目前为2015年出版的第五版。《国际药典》对各国无法律约束力，仅供各国编纂药典时参考。

目标检测

一、选择题

（一）单选题

1. 为了保证药品的质量，必须对药品进行严格的检验，检验工作应遵循（ ）

A. 药物分析　　　　　　　　　　B. 国家药典

C. 制剂分析　　　　　　　　　　D. 物理化学手册

2. 我国药典一般几年修订一次（　　　）

　　A. 1　　　　　　B. 3　　　　　　C. 5　　　　　　D. 6

3. 我国药典的英文缩写为（　　　）

　　A. BP　　　　　　B. ChP　　　　　　C. JP　　　　　　D. USP

4.《中国药典》规定，"精密称定"时，系指称取重量应准确至所取质量的（　　　）

　　A. 百分之十　　　　　　　　　　B. 百分之一

　　C. 千分之一　　　　　　　　　　D. 万分之一

5. 按《中国药典》规定，精密量取 20ml 某溶液时，宜选用（　　　）

　　A. 20ml 量筒　　　　　　　　　　B. 20ml 移液管

　　C. 20ml 烧杯　　　　　　　　　　D. 20ml 量瓶

6.《中国药典》中规定，称取"2.00g"系指（　　　）

　　A. 称取重量可为 1.5～2.5g　　　　B. 称取重量可为 1.95～2.05g

　　C. 称取重量可为 1.995～2.005g　　D. 称取重量可为 1.9995～2.0005g

7.《中国药典》规定用"约"字时，是指取用量不得超过规定量的（　　　）

　　A. ±0.1%　　　　B. ±1.0%　　　　C. ±5.0%　　　　D. ±10%

8. 关于《中国药典》，最恰当的说法是（　　　）

　　A. 药品质量标准的法典，药品检验工作的依据

　　B. 收载我国生产的所有药物的书

　　C. 关于药物的词典

　　D. 国家监督管理药品质量的法定技术标准

9.《中国药典》规定的"阴凉处"是指（　　　）

　　A. 阴暗处，温度不超过 2℃　　　　B. 阴暗处，温度不超过 10℃

　　C. 阴暗处，温度不超过 20℃　　　　D. 温度不超过 20℃

10. "恒重"系指检品连续两次干燥后的质量差异在（　　　）

　　A. 0.1mg 以下　　　　　　　　　　B. 0.2mg 以下

　　C. 0.3mg 以下　　　　　　　　　　D. 0.4mg 以下

11.《日本药局方》的英文缩写是（　　　）

　　A. BP　　　　　　B. JP　　　　　　C. USP　　　　　　D. ChP

12.《中国药典》中既对药品具有鉴别意义，又能反映药品的纯杂程度的项目是
（　　　）

　　A. 外观性状　　　B. 物理常数　　　C. 鉴别　　　D. 检查

13.《中国药典》规定的"溶解"系指 1g 或 1ml 溶质能溶解在（　　　）

　　A. 1ml 溶液中　　　　　　　　　　B. 1～10ml 溶液中

　　C. 10～30ml 溶液中　　　　　　　　D. 30～100ml 溶液中

14.《中国药典》规定，乙醇未指明浓度时，是指浓度为（　　）

  A. 100%（ml/ml）   B. 50%（ml/ml）

  C. 95%（ml/ml）   D. 75%（ml/ml）

15. 日本武田株式会社生产的乙酰螺旋霉素销售到中国沈阳，其质量控制应依据（　　）

  A.《辽宁省药品标准》   B.《中国药典》

  C.《日本药局方》   D.《亚洲药典》

16.《中国药典》中原料药含量测定中，未规定上限时，是指含量不超过（　　）

  A. 100.0% B. 100.4% C. 101% D. 101.0%

17. 药品质量标准中的检查项内容不包括（　　）

  A. 安全性 B. 有效性 C. 均一性 D. 真实性

18. 药品质量标准中的鉴别试验是判断（　　）

  A. 已知药品的真伪   B. 未知药品的真伪

  C. 药品的纯度   D. 药品的疗效

19. 欲查找乙酰水杨酸的含量测定方法，应在《中国药典》哪部分中查找（　　）

  A. 凡例   B. 正文

  C. 通用技术要求   D. 索引

20. 按药典规定，精密标定的滴定液（如盐酸以及浓度）正确表示为（　　）

  A. 盐酸滴定液（0.101mol/L） B. 盐酸滴定液（0.1015mol/L）

  C. 盐酸滴定液（0.101M/L） D. 0.1015mol/L 盐酸滴定液

21. 在《中国药典》中，收载"制剂通则"的部分是（　　）

  A. 目录 B. 凡例 C. 正文 D. 通用技术要求

22. 取阿司匹林约0.4g，精密称定，取样量可以是（　　）

  A. 0.4g B. 0.40g C. 0.400g D. 0.3600～0.4400g

（二）多选题

1. 下列属于法定药品质量标准的是（　　）

  A.《中国药典》   B. 企业标准

  C.《局标准》   D. 暂行或试行药品标准

2. 被国家药典收载的药品必须是（　　）

  A. 价格合理   B. 疗效确切

  C. 生产稳定   D. 有合理的质量标准

3. 判断一个药物的质量是否符合要求，必须全面考虑下列哪几项的检验结果（　　）

  A. 取样 B. 检查 C. 鉴别 D. 含量测定

4. 药品质量标准的主要内容有（　　）

  A. 性状 B. 鉴别 C. 检查 D. 含量测定

5. 药典中溶液后标示的"1→10"符号系指（　　）

   A. 固体溶质 1.0g 加溶剂 10ml 的溶液

   B. 液体溶质 1.0ml 加溶剂 10ml 的溶液

   C. 固体溶质 1.0g 加溶剂使成 10ml 的溶液

   D. 液体溶质 1.0ml 加溶剂使成 10ml 的溶液

二、思考题

1. 药品质量标准可以分为哪几类？法定药品标准可以分为哪几类？

2. 药品质量标准的主要内容是什么？

3. 2020 版《中国药典》分为几部？各部主要收载什么药物？

4. 国外主要国家和区域性药典的名称和缩写分别是什么？

书网融合……

微课　　自测题

学习目标

知识要求

1. **掌握**　药品质量检验工作程序。
2. **熟悉**　取样、分样、留样操作规程。

能力要求

1. 能按要求完成样品的取样、分样、留样操作。
2. 能正确填写检验记录和检验报告书。

任务一　药品质量检验

PPT

实例分析

实例　某制药企业生产一个批次葡萄糖酸钙片，现取样送质检中心进行质量检验，要求按照《中国药典》2020 年版质量标准对该批次的葡萄糖酸钙片进行质量检验。

讨论　1. 什么是药品质量检验？

2. 如何对药品进行质量检验？

一、概述

1. 药品质量检验　药品质量检验是指依据药品质量标准，借助于一定的检测手段，对药品进行性状评价、鉴别、检查和含量测定，通过将检验结果与规定的质量标准比较以判断药品是否合格。

药品检验工作是药品质量控制的重要组成部分，其目的是保证人民用药安全、有效、合理。因此，药物分析工作者必须树立药品质量第一的观念，具备高度责任感，养成严谨求实的科学态度和工作作风，具有熟练、正确的操作技能，从而保证药品检验工作的公正性和客观性。

2. 药品质量检验分类　药品质量检验分为以下三类。

第一方检验，即生产者的质量检验，也称生产检验。药品生产检验由药品生产企业完成。

第二方检验，即买方的质量检验，也称验收检验。药品验收检验由药品经营企业完成。

第三方检验，即质量监督管理部门的质量检验，也称仲裁与监督检验。药品仲裁与监督检验由各级药品检验所完成，包括抽验、委托检验、复核检验、审核检验、仲裁检验及出口检验等类型。

3. 各类药品质量检验的工作范畴

（1）药品生产检验 由药品生产企业完成，检验工作分别由药品生产企业的车间化验室和中心化验室承担。根据 GMP 的规定，①进行药品生产检验的人员应当具有适当的资质并经培训合格，能够按照操作规程正确操作；②药品生产工艺及其重大变更均经过验证；③生产全过程应当有记录，偏差均经过调查并记录；④批记录和发运记录应当能够追溯批产品的完整历史，并妥善保存、便于查阅；⑤降低药品发运过程中的质量风险；⑥建立药品召回系统，确保能够召回任何一批已发运销售的产品。

（2）药品验收检验 购进药品检查验收是药品经营过程中关键环节，《药品管理法》规定，药品经营企业购进药品，必须建立并执行检查验收制度，验明药品合格和其他标识，不符合规定要求的，不得购进。根据此规定，药品验收的基本要求是：按照法定标准和合同规定的质量条款对购进、销售、退回药品进行逐批验收。同时，对药品的包装、标签、说明书及有关要求的证明和文件进行逐一检查。

（3）药品仲裁与监督检验 药品仲裁与监督检验由各级药品检验所承担。这种监督检验与药品生产检验、药品验收检验的性质不同。药品监督检验具有第三方检验的公正性，因为它不涉及买卖双方的经济利益，不以盈利为目的。药品监督检验是代表国家对研制、生产、经营、使用的药品质量进行的检验，具有比生产或验收检验更高的权威性。药品监督检验是根据国家的法律规定进行的检验，在法律上具有更强的仲裁性。

二、药品质量检验的机构

为了确保人民用药安全有效，国家药品监督管理部门、医药企业、商业、医院等都设置了药品检验机构，承担实施药品监督和检验工作，药品检验机构可分为国家法定检验机构和非法定检验机构。

1. 国家法定检验机构 国家法定检验机构有中国食品药品检定研究院（简称中检所），省（自治区、直辖市）级药检所，地市（自治州、盟区）级药检所和县（县级市、旗）级药检所。药检机构承担辖区内依法实施药品注册和药品质量监督检查所需的药品检验工作，具体包括药品抽查检验、医疗器械检验、注册检验、强制检验、复验和委托检验（含技术服务检验）。药品法定检验机构必须保证检验的科学性、公正性，以适应药品质量管理的需要。

2. 非法定检验机构 如各药品生产厂家的质检部门、经营部门的药检室、医疗单位药学部门的检验测试室等。生产的药品必须经检验合格后才能出厂，商业、医院对购进的药品进行验收检查，合格后才能销售和使用。

药品检验机构应建立质量保证体系，制订各项检验的标准操作规程（SOP）和各项实验室管理制度，以确保药品检验全过程的工作质量。药品检验机构的实验室条件应满足工作任务的要求，有完善的实验设施。仪器设备的种类、数量、各种参数，应能满足所承担的药品检验、复核、仲裁等的需要，仪器的量程、精度与分辨率等能满足被测药品标准技术指标的要求。用于放射性药品及菌毒种、疫苗检验的实验室，应有相应的安全措施。

请你想一想
药品检验的基本程序是什么呢？

药品检验工作的根本目的就是保证人民用药的安全、有效。药物分析工作者必须具备严谨求实和一丝不苟的工作态度，必须具有熟练、正确的操作技能以及良好的科学作风，从而保证药品检验工作的公正性。

三、药品质量检验的基本程序

药品检验工作的基本程序一般为：取样及分样→样品检验→留样与观察（图3-1）。

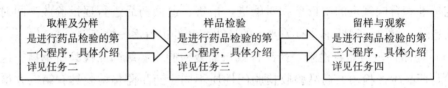

取样及分样	样品检验	留样与观察
是进行药品检验的第一个程序，具体介绍详见任务二	是进行药品检验的第二个程序，具体介绍详见任务三	是进行药品检验的第三个程序，具体介绍详见任务四

图3-1　药品检验工作的基本程序

你知道吗

药检工作的"法治性"

《中华人民共和国药品管理法》第八十七条规定："药品检验机构出具虚假检验报告，构成犯罪的依法追究刑事责任；不构成犯罪的，责令改正，给予警告，对单位并处三万元以上五万元以下的罚款；对直接负责的主管人员和其他直接责任人员依法给予降级、撤职、开除的处分，并处三万元以下的罚款；有违法所得的，没收违法所得；情节严重的，撤销其检验资格。药品检验机构出具的检验结果不实，造成损失的，应当承担相应的赔偿责任。"

《中华人民共和国药品管理法》也对药品生产企业、药品经营企业和医疗机构的药品检验机构或者人员作出了应当接受当地药品检验机构业务指导的规定。

PPT

任务二　取样及分样

实例分析

实例　质检中心要对某企业生产的一个批次的阿司匹林进行质量检验，要求质检员首先完成该药品取样及分样过程。

讨论　1. 如何对药品进行取样和分样？

　　　2. 药品取样量应为多少？

一、取样

1. 取样的定义 取样：系指从一批产品（或物料）中按取样规程抽取一定数量具有代表性的样品，供检验用。

样品：系指从整批产品（或物料）中取出足够检验用量的部分。

取样时应先检查品名、批号、数量、包装等情况，符合要求后方可取样。取样时应考虑取样的科学性、真实性和代表性，否则就失去了检验的意义。取样的基本原则是随机、客观、均匀、合理。取样人在没有特殊说明的情况下为质量管理部经授权的QA人员。

取样过程必须按照国家药品监督管理局颁布的《药品检验操作标准汇编》中有关取样的规定进行操作，对供试品名称、批号、规格、数量、供试品来源、取样方法和送样日期应作详细记录。

2. 取样方式 在药品生产企业中对产品按检验过程实施状态管理。产品检验状态分待检、合格、不合格三种状态，分别用黄、绿、红色标牌，并加以必要的标记，存放在不同的区域。产品等待检验，置黄色标牌。产品已结束检验，并符合规定，置绿色标牌。产品已结束检验，不符合规定，置红色标牌。取样前首先检查物料存放位置，应在待验区，有黄色待验状态标记。

取样要有代表性，应全批取样、分部位取样，取样方式应考虑到被取出物品的特性，均匀物品可以在每批的任意部位取样，非均匀物品一般按随机原则抽取。特殊管理的药品（医疗用毒性药品、麻醉药品、精神药品、放射性药品等）、贵重药品应由双方当面核对名称、批号、数量等并经双方签封后方可抽检。

3. 取样器具 固体取样时用不锈钢探子、不锈钢勺、不锈钢镊子等；液体取样时用玻璃取样管、玻璃或塑料油提、不锈钢管。样品盛装容器一般为具盖玻璃瓶或无毒塑料瓶。取样时应准备清洁干燥的取样器、样品盛装容器和辅助工具（手套、样品盒、剪刀、刀子、标签、笔、取样证等），前往规定地点取样。需取微生物限度检查样品时，以上相应器具均应灭菌。

4. 取样量 取样数量根据药品数量的多少而有所不同，抽取的样品量一般不少于检测用量的3倍。对于原料药及其制剂，抽样数量可按以下公式进行计算：假设总件数（桶、袋、箱）数为 n 件，

（1）当 $n \leqslant 3$ 时，每件取样；

（2）当 $3 < n \leqslant 300$ 时，随机抽 $\sqrt{n} + 1$ 件；

（3）当 $n > 300$ 时，随机抽 $\dfrac{\sqrt{n}}{2} + 1$ 件。

常规检验抽检数量为一次全项检验用量的3倍。如有特殊情况，提供样品的单位须书面说明原因，酌情减量。

取样时应填写取样记录（表3-1），取样容器和被取样包装上均应贴上取样标签

（图 3 – 2）。

表 3 – 1　成品取样记录

品名			批号		数量	件　盒
取样数量				请验单号		
样品类别			检验项目			
检验依据			取样依据			
取样环境			取样人			
取样地点						
取样点计算公式：						
取样过程	取样数量及时间	1.　日　时　分，取样数量				
		2.　日　时　分，取样数量				
		3.　日　时　分，取样数量				
		4.　日　时　分，取样数量				
取样结束	封装，贴好取样证					
送 QC 时间						

```
品　　名：
批　　号：
性　　状：□药粉　□打光丸　□素丸　□包衣丸
样品数量：
本批数量：
取样日期：
```

图 3 – 2　取样标签

请你想一想

某企业送检样品，样品总件数为 100 件，则应取样的件数为多少呢？

5. 取样注意事项

（1）取样做微生物限度检查时，应采取措施防止样品污染，所用器具均需灭菌，用牛皮纸包好备用，在取样间（车）进行。

（2）易燃、易爆、有毒、腐蚀性物料的取样，需采取防护措施。

（3）遇光易变质的物料的取样，应采取避光措施。

（4）抽样前发现物料的外观、性状异常则不必抽取。

（5）每个取样匙只能取同一批号的样品。

二、分样

抽取的原辅料除另有规定外，一般为等量混合后进行检验；因此，在检验之前，要对所取样品进行分样。

用减量称量分样。由各项目检验人员分取足够一次的检验用量，余样用锥形瓶密封，留样保存。做好原辅材料取样分样记录。

你知道吗

取样器具的清洁方法

1. 取样器具的清洗与消毒

（1）在洗池或洗槽内清洗用具，必要时，可用适当的清洁剂。

（2）先用自来水清洗，然后再用纯化水淋洗至淋洗液呈中性。

（3）清洗后，将容器用清洁的擦布擦干或晾干。

（4）干燥后，盖上盖子放入橱内。

2. 取样器具的灭菌

（1）需要灭菌的取样容器，一般情况下应在清洁后 4 小时内进行灭菌。

（2）将消毒好的用具在 12 小时之内使用，使用之前移至指定的地点。

（3）超过时限未使用的用具，应进行重新灭菌处理。

3. 取样器具的贮存　贮存和微生物限度检查使用的器具一同贮存。

任务三　样品的检验

PPT

实例分析

实例　质检中心要对某企业生产的一个批次的阿司匹林进行质量检验，要求质检员完成该药品质量检验的全过程并出具检验原始记录和检验报告。

讨论　1. 应该依据何种质量标准进行检验？样品检验的项目都有哪些？

　　　2. 如何正确填写检验记录和检验报告？

一、样品检验的依据

完成样品的取样和分样工作后，进行药物检测之前，必须根据检测目的与检测对象确定检测依据，即确定药物质量标准或检测标准操作规程，然后根据标准确定需要使用的仪器、试药以及检测用的各种试液。常规检验一般以国家药品标准为检验依据，进口药品按注册标准检验，出口药品、新药、仿制药品、医院制剂按合同或所附药品质量标准进行检验。

二、样品检验的项目

检验是依照药品质量标准的规定和操作规范进行药物及其制剂的质量分析，并对结果作出正确判断。药品取样后，首先观察性状是否符合规定，只有性状符合规定，才能依次进行鉴别、检查及含量测定等分析。样品检验的项目主要包括药物的性状检查、鉴别、检查和含量测定。

1. 性状 药物的性状在评价质量方面具有重要意义。药物的性状评价主要包括药品的外观、溶解度以及物理常数等。外观是指药品的外表感观和色泽，包括药品的聚集状态、晶型、色泽、臭、味、一般稳定性等6个方面。原料药应根据检验中观察到的情况如实描述药品的外观，如白色结晶性粉末；制剂应描述供试品的颜色和外形，如本品为无色澄明的液体；中药材应详细描述药材的外形、大小、色泽、外表面、质地、断面以及气味等。溶解度是药物的一种物理性质，测定结果不仅对药品具有鉴别意义，也可反映药品的纯度，是评价药品质量的主要指标之一。《中国药典》收载的物理常数包括：相对密度、馏程、熔点、凝点、比旋度、折光率、黏度、吸收系数、碘值、皂化值和酸值等。在药物的性状鉴别中，外观和物理常数作为法定检测项目。臭、味、一般稳定性、溶解度等属于一般性描述，一般不作为法定检测项目。

2. 鉴别 鉴别就是依据药物的化学结构和理化性质进行某些化学反应，测定某些理化常数，或色谱、光谱特征来判断药物及其制剂的真伪。通常某一项鉴别试验，如官能团反应、焰色反应等只能表示药物某一特征，不能将其作为判断的唯一依据。因此，药物的鉴别不能只由一项试验完成，而是采用一组（2个或2个以上）试验项目全面评价一个药物，再加上其他理化特征综合评判，力求结论正确无误。例如，《中国药典》（2020年版）在醋酸可的松鉴别项下规定了官能团反应、母核呈色反应、高效液相色谱法以及红外分光光度法等4个鉴别方法。鉴别药物时，应根据药品质量标准中规定的试验方法，逐项检验，结合性状项下的结果对药品的真伪作出结论。

3. 检查 药物的检查主要指药物的纯度检查，又称为杂质检查或限度检查。药物在不影响疗效及人体健康的原则下，可以允许生产过程和贮藏过程中引入的微量杂质的存在。通常按照药品质量标准规定的项目进行"限度检查"，以判断药物的纯度是否符合限量规定要求。药物的性状和鉴别结果符合规定后，应按照药品质量标准中【检查】项下规定的检查项目，逐项地进行试验，并作出结论。

4. 含量测定 药品中有效成分含量与其疗效紧密相关，含量测定就是将药物的有效成分准确测定出来。含量测定方法主要有化学分析法（如重量分析法、滴定分析法）和仪器分析法（如紫外-可见分光光度法、色谱法等）。生物检定法、放射性药品检定法不属于本课程范畴。

概括起来，鉴别是用来判定药物的真伪，而检查和含量测定则可用来判定药物的优劣。所以，判断一个药物的质量是否符合要求，必须全面考虑鉴别、检查与含量测定三者的检验结果。此外，药物的性状在评价质量优劣方面同样具有重要意义。

三、出具检验记录和检验报告

1. 检验记录 检验记录是出具检验报告书的原始依据，是进行科学研究和技术总结的原始资料，为保证药品检验工作的科学化、规范化，检验记录内容要求真实、完整、简明、具体、书写清晰、用语规范、依据准确、结论明确、格式规范。严禁事先记录、补记或转抄，不得擦抹涂改（若需纠正，必须用单线划去并保持原有字迹可辨，并在纠正处签名或盖章）。记录本要求完整，无缺页损角，并妥善保存适当时间（一般保存至药品有效期后 1 年），以便备查。

检验过程中，可按检验顺序依次记录各检验项目，不必按质量标准上的顺序书写。内容一般包括检品名称、编号、批号、规格、生产单位或产地、包装、检验依据、检验日期、检验项目、操作方法、实验条件（如实验温度，仪器名称、型号和校正情况等）、观察到的现象、实验数据计算（注意有效数字的修约及运算）和结果判断、检验人及复核人签名或盖章等，如表 3 - 2 所示。

表 3 - 2 检验记录表（示例）

检品编号	20061470		原始记录 页	附图 页
检品名称	阿司匹林肠溶片		批号	06061201
生产单位或产地	***** 药业有限责任公司		规格	50mg
供样单位			包装	塑瓶
取样日期			检验日期	
检验依据	《中国药典》（2020 年版）二部			
检验项目				
检验过程				
结论				

质检负责人：   检验人：   复核人：
日期：   日期：   日期：

2. 检验报告书 药品检验报告书系指药品检验机构出具的对某一药品检验结果的正式凭证，是对药品质量作出的技术裁定书。法定药检机构的检验报告书是具有法律效力的技术文件，检验报告书应

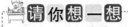
请你想一想
　　若检验记录上出现了笔误，应该如何处理呢？

按规范的格式书写或打印，必须有检验人员、复核人员及部门负责人签名或盖章，必要时由检验单位盖章。每一张检验报告书只针对一个批号。药品检验报告书的填写包

括表头栏目、表头之下的检验项目和报告书结论，如表3-3所示。表头栏目主要有报告书编号、检品名称、规格、生产单位或产地、包装、批号、效期、报验单位或供样单位、报验数量、抽样数量或检品数量、检验目的（抽验、委托检验、复核检验、审核检验、仲裁检验及出口检验等）、检验项目（全检、部分检验、单项检验）、检验依据、收检日期、报告日期等。表头之下检验项目部分首行横向列出三个栏目："检验项目""标准规定"和"检验结果"。"检验项目"下，按质量标准列出【性状】【鉴别】【检查】与【含量测定】等大项目；每一个大项下所包含的具体检验项目名称和排列顺序，按质量标准上的顺序书写。

报告书的结论包括检验依据和检验结论。如全检合格，结论写"本品按XX检验，结果符合规定"；全检中只要有一项不符合规定，即判为不符合规定，结论写"本品按XX检验，结果不符合规定"。如非全项检验，合格的写"本品按XX检验上述项目，结果符合规定"；如有一项不合格时，则写"本品按XX检验上述项目，结果不符合规定"。对不符合规定的产品，填写不符合规定的项目及程度。必要时应根据具体情况，提出处理该药品的合理的方法。

表3-3 检验报告书（示例）

报告书编号：

检品名称	对乙酰氨基酚		
生产单位或产地	**** 药业有限公司	效期	2021-11-19
编号	D009-080302	数量	250kg
批号	0802002	规格	25kg/袋
送检部门	原辅料仓库	检品数量	30g
检验目的	入库检验	检验日期	2018-03-12
检验项目	全检	报告日期	2018-03-15
检验依据	《中国药典》（2020年版）		

检验项目	标准规定	检验结果
【性状】		
熔点	应为168~172℃	168.7~171.7℃
【鉴别】		
(1)	应呈正反应	呈正反应
(2)	应呈正反应	呈正反应
【检查】		
酸度	应为5.5~6.5	6.17
乙醇溶液的澄清度与颜色	应符合规定	符合规定
氯化物	应符合规定	符合规定
硫酸盐	应符合规定	符合规定

续表

检验项目	标准规定	检验结果
有关物质	应符合规定	符合规定
对氨基酚	应符合规定	符合规定
干燥失重	应不得过0.5%	0.20%
炽灼残渣	应不得过0.1%	0.06%
重金属	应符合规定	符合规定
【含量测定】	应不得少于98.5%	99.80%

结论：本品按《中国药典》（2020年版）检验，结果符合规定

质检负责人：	检验人：	复核人：
日期：	日期：	日期：

你知道吗

"检查"的内涵

《中国药典》（2020年版）凡例中规定："检查项下包括反映药品安全性与有效性的试验方法和限度、均一性与纯度等制备工艺要求等内容"。

有效性是以动物实验为基础，最终以临床疗效来评价。主要是检查一些与药物疗效有关，但在鉴别、纯度检查和含量测定中不能控制的项目，如制酸力检查等。纯度要求是药物的杂质检查，亦称纯度检查、限度检查。主要是对药品在按既定工艺进行生产和正常贮藏过程中可能含有或产生并需要控制的杂质，按照药品质量标准规定的项目进行限度检查，以判断药物的纯度是否符合标准的限量规定要求。均一性主要是指制剂的均匀程度，包括溶出度、释放度、含量均匀度、重量差异、装量差异等测定。安全性检查的目的是在正常用药的情况下，保证用药安全，包括异常毒性、热原、过敏反应、细菌内毒素、升压或降压物质以及溶血与凝聚检查法等。

任务四　药品的留样与观察

实例分析

PPT

实例　按照药品检验基本程序，完成药品的检验之后，应对药品进行留样和观察。

讨论　1. 为什么要对药品进行留样和观察？

　　　　2. 如何对药品进行留样观察？

留样品是指为满足产品质量稳定性考察及质量复查的需要而预留下的产品样品。留样分为两部分：法定留样和稳定性考察留样，且两部分样品应分开存放。

一、留样目的

为考察和评价产品质量稳定情况，提供产品质量的科学依据，同时为确定物料贮

存期及产品负责期提供数据，需要对抽样检验后的样品进行留样观察。

二、留样范围

1. 进厂原料、辅料检验后均须留样，内包装材料、标签、标示物根据实际需要决定是否留样。

2. 中间产品，每批均须留样，并对影响中间产品质量的指标作重点观察。

3. 成品需要留样。成品留样又分为一般留样及重点观察留样。连续批量生产的质量稳定的品种，均属常规留样观察；重点留样观察一般分为不稳定类产品重点留样、较稳定类重点留样和新产品、新工艺类产品重点留样。

三、留样数量

1. **原料、辅料、中间体**　凡进厂的原料、辅料，以及生产的中间体在取样时取约检验量的三倍样品，一份做进厂检验；另 2 份做留样观察，放入干净的容器内封口，贴上标签，注明品名、批号、生产厂家、留样日期等。留样后及时填写《原辅料留样记录》。

2. **包装材料**　包装材料改版、更换供应商或新包装材料时需留样，留样量为全检量的 2 倍，留样后及时填写《包装材料留样记录》。

3. **成品**　成品法定留样通常为全检量的 2 倍（一般情况下不包括微生物限度检验用量）。

4. **稳定性考察的留样量**　根据稳定性考察的项目、每次试验的用量、考察期的长短等因素来决定。一般为检验量的 5 倍。由留样管理员下发《加大留样通知书》交车间外包装工人，由车间外包装工人加大留样。

5. **需作稳定性考察的产品**

（1）**新品种**　指投产的前三批产品，其余同常规品种一样处理。

（2）**常规品种**　常规生产的品种每年应重点留样考察 1 至 3 批，具体方案为：①每年生产少于 10 批：考察 1 批；②每年生产 10~25 批：考察 2 批；③每年生产多于 25 批：考察 3 批。

（3）**永久性变更的品种**　当做出永久性变更，如处方、生产工艺或内包装材料的变更，而这些变化会影响产品的稳定性时，变更后的前三批须包括在考察计划内。其他按常规品种处理。

（4）**临时变更的品种**　如果某一批产品生产过程中因特殊原因，做出了可能影响产品稳定性的临时决定，如处方、生产工艺或内包装材料的变更，则该批必须包括在稳定性考察的方案内。当生产出现偏差时，检验结果不足以说明产品质量受影响的程度时，须进行稳定性考察。

四、留样期限

一般成品留样，规定有效期的药品留样期限为有效期后 1 年，未规定有效期的药品留样期限为 3 年；进场原料和中间产品留样，保存期限为 3 个月。留样观察记录见表 3 - 4。

表 3 - 4　留样观察记录表

文件编号：
留样检品名称：　　　　　　　　　　　　　　　　　　　　　　　保存条件：温度　℃，相对湿度　%

留样日期	产品规格	留样批号	观察项目	各月份观察结果/月										备注
				0	3	6	12	18	24	30	36	48	60	
	结论													
			操作者											

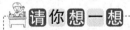

请你想一想

阿司匹林原料药在留样观察过程中，留样期限应为多久？

五、留样观察时间及内容

重点观察留样：重点观察留样一般第一年每隔 3 个月进行一次，第二年每隔 6 个月进行一次，以后每年一次，即分别于 0 个月、3 个月、6 个月、9 个月、12 个月、18 个月、24 个月、36 个月、48 个月、60 个月进行检测。部分重点考察项目见表 3 - 5。

表 3 - 5　原料药与药物制剂稳定性重点考察项目

剂型	稳定性重点考察项目
原料药	性状、熔点、含量、有关物质、吸湿性以及根据品种性质选定的考察项目
片剂	性状、含量、有关物质、崩解时限或溶出度或释放度
胶囊剂	性状、含量、有关物质、崩解时限或溶出度或释放度、水分，软胶囊要检查内容物有无沉淀
注射剂	性状、有关物质、pH、可见异物、有关物质，应考察无菌
颗粒剂	性状、含量、粒度、有关物质、溶化性或溶出度或释放度

六、留样样品的贮存

1. 留样样品要专人专柜保管，并按品种、规格、生产时间、批号分别排列整齐。每个留样柜内的品种、批号应有明显标志，并易于识别，并有样位号或各留样样品平面摆放示意图，以便定期进行稳定性考察和用户投诉时查证。样位号由四部分组成，例如：1 - 1 - 1 - 1 为第 1 个留样柜的第 1 层第 1 横排的第 1 纵列，数法规则都为从左到右，从前到后。

2. 留样室应对温湿度进行监控，由留样管理员每天检查留样的温湿度情况并分别于每日 10 时、15 时各记录一次，并填写《温湿度检查记录》。除有特殊要求的样品外，通常在室温状态下保存。稳定性考察的样品必须放在规定的贮存条件下，并与法定留样样品分开存放。

七、留样要求

1. 留样品应封口严密、完好，并贴上标签。
2. 留样观察室应根据药品的贮存条件分别设置。
3. 留样品通常在常温状态下保存。
4. 重点观察留样品必须是经检验合格的产品。
5. 留样室应设在阴凉、干燥、通风及避光的房间内，室内配有温湿度计等设施。
6. 不同品种的样品必须分别存放。
7. 凡在留样期间，发现样品质量变化情况异常的应及时填写留样质量变化情况汇报。
8. 留样品不得外借或擅自处理。

你知道吗

剩余样品的处理

1. 所有检验剩余的样品不得退回仓库或车间。
2. 剩余样品在签发检验报告，且确定结果无偏差后，统一存放，标签类检验后即时销毁，其他类定期销毁。
3. 销毁时填写《剩余样品销毁记录》。

目标检测

一、选择题

（一）单选题

1. 在药品检验工作中，样品按包装件数计算，如样品总件数为 X，当 $3 < X \leqslant 300$ 时，取样的件数应为（　　）

　　A. $\sqrt{X}$　　　　B. X　　　　C. $\sqrt{X} + 1$　　　　D. $X - 1$

2. 某企业送检样品，样品总件数为 400 件，则应取样的件数为（　　）

　　A. 100　　　　B. 21　　　　C. 11　　　　D. 12

3. 某药厂新进三袋淀粉，取样检验方法为（　　）

　　A. 每件取样　　　　　　　　B. 随机取样

　　C. 从一袋里取样　　　　　　D. 随机从两袋中取样

4. 在药品生产企业中对产品按检验过程实施状态管理。产品等待检验，应置什么颜色标牌（　　）

    A. 黄色   B. 绿色   C. 红色   D. 蓝色

5. 药物的含量测定，主要是测定（　　）的含量

    A. 杂质   B. 主药   C. 辅料   D. 特殊杂质

6. 关于药品检验原始记录说法不正确的是（　　）

    A. 原始记录必须真实、完整、科学

    B. 应包括供试品名称、批号、数量等样品信息

    C. 应将检验步骤与计算过程记录

    D. 应有送检人、检验人、复核人的签名

7. 下列哪一项不是检验报告书应有的内容（　　）

    A. 检品名称   B. 供试品的取样方法

    C. 检验项目   D. 检验依据和结论

8. 一般成品留样，规定有效期的药品留样期限为有效期后（　　）年，未规定有效期的药品留样期限为（　　）年

    A. 1，3   B. 2，3   C. 3，1   D. 1，2

（二）多选题

1. 药品检验工作的基本程序一般为（　　）

    A. 取样及分样   B. 贴标签

    C. 样品检验   D. 留样与观察

2. 进行药品检验时，要从大量的药物样品中取出少量样品进行分析，应考虑取样的（　　）

    A. 科学性   B. 真实性   C. 代表性   D. 多样性

3. 取样的基本原则是（　　）

    A. 均匀   B. 合理   C. 客观   D. 随机

4. 样品检验的项目包括（　　）

    A. 性状评价   B. 鉴别   C. 检查   D. 含量测定

5. 一般情况下，一种药物的鉴别试验有（　　）

    A. 1 个   B. 2 个   C. 3 个   D. 4 个

6. 药品检验原始记录要求（　　）

    A. 完整   B. 真实

    C. 不得涂改   D. 随机检验人签名

7. 样品总件数为 n，如按包装件数来取样，其原则为（　　）

    A. $3 < n \leqslant 300$ 时，按 $\sqrt{n}+1$ 取样   B. $n \leqslant 3$ 时，随机取样

    C. $n > 300$ 时，按 $\dfrac{\sqrt{n}}{2}+1$ 取样   D. $n \leqslant 3$ 时，逐件取样

8. 药品检验报告书要求应（　　）

    A. 报告完整无破损缺页

B. 字迹清楚、文字简洁

C. 报告内容应包括所有记录内容及检验报告和结论

D. 对不符合规定的药品，还应提出处理意见

二、思考题

1. 药品质量检验的程序是什么？

2. 样品检验的项目有哪些？

3. 如何正确书写检验记录和检验报告？

书网融合……

微课 　　　　 自测题

2

模块二

药物的性状检查

药物的性状反映了药物特有的物理性质，是药物质量的重要指标之一，它记载了药物的外观、臭、味、溶解度及物理常数（如熔点、比旋度、黏度、吸收系数等），也就是该药品应有的物理性质，因此，检查药物的性状，对判断药物的真伪有重要作用。

药物的外观性状检查

学习目标

知识要求

1. **掌握** 药物外观性状的检查方法。

2. **熟悉** 溶解度检查方法。

能力要求

1. 能按质量标准要求检验药物外观形状，并规范填写检验记录表。

2. 能按操作规程对药物进行溶解度检查。

药物的外观性状检查是指是按照质量标准中规定的方法，利用药品的某些物理特性，通过对药品进行外观、臭、味、溶解度判断，从而对已知药品的真伪作出判断的过程。

任务一　外观性状观测

PPT

实例分析

实例 某药业有限公司购买了一批磺胺甲噁唑原料药，现需对其进行外观性状检查。

讨论 1. 需对外观进行哪些内容的检查？

　　　2. 如何准确描述其外观性状？

　　　3. 如何准确填写检验记录？

《中国药典》中药物的外观性状分为以下几个类型：

（1）聚集状态　是指药品是气体、液体或固体，是结晶还是粉末。

（2）色　药品可以有不同的颜色外观，也可以是无色。

（3）臭和味　臭指药品本身固有的特殊臭味；味指药品本身固有的特殊味道。

一、外观与臭味

在药品质量标准中，药品的外观、臭、味的判断包括以下内容。

1. 说明该药品是气体、液体或固体，是结晶还是粉末。

2. 说明该药品对应的色泽。考虑到生产条件的影响，色泽可以有一定的幅度。药品质量标准中对无色的气体或液体药品一般用"无色"表述，固体药物一般用"白色"表述，特殊时可用"白色或类白色"表述，尽量避免用琥珀色或乳白色等形容词来描述，有色药物应根据其相应的色泽加以叙述。若观测药品时发现药品颜色与药品质量标准记载不相符时，则为问题药品，判断为颜色不合格。

3. 臭味及手感。液态或低熔点的固态药物本身即具有固有的特殊之臭。药品如出现不应有的异臭或不符合药品质量标准对应的要求时，就说明其质量有问题。当混有不应有的残留有机溶剂时也会带入异臭。具有特殊味觉的药品，应严格按药品质量标准进行检测，毒、剧、麻药不可口尝，该类药品质量标准中不作"味"的记述，故不作"味"的检测。

二、测定方法介绍

《中国药典》（2020 年版）药物性状观测中对其色泽、气味等特征内容的界定或描述，在一定程度上综合反映了药品的内在质量。因此可以利用这些性质发现假冒伪劣药品。

实训二 磺胺甲噁唑原料药的外观观测

一、实训目的

1. 按要求完成磺胺甲噁唑原料药的外观观测；
2. 学会正确填写检验记录。

二、测定依据

《中国药典》2020 年版二部。

【性状】本品为白色结晶性粉末，臭，在水中几乎不溶。在稀盐酸、氢氧化钠试液或氨试液中易溶。

三、测定准备

1. **器材准备** 天平、表面皿、烧杯、称量纸。
2. **试剂准备** 磺胺甲噁唑原料药、稀盐酸、氢氧化钠试液（氨试液）。

四、操作步骤

1. 取磺胺甲噁唑原料药 0.5g 至表面皿中，观察其颜色。
2. 轻嗅，判断其有无臭味。
3. 对样品进行外观检查，并即时填写检验记录，如表 4 - 1 所示。
4. 清场，仪器、设备归位。

表4-1　性状观测原始记录表

温度（℃）：　　　　　　　相对湿度（%）：

检品名称		规格	
批号		生产单位	
检验项目			
检验依据			
操作步骤			
实测结果			
标准规定			
结论	□符合规定　　□不符合规定		

检验者：　　　　　　　　　　校对者：　　　　　　　　　审核者：
日期：　　　　　　　　　　　日期：　　　　　　　　　　日期：

五、考核标准

按表4-2的标准对实训结果进行考核。

表4-2　任务考核表

序号	考核内容	分值	考核方式			权重	得分
			自评20%	组评30%	师评50%		
1	准确称量磺胺甲噁唑原料药0.5g	25				0.25	
2	外观观测动作正确	40				0.40	
3	检验记录填写正确无误	25				0.25	
4	仪器、试剂归位，清场	10				0.10	
	合　计	100					

你知道吗

部分药物的常见性状

二氧化碳为无色气体；无臭；水溶液显弱酸性反应。

红霉素为白色结晶性粉末；无臭，无味或几乎无味。

左旋多巴为白色或类白色的结晶性粉末；无臭，无味。

盐酸金霉素为金黄色或黄色结晶；无臭，味苦；遇光色渐变暗。

磷酸伯氨喹为橙红色结晶性粉末；无臭，味苦。

硫酸亚铁为淡蓝绿色柱状结晶或颗粒；无臭，味咸、涩；在干燥空气中即风化，在湿气中即迅速氧化变质，表面生成黄棕色的碱式硫酸铁。

盐酸吗啡为白色、有丝光的针状结晶或结晶性粉末；无臭；遇光易变质。

硬脂酸镁为白色疏松无砂性的细粉，微有特臭；与皮肤接触有滑腻感。

二巯丁二钠为白色至微黄色的粉末；有类似蒜的特臭。

任务二 溶解度检查 📱微课1

PPT

实例分析

实例 某制药企业新进一个批次的甘油，现要对溶解度进行检查。

讨论 如何根据检测结果判断甘油是否符合规定？

一、溶解度

溶解度是药品的一种物理性质，可在一定程度上反映药物的纯度。各品种项下选用的部分溶剂及其在该溶剂中的溶解性能，可供精制或制备溶液时参考；对在特定溶剂中的溶解性能需作质量控制时，在该品种检查项下另作规定。

二、检查方法

《中国药典》（2020年版）规定，药品的溶解度试验法如下。

除另有规定外，称取研成细粉的供试品或量取液体供试品，于25℃±2℃溶于一定容量的溶剂中，每隔5分钟强力振摇30秒；观察30分内的溶解情况，如无目视可见的溶质颗粒或液滴时，即视为完全溶解。

请你想一想

现有一个批次吲哚拉新（非甾体解热镇痛抗炎药，用于治疗风湿性和类风湿性关节炎），其在缓冲液中的溶解度如何测定？

实训三 葡萄糖的溶解度检查 📱微课2

一、实训目的

1. 按要求完成葡萄糖的溶解度测定。

2. 学会正确填写检验记录。

二、检查依据

《中国药典》2020 年版二部。

【性状】本品在水中易溶，在乙醇中微溶。

三、检查准备

1. 器材准备 天平、称量纸、量筒、试管、烧杯、水浴锅等。

2. 试剂准备 95% 乙醇。

四、操作步骤

1. 将葡萄糖研磨成细粉，称取 0.5g 至试管内，加水 5ml，置 25℃水浴中加热，每隔 5 分钟强力振摇 30 秒，观察 30 分钟内葡萄糖在水中是否完全溶解。

2. 称取研磨成细粉的葡萄糖 0.1g 至烧杯内，加乙醇 100ml，置 25℃水浴中加热，并每隔 5 分钟强力振摇 30 秒，观察 30 分钟内葡萄糖在乙醇中是否完全溶解。

3. 填写检验记录（表 4 - 3）。

4. 清场，仪器、设备归位，实验废弃物分类处理。

表 4 - 3 溶解度测定原始记录表

温度（℃）：　　　　　　　　　　　相对湿度（%）：

检品名称		规格	
批号		生产单位	
检验项目			
检验依据			
操作步骤			
实测结果			
标准规定			
结论	□符合规定　□不符合规定		

检验者：　　　　　　　　　校对者：　　　　　　　　　审核者：

日期：　　　　　　　　　　日期：　　　　　　　　　　日期：

五、考核标准

按表 4 - 4 的标准对实训结果进行考核。

表 4 - 4　任务考核表

序号	考核内容	分值	考核方式			权重	得分
			自评 20%	组评 30%	师评 50%		
1	葡萄糖研磨动作正确	10				0.10	
2	称量正确	10				0.10	
3	水中溶解度测定操作正确	30				0.30	
4	乙醇中溶解度测定操作正确	30				0.30	
5	检验记录填写正确无误	10				0.10	
6	仪器、试剂归位，清场	10				0.10	
	合　计	100					

你知道吗

这些顺序很重要

当药品在不同溶剂中的溶解度相似时，则按溶剂极性大小依次排列（按水、甲醇、乙醇、丙酮、乙酸乙酯、三氯甲烷、乙醚或环己烷等的顺序排列）；热水或热乙醇（不用其他的热溶剂）放在同一溶解度的各溶剂之前，如咖啡因在热水或三氯甲烷中易溶，在水、乙醇或丙酮中略溶，在乙醚中极微溶解。在酸性或碱性溶液中的溶解度放在最后，并在其前用分号"；"使与前述溶剂中的溶解度相隔开，所用酸性或碱性溶液要注明名称，最好能写明浓度。

目标检测

一、选择题

（一）单选题

1. 溶解度是药品的一种（　　）性质，可在一定程度上反映药物的纯度

　　A. 化学　　　　　　B. 物理　　　　　　C. 生物　　　　　　D. 其他

2. 通过药品的性状观测，不能判断的结果是（　　）

　　A. 药品的真伪　　　　　　　　　B. 内在药品的质量

　　C. 药品的含量　　　　　　　　　D. 药品是否失效

（二）多选题

以下哪类药品，质量标准中不作"味"的记述，不作"味"的检测（　　）

　　A. 毒　　　　　B. 化学药　　　　　C. 中成药　　　　　D. 麻药

二、思考题

1. 药物的性状检查包括哪些内容？
2. 在 2020 版《中国药典》凡例中药品的近似溶解度有何规定？

书网融合……

微课1　　　　微课2　　　　自测题

项目五 物理常数检查

学习目标

知识要求

1. **掌握** 物理常数的定义。
2. **熟悉** 相对密度、馏程、熔点、旋光度、折光率、黏度、酸碱度、吸收系数等物理常数的测定方法。

能力要求

1. 能按操作规程对药物的相对密度、馏程、熔点、旋光度、折光率、黏度和 pH 进行测定。
2. 能正确填写检验记录。

物理常数是指具有确定不变数的物理量。在药物分析中，物理常数在一定程度上反映药物的真伪和纯度，因此，了解它们的定义和测定方法，是从事药物检验人员的必备知识和技能。《中国药典》规定，物理常数包括相对密度、馏程、熔点、凝点、比旋度、折光率、黏度、吸收系数、碘值、皂化值和酸值等。

任务一 相对密度测定

PPT

实例分析

实例 某制药企业生产一个批次布洛芬混悬滴剂，现取样送质检中心进行质量检验，其中一个检测项目为，测定该产品的相对密度。

讨论 1. 测定相对密度需要准备哪些仪器和试剂？

2. 如何根据检测结果判断药品是否符合规定？

一、相对密度

相对密度系指在相同的温度、压力条件下，某物质的密度与水的密度之比。除另有规定外，测定温度为 20℃。

纯物质的相对密度在特定条件下为不变的常数，但如药品的组分或纯度发生改变，则其相对密度的测定值会随着纯度的变化而变化。因此，测定药物的相对密度，可以鉴别或检查其纯杂程度。

二、测定方法

《中国药典》（2020 年版）收载有以下两种测定相对密度的方法。

1. 比重瓶法　取洁净、干燥，且已精密称定重量的比重瓶（图 5-1），装满供试品（温度应低于 20℃或各品种项下规定的温度）后，装上温度计，置 20℃水浴中放置若干分钟，使内容物的温度达到 20℃，用滤纸除去溢出侧管的液体，立即盖上罩。然后将比重瓶自水浴中取出，用滤纸擦净，精密称定，减去比重瓶重量，求得供试品重量。同法，测定同一温度时水的重量，按下式计算，即得。

测定不易挥发性液体药物的相对密度，一般用比重瓶法。

$$供试品的相对密度 = \frac{供试品的重量}{水的重量} = \frac{m_1 - m_0}{m_2 - m_0}$$

2. 韦氏比重秤法　取 20℃时相对密度为 1 的韦氏比重秤（图 5-2），用新沸过的冷水将所附玻璃圆筒装至八分满，置 20℃（或各品种项下规定的温度）的水浴中，搅动玻璃圆筒内的水，调节温度至 20℃（或各品种项下规定的温度），将悬于秤端的玻璃锤浸入圆筒内的水中，秤臂右端悬挂游码于 1.0000 处，调节秤臂左端平衡用的螺旋使平衡，然后将圆筒内的水倾去，拭干，装入供试液至相同的高度，并用同法调节温度后，再把拭干的玻璃锤浸入供试液中，调节秤臂上游码的数量与位置使平衡，读取数值，即得供试品的相对密度。

该法适用于易挥发性液体药物的相对密度，也能测定不易挥发性液体药物的相对密度。

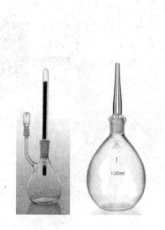

图 5-1　比重瓶

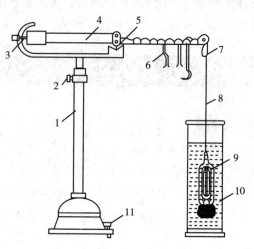

图 5-2　韦氏比重秤

1. 支架；2. 调节器；3. 指针；4. 横梁；5. 刀口；
6. 游码；7. 小钩；8. 细铂丝；9. 玻璃锤；
10. 玻璃圆筒；11. 调整螺丝

请你想一想

1. 比重瓶法和韦氏比重秤法的测定对象相同吗？

2. 现有一个批次的糖浆剂需进行相对密度检测，你会选择什么方法进行检测？

实训四　甘油的相对密度测定（比重瓶法） 微课1

一、实训目的

1. 按标准完成甘油相对密度测定。

2. 学会正确填写检验记录。

3. 学会处理测定过程中出现的问题。

二、测定依据

《中国药典》2020 年版二部。

【性状】相对密度　取本品，在 25℃时按照《中国药典》（2020 年版）通则 0601（比重瓶法）测定相对密度。

三、测定准备

1. 器材准备　分析天平、比重瓶、水浴锅、滤纸等。

2. 试剂准备　甘油。

四、操作步骤

1. 测定前将比重瓶清洗干净，并烘干。

2. 精密称定比重瓶，记录数据。

3. 装满供试品（温度应低于 20℃或各品种项下规定的温度）后，装上温度计，置 20℃水浴中放置若干分钟，使内容物的温度达到 20℃，用滤纸除去溢出侧管的液体。

4. 取出比重瓶，用滤纸擦净，精密称定，记录数据。

5. 计算相对密度，填写检验记录（表 5－1）。

6. 清场，仪器、试剂归位，实验废弃物分类处理。

表 5－1　相对密度测定原始记录表

温度（℃）：　　　　　　　　相对湿度（%）：

检品名称		规格	
批号		生产单位	
检验项目			
检验依据			
仪器名称		仪器编号	
天平型号		天平编号	

操作步骤	1. 空比重瓶的称重：取洁净干燥的比重瓶，精密称定，记录读数为 m_0 _____。 2. 装供试品称重：将比重瓶装满甘油（温度应低于20℃），装上温度计（瓶中应无气泡），置20℃的水浴中放置 10~20 分钟，用滤纸除去溢出侧管的液体，立即盖上罩，将比重瓶自水浴中取出，用滤纸将比重瓶的外面擦净，精密称定重量，记录读数为 m_1 _____。 3. 装水称重：将甘油倾去，洗净比重瓶，装满新沸过的冷水，再按"2"测得同一温度时水的重量，记录读数为 m_2 _____。 4. 按以下公式计算其相对密度。 5. 平行测定两份，取其平均值。
计算公式	供试品的相对密度 $= \dfrac{供试品的重量}{水的重量} = \dfrac{m_1 - m_0}{m_2 - m_0}$
实测结果	
标准规定	
结论	□符合规定　□不符合规定

检验者：　　　　　　　　　　校对者：　　　　　　　　　　审核者：

日期：　　　　　　　　　　　日期：　　　　　　　　　　　日期：

五、考核标准

按表 5-2 的标准对实训结果进行考核。

表 5-2　任务考核表

序号	考核内容	分值	考核方式			权重	得分
			自评 20%	组评 30%	师评 50%		
1	空比重瓶烘干	15				0.15	
2	空比重瓶称重	15				0.15	
3	相对密度测定操作准确	30				0.30	
4	相对密度计算正确	20				0.20	
5	检验记录填写正确无误	10				0.10	
6	仪器、试剂归位，清场	10				0.10	
	合　　计	100					

六、测定注意事项

1. 比重瓶必须洁净、干燥，必要时可用铬酸洗液洗涤。

2. 测定时，先称空比重瓶，再装供试品称量，最后装水称重。装过供试液的比重瓶必须冲洗干净，再依法测定水重。

3. 供试品及水装入比重瓶时，应小心沿壁倒入瓶内，避免产生气泡，如有气泡，应稍放置待气泡消失后再调温称重。

4. 测定有腐蚀性供试品时，为避免腐蚀天平秤盘，可在称量时用一表面皿放置天平盘上，再放比重瓶称量。

5. 将比重瓶从水浴中取出时，应用手指拿住瓶颈，而不能拿瓶肚，以免供试液因手温影响体积膨胀外溢。

你知道吗

电子分析天平

分析天平是药品检验中进行准确称量时最重要的仪器，按称量原理可分为机械分析天平和电子分析天平。

电子分析天平的使用方法如下。

1. 检查并调整天平至水平位置。

2. 检查电源电压是否匹配（必要时配置稳压器），按仪器要求通电预热至所需时间。

3. 预热足够时间后打开天平开关，天平则自动进行灵敏度及零点调节，待稳定标志显示后，可进行正式称量。

4. 称量时将洁净称量瓶或称量纸置于称盘上，关上侧门，轻按一下去皮键，天平将自动校对零点，然后逐渐加入待称物质，直到所需重量为止。

5. 被称物质的重量是显示屏左下角出现"→"或"O"标志时，显示屏所显示的实际数值。

6. 称量结束应及时除去称量瓶（纸），清扫天平，关上侧门，切断电源，并做好使用情况登记。

任务二 熔点测定

PPT

实例分析

实例 某制药企业生产一个批次布洛芬原料药，现要对其熔点进行测定。

讨论 如何根据检测结果判断药品是否符合规定？

一、熔点

当固体物质加热到一定温度时，从固体转变为液体，此时的温度称为熔点。严格地说是指在固-液间的平衡温度。纯净的固体化合物一般都有固定的熔点，固-液两相间的变化非常敏锐，当混有杂质后熔点降低，熔程增长。因此，通过测定熔点，可以鉴别未知的固态化合物的纯度。

药物的熔点收载在《中国药典》（2020年版）的性状项中，用测定的结果与《中国药典》（2020 年版）中药物的熔点比较是否一致，以判断是否符合规定。如（中国药典》（2020 年版）中苯巴比妥要求熔点为 174.5~178℃；硝酸咪康唑要求熔点为 178~184℃，熔融同时分解。

二、测定方法

依照待测样品的不同性质，《中国药典》（2020 年版）收载有三种测定方法。各品种项下未注明时，均系指第一法。

1. 第一法测定易粉碎的固体药品

（1）传温液加热法　取供试品适量，研成细粉，除另有规定外，应按照各药品项下干燥失重的条件进行干燥。若该药品为不检查干燥失重、熔点范围低限在 135℃ 以上、受热不分解的供试品，可采用 105℃ 干燥；熔点在 135℃ 以下或受热分解的供试品，可在五氧化二磷干燥器中干燥过夜或用其他适宜的干燥方法干燥，如恒温减压干燥。其装置设备如图 5-3 所示。

（2）电热块空气加热法　系采用自动熔点仪（图 5-4）的熔点测定法。自动熔点仪有两种测光方式：一种是透射光方式，一种是反射光方式；某些仪器兼具两种测光方式。大部分自动熔点仪可置多根毛细管同时测定。分取经干燥处理（同 A 法）的供试品适量，置熔点测定用毛细管（同 A 法）中；将自动熔点仪加热块加热至较规定的熔点低限约低 10℃ 时，将装有供试品的毛细管插入加热块中，继续加热，调节升温速率为每分钟上升 1.0~1.5℃，重复测定 3 次，取其平均值，即得。

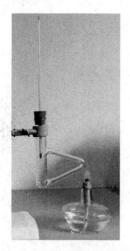

图 5-3　B 型管测定熔点装置

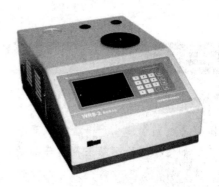

图 5-4　WRS-1B 自动熔点仪

2. 第二法测定不易粉碎的固体药品（如脂肪、脂肪酸、石蜡、羊毛脂等）

取供试品，注意用尽可能低的温度熔融后，吸入两端开口的毛细管（同第一法，但管端不熔封）中，使其高度约 10mm。在 10℃ 或 10℃ 以下的冷处静置 24 小时，或置冰上放冷不少于 2 小时，凝固后用橡皮圈将毛细管紧缚在温度计（同第一法）上，使毛细管的内容物部分恰在温度计汞球中部。照第一法将毛细管连同温度计浸入传温液中，供试品的上端应恰在传温液液面下约10mm处；小心加热，温度上升至较规定的熔点低限尚低约5℃时，调节升温速率使每分钟上升不超过0.5℃，至供试品在毛细管中开始上升时，读取温度计上显示的温度，即得。

3. 第三法测定凡士林或其他类似物质 取供试品适量，缓缓搅拌并加热至温度达90～92℃时，放入一平底耐热容器中，使供试品厚度达到12mm±1mm，放冷至较规定的熔点上限高8～10℃。取刻度为0.2℃，水银球长18～28mm，直径5～6mm的温度计（其上部预先套上软木塞，在塞子边缘开一小槽），使冷至5℃后，擦干并小心地将温度计汞球部垂直插入上述熔融的供试品中，直至碰到容器的底部（浸没12mm），随即取出，直立悬置，至黏附在温度计汞球部的供试品表面浑浊，将温度计浸入16℃以下的水中5分钟，取出，再将温度计插入一外径约25mm、长150mm的试管中，塞紧，使温度计悬于其中，并使温度计汞球部的底端距试管底部约为15mm；将试管浸入约16℃的水浴中，调节试管的高度使温度计上分浸线同水面相平；加热使水浴温度以每分钟2℃的速率升至38℃，再以每分钟1℃的速率升温至供试品的第一滴脱离温度计为止；读出温度计上显示的温度，即可作为供试品的近似熔点。再取供试品，照前法反复测定数次；如前后3次测得的熔点相差不超过1℃，可取3次的平均值作为供试品的熔点；如3次测得的熔点相差超过1℃时，可再测定2次，取5次的平均值作为供试品的熔点。

> **请你想一想**
>
> 熔点测定法可以反映药物的分子间的结构和作用吗？

实训五 水杨酸的熔点测定

一、实训目的

1. 按标准完成水杨酸的熔点测定。
2. 学会正确填写检验记录。
3. 学会处理测定过程中出现的问题。

二、测定依据

《中国药典》（2020年版）熔点测定法（通则0612）。

【性状】熔点 本品的熔点为158～161℃。

三、检查准备

1. 器材准备 研钵、毛细管、熔点仪。

2. 试剂准备 水杨酸。

四、操作步骤

1. 供试品的预处理　取供试品水杨酸，置研钵中研细，移至扁形称量瓶中，105℃干燥失重，置于五氧化二磷干燥器中干燥过夜。

2. 熔点测定仪的准备

开机　将自动熔点测定仪的电源开关置于 I 位置，电源指示灯亮，仪器启动；预热约30分钟。

温度预置　按一下"△"或"▽"键增加或降低预置温度。温度预置完毕后约5秒，自动恢复显示实际温度数值。仪器的温度预置数值为被测样品的熔点数值，仪器再次开启后，经过一定时间，温度自动控制在比预置数值低10℃的位置上；启动仪器开始测试以后，仪器即以预置的升温速率等速控制温度上升。

温度控制　仪器开机后，系统处于初始状态，自动控温系统自动预置为125.0℃或上次预置与存储的温度数值，温度数码管显示窗显示温度数值为传温液杯内传温液体的实际温度。按一下控温键，控温指示灯亮，仪器内部自动控制温度系统打开，仪器开始加热及自动控制温度，经过一定时间以后，温度稳定在比预置数值低10℃的位置上；仪器内部的蜂鸣器短响报警，提示此时传温液体已到达预置温度，可以开始测试。

速率预置　仪器首次开机后，系统处于初始状态，控制温度系统自动预置升温速率为每分1.5℃，速率（1.5）指示灯亮。如需改变预置升温速率数值，则可按速率键进行改变。

3. 供试品的装样　取两端熔封的毛细管，于临用前锯断其一端，将开口的一端插入上述预处理后的供试品中，再反转毛细管，并将熔封一端轻叩桌面，使供试品落入管底，再借助长短适宜（约60cm）的洁净玻璃管，垂直放在表面皿或其他适宜的硬质物体上，将上述装有供试品的毛细管放入玻璃管上口使其自由落下，反复数次，使供试品紧密集结于毛细管底部；装入供试品的高度约为3mm。

4. 毛细管安装　将装有样品的毛细管插在毛细管支架上，放入传温液体内并利用支架上的磁铁吸牢，样品应放置在尽量接近温度传感器的陶瓷部分的中间位置。

5. 供试品熔点的测定　样品放好后，按一下启动键，启动指示灯亮，仪器处于测试状态；仪器内部自动控制温度系统开始以预置的升温速率等速控制传温液体的温度上升，此时可通过传温液杯前放置的放大镜仔细观察样品的熔化过程（图5-5）。

6. 结果判断　平行测定3次，记录初熔、全熔的温度，计算平均值。根据测得的结果判断其熔点是否符合规定。

7. 清场，仪器、试剂归位，实验废弃物分类处理。

8. 填写检验记录（表5-3）。

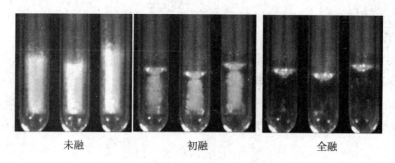

未融　　　　　　　　初融　　　　　　　　全融

图5-5　样品融熔状态图

表5-3　水杨酸的熔点测定原始记录表

温度（℃）：　　　　　　　　　　　相对湿度（%）：

检品名称		规格	
批号		生产单位	
检验项目			
检验依据			
操作步骤			
实测结果			
标准规定			
结论	□符合规定　□不符合规定		

检验者：　　　　　　　　　校对者：　　　　　　　　　审核者：
日期：　　　　　　　　　　日期：　　　　　　　　　　日期：

五、考核标准

按表5-4的标准对实训结果进行考核。

表5-4　任务考核表

序号	考核内容	分值	考核方式			权重	得分
			自评 20%	组评 30%	师评 50%		
1	正确处理供试品	10				0.10	
2	供试品装样操作正确	20				0.20	
3	熔点测定仪操作正确	20				0.20	
4	样品测定操作正确	30				0.30	
5	检验记录填写正确无误	10				0.10	
6	仪器、试剂归位，清场	10				0.10	
	合　计	100					

六、注意事项

1. 传温液的升温速率，毛细管的内径和壁厚及其洁净与否，以及供试品装入毛细管的高度及其紧密程度，均将影响测定结果。

2. 样品必须按要求烘干，在干燥和洁净的研钵中碾碎，用自由落体法敲击毛细管，使样品填装结实，样品填装高度为3mm。同一批号样品高度应一致，以确保测量结果的一致性。

3. 设定起始温度切勿超过仪器使用范围（<300℃），否则仪器将会损坏。

4. 测定时根据供试品熔融同时分解与否，调节传温液的升温速度为每分钟2.5～3.0℃或1.0～1.5℃。

你知道吗

熔点测定的三个温度

"初熔"系指供试品在毛细管内开始局部液化出现明显液滴时的温度；"全熔"指供试品全部液化时的温度。测定熔融同时分解的供试品时，供试品开始局部液化时（或开始产生气泡时）的温度作为初熔温度；供试品固相消失全部液化时的温度作为全熔温度，遇有固相消失不明显时，应以供试品分解物开始膨胀上升时的温度作为全熔温度。某些药品无法分辨其初熔、全熔时，可以其发生突变时的温度作为熔点。

任务三　旋光度测定

PPT

实例分析

实例　某制药企业生产一个批次葡萄糖原料药，现要对其旋光度进行测定。

讨论　如何根据检测结果判断药品是否符合规定？

比旋度是旋光物质的重要物理常数，可以用来区别药物或检查药物的纯杂程度，也可以用来测定药物含量。

一、旋光度和比旋度

1. 旋光度　平面偏振光通过含有某些光学活性的液体或溶液时，能引起旋光现象，使偏振光的平面向左或向右旋转，旋转的度数，称为旋光度。旋光度有右旋和左旋之分，偏振光向右旋转（顺时针方向）称为"右旋"，用符号"＋"表示；偏振光向左旋转（逆时针方向）称为"左旋"，用符号"－"表示。

2. 比旋度　在一定的波长与温度下，偏振光透过每1ml含有1g旋光性物质的溶液且光路长为1dm时，测得的旋光度称为比旋度。

物质的旋光度不仅与其化学结构有关，而且还和测定时溶液的浓度、光路长度以及测定时的温度和偏振光的波长有关。《中国药典》（2020年版）规定，除另有规定外，测定温度为20℃，测定管长度为1dm（如使用其他管长，应进行换算），使用钠光谱D线（589.3nm）作光源，在此条件下测定的比旋度用 $[\alpha]_D^{20}$ 表示。

3. 旋光度的应用

（1）药物鉴别 具有旋光性的药物，在"性状"项下，一般都收载有"比旋度"的检验项目。测定比旋度可用来鉴别药物或判断药物的纯杂程度。《中国药典》要求测定比旋度的药物很多，如肾上腺素、硫酸奎宁、葡萄糖、丁溴东莨菪碱、头孢噻吩钠等。

（2）杂质检查 具有光学异构体的药物，一般具有相同的理化性质，但其旋光性不同，一般有左旋体、右旋体和消旋体之分，通过测定药物中杂质的旋光度，可以对药物的纯度进行检查。如硫酸阿托品中杂质莨菪碱的检查，硫酸阿托品为莨菪碱的外消旋体，无旋光性，而莨菪碱为左旋体，莨菪碱虽然作用较强，但毒性也大，常将其作为杂质加以控制。

（3）含量测定 具有旋光性的药物，特别是在无其他更好的方法测定其含量时，可采用旋光度法测定。《中国药典》（2020年版）采用旋光度法测定含量的药物有葡萄糖注射液、葡萄糖氯化钠注射液、右旋糖酐氯化钠注射液、右旋糖酐葡萄糖注射液等。

二、测定方法

《中国药典》（2020年版）通则0621介绍了测定比旋度的方法，系采用钠光谱的D线（589.3nm）测定旋光度，测定管长度为1dm（如使用其他管长，应进行换算），测定温度为20℃。用读数至0.01°并经过检定的旋光计。旋光度测定一般应在溶液配制后30分钟内进行测定。测定旋光度时，将测定管用供试液体或溶液（取固体供试品，按各品种项下的方法制成）冲洗数次，缓缓注入供试液体或溶液适量（注意勿使发生气泡），置于旋光计内检测读数，即得供试液的旋光度。使偏振光向右旋转者（顺时针方向）为右旋，以"＋"符号表示；使偏振光向左旋转者（反时针方向）为左旋，以"－"符号表示。用同法读取旋光度3次，取3次的平均数，即得供试品的比旋度。

对液体 　　　　　　　$[\alpha]_D^{20} = \alpha/ld$

对固体 　　　　　　　$[\alpha]_D^{20} = 100\alpha/lc$

式中，$[\alpha]_D^{20}$ 为比旋度；d 为液体的相对密度；20为测定时的温度（除另有规定外，测定温度为20℃）；l 为测定管长度，dm；α 为测得的旋光度；c 为供试品溶液的浓度，即100ml溶液中含有溶质的克数（按干燥品或无水物计算），g。

如果已知比旋度，可将测得的旋光度代入下式，计算药物的含量。

$$C = \frac{100\alpha}{[\alpha]_D^{20} l}$$

式中，C 为每100ml溶液中含有被测物质的重量（按干燥品或无水物计算），g/100ml。

三、旋光仪

旋光仪是测定物质旋光度的仪器，主要由主光路测量部分、测量读数显示部分和测量信号电子处理部分组成。

旋光仪由钠光灯发出波长为 589.4400nm 的钠黄光，经小孔光栅聚光后成为点光源单色平行光束，进入起偏镜后形成平台偏振光，通过测试管、检偏镜射向光电倍增管。当起偏镜与检偏镜两光轴正交（互相垂直）时，旋光仪处于光学零位，当测试管中放入具有旋光性物质的介质溶液后，偏振光会旋转一定角度，旋光仪偏离光学零位，偏离的角度即为旋光度。对于某些样品，其旋光度与浓度有一定的线性关系，测出旋光度则可确定溶液浓度。

常用的旋光仪是自动旋光计，《中国药典》（2020 年版）规定，应使用读数至 0.01°且已检定的旋光计，如图 5 –6 所示。

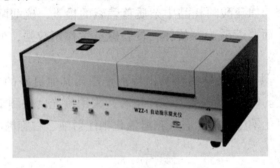

图 5 –6　WZZ –1 自动指示旋光仪

请你想一想

为什么测定比旋度（或旋光度）可以区别或检查某些药品的纯杂程度，亦可用以测定含量？

实训六　葡萄糖原料药旋光度测定

一、实训目的

1. 按标准完成葡萄糖原料药旋光度测定。
2. 学会正确填写检验记录。
3. 学会处理测定过程中出现的问题。

二、测定依据

《中国药典》（2020 年版）四部通则 0621 旋光度测定法。

【性状】比旋度　取本品约 10g，精密称定，置 100ml 量瓶中，加水适量与氨试液 0.2ml，溶解后，用水稀释至刻度，摇匀，放置 10 分钟，在 25℃时，依法测定（通则 0621），比旋度为 +52.6°至 +53.2°。

三、测定准备

1. 器材准备 自动旋光仪、分析天平、100ml 量瓶、普通玻璃仪器。

2. 试剂准备 浓氨溶液、95%乙醇、纯化水、葡萄糖原料药。

四、操作步骤

1. 供试液的配制 取本品约 10g，精密称定，置 100ml 量瓶中，加水适量与氨试液 0.2ml，溶解后，用水稀释至刻度，摇匀，放置 10 分钟，即得。

2. 仪器准备 开机预热 30 分钟，除另有规定外，采用钠光谱的 D 线（589.3nm）测定旋光度，测定管长度为 1dm，测定温度为 20℃。用读数至 0.01°并经过检定的旋光计。

3. 调整零点 将旋光管（图 5 - 7）用供试品所用的溶剂（纯化水）冲洗数次，将溶剂注入管内，须注满整支管内，并使其形成表面张力以防止气泡进入。小心盖上玻璃片、橡胶垫和螺旋盖，以软布或擦镜纸揩干、擦净。如仍有气泡在管内，可将观测管上下左右移动使气泡集中于观测管气泡颈圈处。认定方向将测定管置于旋光计内。调整零点，或读取 3 次旋光度取其平均值作为零点读数。

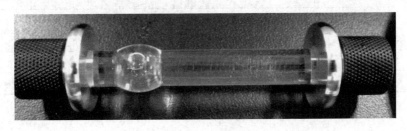

图 5 - 7　旋光管

4. 供试品准备 精密量取本品适量（约相当于葡萄糖 10g），置 100ml 量瓶中，加氨试液 0.2ml（10% 或 10% 以下规格的本品可直接取样测定），用水稀释至刻度，摇匀，静置 10 分钟，待用。

5. 空白校正 将测定管（管长度为 1dm）用溶剂（本处为蒸馏水）冲洗数次，缓缓注入蒸馏水适量（注意勿使发生气泡），置于旋光计内检测读数，此时读数应为零。如若不为零，则按清零键，归零。

6. 旋光度测定 将测定管用供试液冲洗数次，按上述同样方式装入供试液并按同一方向置于旋光计内，同法读取旋光度 3 次，取其平均值，减去零点读数，即得供试液的旋光度。再以溶剂校正一次零点，如有变动，应重新测定旋光度。平行测定 3 次，求平均值。

7. 计算比旋度 按下列公式计算供试液的比旋度。

$$[\alpha]_D^{20} = 100\alpha/lc$$

8. 结果的判定 平行测定 3 次，计算平均值。根据测得的结果判断其是否符合规定。

旋光法多用于比旋度测定，药典规定的比旋度多有上下限度或最低限度，可根据上述计算公式得出供试品的比旋度，判断样品是否合格。测定含量时，取 2 份供试品测定读数结果，其极差应在 0.02°以内，否则应重做。

9. 清场，仪器、试剂归位，实验废弃物分类处理。

10. 填写检验记录（表 5 – 5）。

表 5 – 5　旋光度检验记录表

温度（℃）：　　　　　　　　　相对湿度（%）：

检品名称		规格	
批号		生产单位	
检验项目			
检验依据			
仪器名称		仪器编号	
天平型号		天平编号	
操作步骤			
计算公式	$[\alpha]_D^{20} = 100\alpha/lc$		
实测结果			
标准规定			
结论	□符合规定　□不符合规定		

检验者：　　　　　　　　校对者：　　　　　　　　审核者：
日期：　　　　　　　　　日期：　　　　　　　　　日期：

五、考核标准

按表 5 – 6 的标准对实训结果进行考核。

表 5 – 6　任务考核表

序号	考核内容	分值	考核方式			权重	得分
			自评 20%	组评 30%	师评 50%		
1	正确配制供试液	20				0.20	
2	旋光仪准备、零点校正操作正确	20				0.20	
3	旋光管装液动作正确	10				0.10	
4	样品测定操作正确	30				0.30	
5	检验记录填写正确无误	10				0.10	
6	仪器、试剂归位，清场	10				0.10	
	合　计	100					

六、注意事项

1. 药典采用钠光谱的 D 线（589.3nm）测定旋光度，除另有规定外，测定管长度为 1dm（如使用其他管长，应进行换算），测定温度为 20℃。使用读数至 0.01°并经过检定的旋光计。葡萄糖测定比旋度的温度是 25℃。

2. 旋光仪通电开机之前应取出样品室内的物品，各示数开关应置于规定位置。先用交流供电使钠光灯预热启辉，启辉后光源稳定约 20 分钟后再进行测定，读数时应转换至直流供电。不读数时间如果较长，可置于交流供电，以延长钠光灯的寿命。连续使用时，仪器不宜经常开关。

3. 温度对物质的旋光度有一定影响，测定时应注意环境温度，应调节温度至 20℃±0.5℃。必要时，应对供试液进行恒温处理后再进行测定（如使用带恒温循环水夹层的测定管）。

4. 测定应使用规定的溶剂。供试液如不澄清，应滤清后再用；加入旋光管时，应先用供试液冲洗数次；如有气泡，应使其浮于测定管凸颈处；旋紧测试管螺帽时，用力不要过大，以免产生应力，造成误差；两端的玻璃窗应用滤纸与镜头纸擦拭干净。

5. 旋光管不可置于干燥箱中加热干燥，因为玻璃管与两端的金属螺帽的线膨胀系数不同，加热易造成损坏，用后可晾干或用乙醇等有机溶剂处理后晾干。使用酸碱溶剂或有机溶剂后，必须立刻洗净晾干，以免造成金属腐蚀或使螺帽内的橡胶垫圈老化、变黏。仪器不用时，样品室内可放置硅胶以保持干燥。

6. 按规定或根据读数精度配制浓度适当的供试品溶液，通常是读数误差小于 ±1.0%。如供试品溶解度小，应尽量使用 2dm 的长测定管，以提高旋光度，减小测定误差。供试液配制后应及时测定，对于已知易发生消旋或变旋的供试品，应注意严格操作与测定时间。

7. 每次测定前应以溶剂做空白校正，测定后再校正一次，以确定在测定时零点有无变动；如第二次校正时发现零点有变动，则应重新测定旋光度。

你知道吗

对映体

手性是指实物和镜像不能重叠的一种性质，我们把具有手性，在空间上不能重叠，互为镜像关系的立体异构体称为对映体。对映体是两种不同的化合物，它们的化学性质、物理性质无差别，差别在于对偏振光有不同的反映。一个可能把偏振光向左旋，另外一个则把偏振光向右旋，但二者发生偏转的程度相同。

自然界中存在大量的对映体，如氨基酸、蛋白质、生物碱、抗体、糖苷、糖等，大多以对映体的形式存在。生物大分子如酶、生物受体等通常为手性物质，总是表现出对一种对映体的立体选择性，因此，对映体可在药理学与毒理学方面有差异。如外消旋体一般由等量的对映异构体构成，旋光度净值为零，其物理性质也可能与其对映体不同。

任务四　折光率测定

PPT

实例分析

实例　某制药企业新进一个批次甘油，现要对其折光率进行测定。

讨论　如何根据检测结果判断甘油是否符合规定？

一、折光率

1. 光的折射　光线从一种介质（如空气）射到另一种介质（如水）时，除了一部分光线反射回第一种介质外，另一部分进入第二种介质中并改变它的传播方向，如图 5－8 所示。

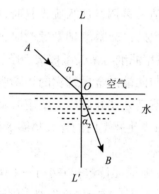

图 5－8　光的折射

2. 折光率　光线从一种介质进入另一种介质时，由于两种介质的密度不同，使得光的传播方向发生改变，这种改变遵从折射定律，即折光率等于光线入射角正弦与折射角正弦之比，$n = \sin\alpha_1/\sin\alpha_2$。式中，$n$ 为折射率；$\sin\alpha_1$ 为光线入射角的正弦；$\sin\alpha_2$ 为光线折射角的正弦。

在一定的条件下（介质、温度、光的波长）下，折光率是一个常数。

物质的折光率因温度或光线波长的不同而改变，透光物质的温度升高，折光率变小；入射光的波长越短，折光率就越大。折光率以 n_D^t 表示，D 为钠光谱的 D 线，t 为测定时的温度。

《中国药典》规定，采用钠光谱的 D 线（589.3nm）测定供试品相对于空气的折光率，除另有规定外，供试品的温度应为 20℃，在此条件下测得的折光率以 n_D^t 表示。

3. 测定折光率的意义　折光率是物质的一种物理性质，通过测定折光率，可以判断某些药品的纯净程度及品质。折光率的测定，主要用于一些油类性状项下的物理常数检查。

药典规定的折光率均为上下限值，要求测定结果在此限度内即为合格。除另有规定外，要求测定温度均为 20℃±0.5℃。

二、测定方法

本法系采用钠光谱的 D 线测定供试品相对于空气的折光率（如用阿培折光计，可用白光光源），除另有规定外，供试品温度为 20℃。测定用的折光计须能读数至 0.0001，测量范围 1.3～1.7，如用阿培折光计（习称阿贝折光计）或与其相当的仪器，测定时应调节温度至 20℃±0.5℃（或各品种项下规定的温度），测量后再重复读数 2

次，3 次读数的平均值即为供试品的折光率。测定前，折光计读数应使用校正用棱镜或水进行校正，水的折光率 20℃时为 1.3330，25℃时为 1.3325，40℃时为 1.3305。

请你想一想

为何测定折射率可以鉴别药物真伪，检查药物纯度？

三、折光仪

测定折光率使用的仪器称为折光仪，常用阿培折光计（图 5 – 9），其结构如图 5 – 10 所示。由于折光率与温度有关，故阿培折光计还装有保温层，可通入一定温度的水以保持温度恒定。阿培折光计的读数范围为 1.3 ~ 1.7，能读数至 0.0001。

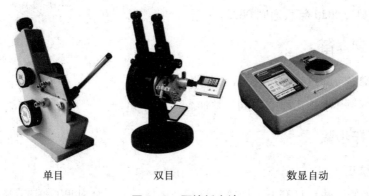

单目　　　　　　双目　　　　　　数显自动

图 5 – 9　阿培折光计

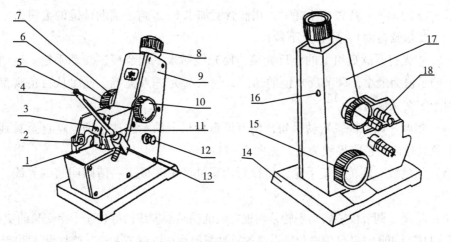

图 5 – 10　阿培折光计结构图

1. 反射镜；2. 转轴折光棱镜；3. 遮光板；4. 温度计；5. 进光棱镜；6. 色散调节手轮；

7. 色散值刻度圈；8. 目镜；9. 盖板；10. 棱镜锁紧手轮；11. 折射棱镜座；12. 照明刻度盘聚光镜；

13. 温度计座；14. 底座；15. 折射率刻度调节手轮；16. 调节物镜螺丝孔；

17. 壳体；18. 恒温器接头

实训七　甘油折光率测定 ⓔ 微课 2

一、实训目的

1. 按要求完成甘油折光率测定。
2. 学会正确填写检验记录。
3. 学会处理检验过程中出现的问题。

二、测定依据

《中国药典》2020 年版通则 0622。

三、测定准备

1. 器材准备　阿培折光仪。
2. 试剂准备　中性乙醚或丙酮、甘油。

四、操作步骤

1. 仪器校正

（1）棱镜的清洗　打开上下棱镜，将辅助棱镜拉开，使其磨砂斜面处于水平位置，用擦镜纸蘸取中性乙醚或丙酮，轻拭上下棱镜的镜面。

（2）水的加入　待镜面干燥后，用滴管滴加水 1~2 滴于辅助棱镜的毛镜面上（注意管尖不要触及镜面），闭合上下棱镜。

（3）对光打开圆盘组上的小反光镜，使光线射入，调节棱镜转动手轮，至刻度盘标尺上的示值为最小，调节反光镜的角度，使入射光进入棱镜，同时从目镜观察，使视野内十字交叉最清晰。

（4）粗调　调节棱镜转动手轮，使刻度盘标尺上的示值逐渐增大，直至看到视野出现彩色光带或黑色临界线为止。见图 5-11A。

（5）消色散　旋转棱镜手轮，使视野内彩虹消失并成为一清晰明暗临界线。见图 5-11B。

（6）精调　调节棱镜转动手轮，使视野内的明暗临界线恰好位于十字交叉的交点上，见图 5-11C。如此时又呈现微色散，必须重调折射率刻度调节手轮，使临界线明暗清晰。

（7）读数　读数时先打开圆盘组上的小反光镜，使光线射入，然后从读数镜筒中读出标尺上相应的示值及测定时的温度。重复 3 次，取其平均值为结果。比如在 20℃时，其折光率在 1.3329~1.3331，即表示折光计是正确的。否则须调节棱镜手轮，使刻度盘示值恰好在 1.3330，然后用钥匙插入目镜筒旁"示值调节螺钉"的小方孔内，轻轻转动螺丝，直至视野内明暗临界线恰好位于十字交叉点即成。

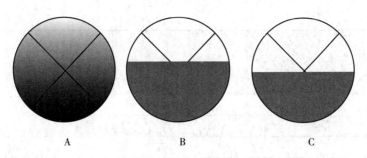

图 5 - 11　阿培折光仪视图

2. 供试液的测定

（1）将已校正好的折光计，用滤纸吸干水分，再用擦镜纸蘸取中性乙醚或丙酮，轻拭上下棱镜的镜面。

（2）待镜面干燥后，用滴管滴加 1 ~ 2 滴供试液于辅助棱镜的镜面上，紧合棱镜，同上校正法操作，调节视野内明暗临界线恰好位于十字交叉点上。

（3）读出标尺上的示值并记下测定时的温度，即为该温度时供试液的折光率。

平行测定三次，计算平均值。根据测得的结果判断其折光率是否符合规定。

3. 清场　仪器归位，测定完毕后，随即用滤纸吸去供试液，然后滴加中性乙醚或丙酮于棱镜上，再用滤纸条吸干（勿擦），反复洗涤 3 次，最后用擦镜纸轻轻擦拭干净，合上反光板、遮光板，用抹布将仪器外壁擦拭干净，盖上防尘罩，将仪器放回原位，并将设备运行状态牌置于待机状态。将试剂放回原位，实验产生的废弃物分类处理。

4. 数据记录及计算　分别记录校正、测定时的温度、相对湿度及三次测量值、平均值。若知道药品溶液的 F 值，就可以根据测得的折光率按公式计算药品溶液的浓度。

药品溶液与折光率的关系可用公式表示：

$$C = \frac{n - n_0}{F}$$

式中，C 为药品溶液的质量浓度（%，g/100ml）；n 为一定温度下（通常为 20℃）测得药品溶液的折光率；n_0 为同温度时溶剂的折光率（溶剂为水时，$n_{20} = 1.3330$）；F 为折光率因子，即药品溶液浓度每增减 1% 时，溶液折光率的变化。

5. 填写记录　填写仪器使用记录、检验记录（表 5 - 7）。

表 5 - 7　甘油折光率测定原始记录表

温度（℃）：　　　　　　　　　　相对湿度（%）：

检品名称		规格	
批号		生产单位	
检验项目			
检验依据			
仪器名称		仪器编号	

续表

操作步骤	
计算公式	
实测结果	
标准规定	
结论	□符合规定　□不符合规定

检验者：　　　　　　　　　　校对者：　　　　　　　　　　审核者：
日期：　　　　　　　　　　　日期：　　　　　　　　　　　日期：

五、考核标准

按表5-8的标准对实训结果进行考核。

表5-8　任务考核表

序号	考核内容	分值	考核方式			权重	得分
			自评 20%	组评 30%	师评 50%		
1	正确配制供试液	10				0.10	
2	折光仪准备、仪器校正操作正确	30				0.30	
3	样品测定操作正确	30				0.30	
4	仪器维护操作正确	10				0.10	
5	检验记录填写正确无误	10				0.10	
6	仪器、试剂归位，清场	10				0.10	
	合　　计	100					

六、注意事项

1. 仪器必须置于有充足光线和干燥的房间，不可在潮湿的实验室中使用，更不可放置仪器于高温炉或水槽旁。

2. 大多数供试品的折光率受温度影响较大，一般是温度升高折光率降低，但不同物质升高或降低的值不同，因此在测定时要求温度恒定至少半小时。

3. 上下棱镜必须清洁，勿用粗糙的纸或酸性乙醚擦拭棱镜，勿用折光计测试强酸性或强碱性供试品或有腐蚀性的供试品。

4. 滴加供试品时注意棒或滴管尖不要触及棱镜，以防止棱镜产生划痕。加入量要适中，使在棱镜上生成一均匀的薄层。检品过多，会流出棱镜外部；检品太少会使视野模糊不清。同时勿使气泡进入样品，以免气泡影响折光率。

5. 读数时视野中的黑白交叉线必须明显，且明确地位于十字交叉线上，除调节色散补偿旋钮外，还应调整下部反射镜或上棱镜透光处的光亮强度。

6. 测定挥发性液体时，可将上下棱镜关闭，将测定液沿棱镜进样孔流入，要随加随读。测固体样品或用标准玻片校正仪器时，只能将供试品或标准玻片置于测定棱镜上，而不能关闭上下棱镜。

7. 测定结束时，必须用能溶解供试品的溶剂如水、乙醇或乙醚将上下棱镜擦拭干净。晾干，放入仪器箱内，并放入硅胶防潮。

你知道吗

折光率影响因素

物质的折光率与它的结构和光线波长有关，而且也受温度、压力等因素的影响。

日常大气压的变化对折光率的影响不显著，所以只在很精密的工作中，才考虑压力的影响。

一般当温度增高1℃时，液体有机化合物的折光率会减少 $3.5 \times 10^{-4} \sim 5.5 \times 10^{-4}$。不同温度测定的折光率，可换算成另一温度下的折光率。为了便于计算，一般采用 4×10^{-4} 为温度每变化1℃的校正值。这个粗略计算，所得的数值可能略有误差。但却有参考价值。通常文献中列出的某物质的折光率是温度在20℃的数值。当实际测定时的温度高于（或低于）20℃时，所测折光率值应加上（或减去） $\Delta t \times 4 \times 10^{-4}$。

任务五　pH 测定

PPT

实例分析

实例　某制药企业新生产一个批次生理盐水，现要对其 pH 进行测定。

讨论　如何根据检测结果判断生理盐水是否符合规定？

一、pH

pH 是水溶液中氢离子活度的表示方法，为水溶液中氢离子活度（α_H^+）的负对数，即 $pH = -\lg\alpha_H^+$，但氢离子活度却难以由实验准确测定。为实用方便，溶液的 pH 由下式测定：

$$pH = pH_S - \frac{E - E_s}{k}$$

式中，E 为含有待测溶液（pH）的原电池电动势，V；E_S 为含有标准缓冲液（pH_S）的原电池电动势，V；k 为与温度（t，℃）有关的常数 $[k = 0.05916 + 0.000198(t - 25)]$。

由于待测物质的电离常数、介质的介电常数和液接界电位等诸多因素均可影响 pH 的准确测量，所以实验测得的数值只是溶液的表观 pH，它不能作为溶液氢离子活度的严格表征。尽管如此，只要待测溶液与标准缓冲液的组成足够接近，由上式测得的 pH 与溶液的真实 pH 还是颇为接近的。

二、测定方法

药品的 pH 可以通过电位分析法中的直接电位法测出。直接电位法是利用原电池电动势与待测离子活度（或浓度）之间的函数关系，直接测定药物中待测离子活度（或浓度）的电位分析法。

直接电位法测定溶液的 pH，通常把玻璃电极作为指示电极，饱和甘汞电极作为参比电极，插入待测溶液中组成原电池，测量其电动势，从而求出药物溶液的 pH。

测定时通常采用两次测定法，目的是消除玻璃电极的不对称电位和仪器中若干不确定因素产生的误差。测定方法为：首先测定由标准 pH 缓冲溶液（已知 pH_S 值）组成原电池的电动势（E_S），再测定由待测 pH 溶液（pH_x）组成原电池的电动势（E_x），再根据公式 $pH_x = pH_S - \dfrac{E - E_S}{k}$ 算出待测溶液的 pH_x。

三、酸度计

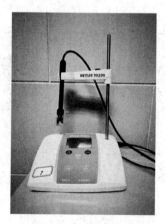

图 5 - 12　酸度计

测定 pH 的仪器是酸度计（图 5 - 12），也称 pH 计。酸度计主要由电极系统和原电池电动势测量系统组成。酸度计可以直接显示出待测溶液的 pH。pH 计（酸度计）应定期进行计量检定，并符合国家有关规定。测定前，应采用下列标准缓冲液校正仪器，也可用国家标准物质管理部门发放的准确至 0.01pH 单位的各种标准缓冲液校正仪器。

> **请你想一想**
>
> 为何测定前校准仪器时，应选择两种 pH 相差约 3 个单位的标准缓冲液？

实训八　维生素 B_{12} 注射液的 pH 测定 📱 微课 3

一、实训目的

1. 按标准完成维生素 B_{12} 注射液的 pH 测定。
2. 学会正确填写检验记录。
3. 学会处理检验过程中出现的问题。

二、测定依据

《中国药典》2020 年版通则 0631。

【检查】pH 应为 4.0 ~ 6.0。

三、测定准备

1. 器材准备 酸度计等。

2. 试剂准备 维生素 B_{12} 注射液、缓冲液、蒸馏水等。

四、操作步骤

1. 酸度计开机前的准备

（1）接通电源，开机预热 30 分钟。

（2）安装电极架，接入复合电极、温度传感器。

（3）将面板的转换开关置于自动位置，仪器就可以进行 pH 测定的自动温度补偿。

（4）选择开关旋钮调到 pH 档。

（5）将斜率调节旋钮顺时针旋转到底（即调到 100%）。

2. 仪器的校正（两点校正法）

（1）pH 标准缓冲液是 pH 测定的基准，25℃ 时几种标准缓冲液的 pH 如表 5 - 9 所示。根据测定样品的 pH，可选择合适的缓冲液进行校正。

表 5 - 9　几种标准缓冲液的 pH（25℃）

名称	草酸盐 标准缓冲液	苯二甲酸盐 标准缓冲液	磷酸盐 标准缓冲液	硼砂 标准缓冲液	氢氧化钙 标准缓冲液
pH	1.68	4.01	6.86	9.18	12.45

（2）将使用之前用纯化水浸泡活化后的复合电极、温度传感器，用滤纸吸干水分，并插到盛有第一种标准缓冲液的烧杯中，轻轻晃动烧杯，使溶液均匀，调节定位旋钮，使仪器显示的 pH 为标准缓冲液的 pH。

（3）仪器定位后，再改用第二种标准缓冲液核对仪器的示值，误差应不大于 ±0.02pH 单位。若大于此偏差，则应小心调节斜率，使示值与第二种标准缓冲液的数值相符。

3. 样品测定

（1）预先将复合电极及温度传感器用纯化水冲洗干净，用滤纸吸干水分。小心将电极及温度传感器放入盛有待测样品溶液的烧杯中，晃动烧杯，使溶液混合均匀，待读数稳定（约 10 秒内数值变化少于 0.01pH），记录样品的 pH。

（2）测定完成后，取出电极及温度传感器，用纯化水冲洗干净，将电极及温度传感器放入纯化水中，关闭电源开关，拔去电源插销。

4. 清场　测定完毕后，用抹布将仪器外壁擦拭干净，盖上防尘罩，并将设备运行状态牌置于待机状态。将试剂放回原位，实验产生的废弃物分类处理。

5. 填写记录　填写仪器使用记录、检验记录（表 5 - 10）。

表 5 - 10　维生素 B_{12} 注射液的 pH 测定

温度（℃）：　　　　　　　　　　　　相对湿度（%）：

检品名称		规格	
批号		生产单位	
检验项目			
检验依据			
仪器名称		仪器编号	
操作步骤			
实测结果			
标准规定			
结论	□符合规定　　　□不符合规定		

检验者：　　　　　　　　　　校对者：　　　　　　　　　　审核者：
日期：　　　　　　　　　　　日期：　　　　　　　　　　　日期：

五、考核标准

按表 5 - 11 的标准对实训结果进行考核。

表 5 - 11　任务考核表

序号	考核内容	分值	考核方式			权重	得分
			自评 20%	组评 30%	师评 50%		
1	pH 复合电极的浸泡	10				0.10	
2	酸度计开机准备操作正确	10				0.10	
3	二点校正法校正仪器操作正确	25				0.25	
4	样品 pH 测定操作正确	25				0.25	
5	酸度计的维养操作正确	10				0.10	
6	检验记录填写正确无误	10				0.10	
7	仪器、试剂归位，清场	10				0.10	
	合　计	100					

六、注意事项

1. 玻璃电极使用前浸在水中至少 24 小时，玻璃电极球泡中的缓冲液应与内参比电极接触，不应有气泡。

2. 玻璃电极的球膜易破碎，注意不要触及硬物。待测溶液温度不能超过60℃。饱和甘汞电极内部的氯化钾溶液中应留有少量氯化钾晶体，使用前应赶去下管中的气泡。

3. 配制标准缓冲液与溶解供试品的水，应是新沸过并放冷的纯化水，其pH应为5.5~7.0。标准缓冲液可保存2~3个月。

4. 测定前，按各品种项下的规定，选择两种pH约相差3个pH单位的标准缓冲液，并使待测溶液pH处于两者之间。取与待测溶液pH接近的第一种标准pH缓冲溶液校正仪器（定位）时，使仪器示值与标准缓冲溶液pH一致。

5. 每次更换标准缓冲液或供试液前，应用纯化水充分洗涤电极，然后用滤纸将水吸干，也可用所换的标准缓冲液或供试液洗涤。

6. 弱缓冲液（水）的pH测定。用苯二甲酸氢钾校正仪器后测定供试液，重取供试液再测；用硼砂校正，如上测定。二次pH数值不超过0.1，取二次读数平均值为其pH。

7. 在测定高pH供试品时，要注意碱误差。

你知道吗

酸度计的检定

酸度计应定期进行计量检定，并符合国家有关规定。测定前，应采用表5-12中所列的标准缓冲液校正仪器，也可用国家标准物质管理部门发放的标示pH准确至0.01pH单位的各种标准缓冲液校正仪器。

表5-12 常用标准缓冲液在0~60℃范围内（间隔5℃）的pH

温度/℃	草酸 标准缓冲液	苯二甲酸氢钾 标准缓冲液	磷酸盐 标准缓冲液	硼砂 标准缓冲液	氢氧化钙 标准缓冲液
0	1.67	4.01	6.98	9.46	13.43
5	1.67	4.00	6.95	9.39	13.21
10	1.67	4.00	6.92	9.33	13.00
15	1.67	4.00	6.90	9.28	12.81
20	1.68	4.00	6.88	9.23	12.63
25	1.68	4.00	6.86	9.18	12.45
30	1.68	4.01	6.85	9.14	12.29
35	1.69	4.02	6.84	9.10	12.13
40	1.69	4.03	6.84	9.07	11.98
45	1.70	4.04	6.83	9.04	11.84
50	1.71	4.06	6.83	9.02	11.71
55	1.72	4.08	6.83	8.99	11.57
60	1.72	4.09	6.84	8.96	11.45

PPT

任务六　渗透压摩尔浓度测定

实例分析

　　实例　某药业有限公司生产甲硝唑氯化钠注射液，其说明书中用法用量项下明确指出本品渗透压摩尔浓度为 260～340mOsmol/kg。根据《中国药典》（2020 年版）规定本品需要检查渗透压摩尔浓度，如何完成这项工作？

　　讨论　1. 哪些制剂需要检查渗透压摩尔浓度？

　　　　　　2. 渗透压摩尔浓度检查需要注意哪些操作要点？

一、渗透压摩尔浓度

　　生物膜例如人体的细胞膜和毛细血管壁，一般具有半透膜的性质，溶剂通过半透膜由低浓度向高浓度溶液扩散的现象称为渗透，阻止渗透所需要施加的压力称为渗透压。渗透压是生物内环境稳态的重要指标之一，在生物体内物质的扩散及转运等各种生物过程中渗透压都起着极其重要的作用。正常人体血液的渗透压摩尔浓度为 285～310mOsmol/kg，在制备注射剂、眼用液体制剂等药物制剂时，要求其与人体血液的渗透压相当。《中国药典》（2020 年版）中规定，凡处方中添加了渗透压调节剂的制剂，均应控制其渗透压摩尔浓度。

　　除另有规定外，静脉输液及椎管注射用注射液需检查渗透压摩尔浓度。静脉输液、营养液、电解质或渗透利尿药应在药品说明书上标明其渗透压摩尔浓度。0.9% NaCl 溶液或 5% 葡萄糖溶液的渗透压摩尔浓度与人体血液相当。除另有规定外，等渗的范围一般为 260～320mOsmol/kg；冰点下降 0.48～0.59℃或渗透压比为 0.9～1.1。

　　溶液的渗透压依赖于溶液中粒子的数量，通常以渗透压摩尔浓度（osmolality）来表示。渗透压摩尔浓度的单位通常以每千克溶剂中溶质的毫渗透压摩尔表示（mOsmol/kg）。

　　毫渗透压摩尔浓度（mOsmol/kg）$= \dfrac{每千克溶剂中溶解溶质的克数}{分子量} \times n \times 1000$

式中，n 为一个溶质分子溶解或离解时形成的粒子数。

　　如在理想溶液中，葡萄糖，$n = 1$；NaCl，$n = 2$。

　　在生理范围及很稀的溶液中，溶液渗透压摩尔浓度与理想状态下的计算值偏差较小；随着溶液浓度的增加，与计算值比较，实际溶液渗透压摩尔浓度下降。

　　目前采用冰点下降法测定溶液的渗透压摩尔浓度。本方法适用于注射剂、水溶液型滴眼剂、洗眼剂等制剂的渗透压摩尔浓度测定。

二、测定方法

　　渗透压摩尔浓度测定方法既可通过冰点、露点等测定，又可使用半透膜法直接测定，目前通常采用测量溶液的冰点下降来间接测定其渗透压摩尔浓度。

在理想的稀溶液中，冰点下降符合下式：$\Delta T_f = K_f \cdot m$

式中，ΔT_f 为冰点下降值；K_f 为冰点下降常数；m 为溶液的重量摩尔浓度。

在理想的稀溶液中，渗透压符合下式：$P_0 = K_0 \cdot m$

式中，P_0 为渗透压；K_0 为渗透压常数；m 为溶液的重量摩尔浓度。

由于两式中的浓度相同，故可以用冰点下降法测定溶液的渗透压摩尔浓度。

三、渗透压摩尔浓度测定仪

渗透压摩尔浓度测定仪（图5－13）通常由制冷系统、用来测定电流或电位差的热敏探头和振荡器（或金属探针）组成，测定时将测定探头浸入供试溶液的中心，并降至仪器的冷却槽中，启动制冷系统，当供试溶液的温度降至凝固点以下，仪器采用振荡器（或金属探针）诱导溶液结冰，并自动记录冰点下降的温度，仪器显示的测定值可以是冰点下降的温度，也可以是渗透压摩尔浓度。

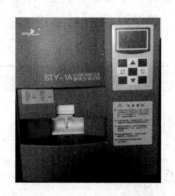

图5－13　渗透压摩尔浓度测定仪

请你想一想

为什么可以用冰点下降法来测定溶液的渗透压摩尔浓度？

实训九　马来酸噻吗洛尔滴眼液的渗透压摩尔浓度测定

一、实训目的

1. 按要求完成马来酸噻吗洛尔滴眼液的渗透压摩尔浓度测定。
2. 学会正确填写检验记录。
3. 学会处理检验过程中出现的问题。

二、测定依据

《中国药典》2020年版通则0632。

【检查】渗透压摩尔浓度　取本品，照渗透压摩尔浓度测定法（通则0632）测定，渗透压摩尔浓度比应为0.9～1.3。

三、测定准备

1. 器材准备 渗透压摩尔浓度测定仪等。

2. 试剂准备 马来酸噻吗洛尔滴眼液、蒸馏水等。

四、操作步骤

1. 标准溶液的制备 取基准 NaCl 试剂，于 500～650℃ 干燥 40～50 分钟，置干燥器（硅胶）中放冷至室温。根据需要，按表 5 – 13 精密称取适量 NaCl，溶于 1kg 水中，摇匀，即得。

表 5 – 13 标准溶液制备表

每 1kg 水中 NaCl 的重量/g	毫渗透压摩尔浓度/（mOsmol/kg）	冰点下降温度△T/℃
3. 087	100	0. 186
6. 260	200	0. 372
9. 463	300	0. 558
12. 684	400	0. 744
15. 916	500	0. 930
19. 147	600	1. 116
22. 380	700	1. 302

2. 供试品溶液的制备 供试品如为液体，通常可直接测定；如其渗透压摩尔浓度 >700mOsmol/kg 或为浓溶液，可用适宜的溶剂（通常用注射用水）稀释至表 5 – 13 中规定范围；如为固体（注射用无菌粉末），可采用药品标签或说明书中规定的溶剂溶解并稀释至表 5 – 13 中规定范围。

3. 仪器预冷 打开仪器电源开关预冷，此时仪器显示 "–.－－－"，同时 "自然结晶" "结晶" "未结晶" 显示灯连续闪烁，约 2 分钟后停止，仪器预冷完毕。

4. 仪器校零 用取样器滴 70μl 新沸放冷的纯化水至干净、干燥的测试管，确保其无可见气泡。将测试管推入支撑座至停止位置，使测温探头完全浸入测试管内纯化水中。

按 "零校准" 键，操作移动手柄轻缓下移，使测温探头（测试管）插入冷却池。纯化水的温度实时显示。冷却完成后，不锈钢探针带冰晶自动插入，纯化水开始结晶，仪器测出纯化水的冰点，显示为 "0"。

将移动手柄上移，取下测试管。重新测定一次，测试结果应符合 0 ± 3mOsmol/kg 水的标准，否则重新进行零校准。

根据供试品溶液的渗透压摩尔浓度选择两种标准溶液，要求供试品溶液的渗透压摩尔浓度介于两种标准溶液之间。在 0～100mOsmol/kg 范围内，可选用水作为其中一种。用取样器分别滴 70μl 选出的标准液至干净、干燥的测试管，确保其无可见气泡。将测试管推入支撑座至停止位置，使测温探头完全浸入测试管内标准液中。

按"校准键"使显示屏显示数据与选择的标准液数值相符。操作移动手柄轻缓下移，使测温探头（测试管）稳稳插入冷却池。溶液开始结晶，仪器测出冰点值，显示屏自动显示测试数值。

将移动手柄上移，取下测试管。重新测定不少于 2 次，测试结果的准确度应符合规定：毫渗透压摩尔浓度 ≤400mOsmol/kg 时，测定结果应为"相应值"±3mOsmol/kg；毫渗透压摩尔浓度 >400mOsmol/kg 时，测定结果应为"相应值"±1.0% 的标准，否则重新进行标准液校准。

5. 样品测定 放入供试液，按"测试"键，测定供试液的毫渗透压摩尔浓度。

6. 仪器清洗 将移动手柄上移，取下测试管。用纯化水测试 2 遍，以清洗测温探头和探针，再用滤纸清理干净，给测温探头套一个干净的空测试管。

7. 结果与判定 供试品的渗透压摩尔浓度应在正常人体血液的渗透压摩尔浓度范围内：285 ~ 310mOsmol/kg。

8. 清场及记录填写 测定完毕后，用抹布将仪器外壁擦拭干净，盖上防尘罩，并将设备运行状态牌置于待机状态。将试剂归位，实验废弃物分类处理。

填写仪器使用记录、检验记录（表 5-14）。

表 5-14 渗透压摩尔浓度测定检验记录表

温度（℃）：　　　　　　　　　相对湿度（%）：

检品名称		规格	
批号		生产单位	
检验项目			
检验依据			
仪器名称		仪器编号	
操作步骤			
实测结果			
标准规定			
结论	□符合规定　□不符合规定		

检验者：　　　　　　　　　校对者：　　　　　　　　　审核者：
日期：　　　　　　　　　　日期：　　　　　　　　　　日期：

五、考核标准

按表 5-15 的标准对实训结果进行考核。

表 5 – 15 任务考核表

序号	考核内容	分值	考核方式			权重	得分
			自评 20%	组评 30%	师评 50%		
1	标准溶液制备操作正确	10				0.10	
2	供试品溶液制备操作正确	10				0.10	
3	仪器预冷、校零操作正确	30				0.30	
4	样品溶液测定操作正确	20				0.20	
5	仪器维护操作正确	10				0.10	
6	检验记录填写正确无误	10				0.10	
7	仪器、试剂归位，清场	10				0.10	
	合　计	100					

六、注意事项

1. 选择标准溶液时，要求供试品溶液的渗透压摩尔浓度介于两者之间。

2. 校准时，按动"零校准""校准"键后，如中途停止校准，应使用测试键，使仪器回到测试状态。出现校准错误时，应重新校准。

3. 连续测试不同样品时，测温探头及探针容易污染。因此，在更换检品时，应取等量供试品溶液注入测试管，将测试管推入支撑座至停止位置，使测温探头完全浸入供试品溶液中，按后面板"启动电机"键，使探针下探至少 3 次，取下测试管，更换新管及供试品溶液，重复操作至少 2 次（浓度差别大的供试品溶液应增加操作次数）。

4. 仪器关机后，若要在 20 分钟内再次开机，务必将上部制冷槽及探针上冰晶融化的水用滤纸吸干，否则探针将冻结。

5. 不得用有机溶剂进行检测、清洗。

6. 供试品渗透压摩尔浓度太高时，其冰点与探针插入点温度接近，不易结晶，应稀释样品。

7. 探针所处环境湿度太小或仪器开机很短时间即开始测样，探针尚未形成冰晶，此时将探针护罩上提，露出探针片即可。

8. 测定时，供试溶液体积及均匀性会影响结果的准确和重现性。准确量取合适体积的供试品溶液置测定管中，避免测定溶液中存在气泡，如有气泡可轻弹测定管外壁底部以便除去。

9. 每次测定后，应按要求清洁热敏探头、冷却槽等。

你知道吗

样品的自然结晶及处理方法

自然结晶系指仪器在冷却过程中，被测样品在未由探针向其中刺入冰晶时，便自动结晶的现象。自然结晶多因测试管不干净、测试样品中有杂质、测温探头上有未被融化的冰晶或重复使用测试管等。可采取下列方法处理。

（1）含盐高的溶液可将溶液稀释。

（2）测温探头表面有结晶可清洗后用滤纸吸干。

（3）更换测试管。

任务七　黏度测定

PPT

实例分析

实例　某药业有限公司 QC 实验室接到检验单，需测定二甲硅油的黏度，为确保药品的质量符合国家规定的质量标准，必须严格按照《中国药典》中的质量标准进行检验（二甲硅油的黏度规定为 $500 \sim 1000 \text{mm}^2/\text{s}$）。

讨论　1. 测定黏度的仪器有哪些？

　　2. 如何判断是否符合规定？

一、黏度

黏度系指流体对流动产生阻抗能力的性质，《中国药典》以动力黏度、运动黏度或特性黏数表示。测定供试品的黏度可用于纯度检查。

流体分为牛顿流体（或理想流体）和非牛顿流体。在没有屈服力的情况下，牛顿流体的剪切应力和剪切速率是线性变化的，如纯液体和低分子物质的溶液。非牛顿流体的剪切应力和剪切速率是非线性变化的，如高聚物的浓溶液、混悬液、乳剂和表面活性剂溶液等。

在测定温度恒定时，牛顿流体的动力黏度为一恒定值，不随剪切速率的变化而变化，而非牛顿流体的动力黏度值随剪切速率的变化而变化。

运动黏度为牛顿流体的动力黏度与其在相同温度下密度的比值，常用单位为 mm^2/s。

溶剂的黏度 η_0 常因高聚物的溶入而增大，溶液的黏度 η 与溶剂的黏度 η_0 的比值（η/η_0）称为相对黏度（η_r），通常用乌氏黏度计中的流出时间的比值（T/T_0）表示；当高聚物溶液的浓度较稀时，其相对黏度的对数比值与高聚物溶液浓度的比值，即为该高聚物的特性黏数 $[\eta]$。根据高聚物的特性黏数可以计算其平均分子量。

二、测定方法

1. 平氏毛细管黏度计测定法　本法是采用相对法测量一定体积的液体在重力的作用下流经毛细管所需要的时间。以求得流体的运动黏度或动力黏度。

取供试品，照各品种项下的规定，取适当的平氏毛细管黏度计（图 5 - 14）1 支，在支管 F 上连接一橡皮管，用手指堵住管口 2，倒置黏度计，将管口 1 插入供试品中，自橡皮管的另一端抽气，使供试品充满球 C 与 A 并达到测定线 m_2 处，提出黏度计并迅速倒转，取下橡皮管使连接于管口 1 上，将黏度计垂直固定于恒温水浴槽中，并使水浴的液面高于球 C 的中部，放置 15 分钟后，自橡皮管的另一端抽气，使供试品充满球 A 并超过测定线 m_1，开放橡皮管口，使供试品在管内自然下落，用秒表准确记录液面自测定线 m_1 下降到 m_2 的时间。不重装试样，依法重复测定 3 次，每次测定值与平均值的减值不得超过平均值的 ±0.25%。另取一份供试品，同法操作，以先后两次取样测得的总平均值按下式计算，即为供试品的运动黏度或动力黏度。

$$运动黏度(mm^2/s) = Kt$$

$$动力黏度(Pa \cdot s) = 10^6 \cdot Kt \cdot \rho$$

2. 乌氏毛细管黏度计测定法　乌氏黏度计测定法常用来测定高分子聚合物极稀溶液的特性黏数，以用来计算平均分子量。

取供试品，照各品种项下的规定制成一定浓度的溶液，用 3 号垂熔玻璃漏斗滤过，弃去初滤液（约 1ml），取续滤液（不得少于 7ml）沿洁净、干燥乌氏黏度计（图 5 – 15）的管 2 内壁注入 B 中，将黏度计垂直固定于恒温水浴（水浴温度除另有规定外，应为 25℃ ±0.05℃）中，并使水浴的液面高于球 C，放置 15 分钟后，将管口 1、3 各接一乳胶管，夹住管口 3 的胶管，自管口 1 处抽气，使供试品溶液的液面缓缓升高至球 C 的中部，先开放管口 3，再开放管口 1，使供试品溶液在管内自然下落，用秒表准确记录液面自测定线 m_1 下降至测定线 m_2 处的时间，重复测定两次，两次测定值相差不得超过 0.1 秒，取两次的平均值为供试液的流出时间（T）。取经 3 号垂熔玻璃漏斗滤过的溶剂同样操作，重复测定两次，两次测定值应相同，为溶剂的流出时间（T_0）。按下式计算特性黏数：

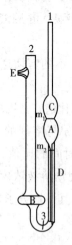

图 5 – 14　平氏毛细管黏度计

1. 主管；2. 宽管；3. 弯管；

A. 测定球；B. 储器；C. 缓冲球；

D. 毛细管；E. 支管；

m_1，m_2. 环形测定线

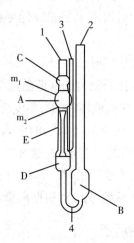

图 5 – 15　乌氏毛细管黏度计

1. 主管；2. 宽管；3. 侧管；4. 弯管；

A. 测定球；B. 储器；C. 缓冲球；

D. 悬挂水平储器；E. 毛细管；

m_1，m_2. 环形测定线

$$特性黏数[\eta] = \ln\eta_r/c$$

式中，$\eta_r = T/T_0$；c 为供试品溶液的浓度，g/ml。

3. 旋转黏度计测定法　旋转黏度计测定法是通过测定转子在液体内以一定角速度（ω）相对运动时其表面受到的扭矩（M）的方式来计算牛顿流体或非牛顿流体动力黏度。当被测样品为非牛顿流体时，在某一特定转速（n）、角速度（ω）或剪切速率（D）条件下测得的动力黏度又被称为表观黏度。

旋转黏度计按照测量系统的类型可分为同轴圆筒旋转黏度计、锥板型旋转黏度计和转子型旋转黏度计三类，按测定结果的性质可分为绝对黏度计和相对黏度计两类。

请你想一想

平氏毛细管黏度计与乌氏毛细管黏度计有什么不同之处？

实训十　二甲硅油的黏度测定

一、实训目的

1. 按标准完成二甲硅油的黏度测定。
2. 学会正确填写检验记录。
3. 学会处理检验过程中出现的问题。

二、测定依据

《中国药典》2020 年版通则 0633。

【检查】 本品在 25℃时的运动黏度（通则 0633 第一法，毛细管内径为 2mm，黏度为 1000mm²/s 及以上时采用第二法）应符合表 5-16 的规定。

表 5-16　相对密度、折光率、黏度、干燥失重的限度值

标示黏度/（mm²/s）	黏度/（mm²/s）	相对密度	折光率	干燥失重/%
20	18～22	0.946～0.954	1.3980～1.4020	20.0
505	47.5～52.5	0.955～0.965	1.4005～1.4045	2.0
100	95～105	0.962～0.970	1.4005～1.4045	0.3
200	190～220	0.964～0.972	1.4013～1.4053	0.3
350	332.5～367.5	0.965～0.973	1.4013～1.4053	0.3
500	475～525	0.967～0.975	1.4013～1.4053	0.3
750	712.5～787.5	0.967～0.975	1.4013～1.4053	0.3
1000	950～1050	0.967～0.975	1.4013～1.4053	0.3
12500	11875～13125	—	1.4015～1.4055	2.0
30000	27000～33000	0.969～0.977	1.4010～1.4100	2.0

三、测定准备

1. 器材准备　乌氏黏度计、橡胶管、吸耳球、秒表、恒温水浴锅等。

2. 试剂准备　二甲硅油、蒸馏水等。

四、操作步骤

1. 取毛细管内径符合要求的平氏黏度计 1 支，按要求连接好黏度计。

2. 在支管 F 上连接一橡皮管，用手指堵住管口 2，倒置黏度计，将管口 1 插入供试品（或供试溶液，下同）中，自橡皮管的另一端抽气，使供试品充满球 C 与 A 并达到测定线 m_2 处，提出黏度计并迅速倒转，抹去黏附于管外的供试品，取下橡皮管使连接于管口 1 上，将黏度计垂直固定于恒温水浴中，并使水浴的液面高于球 C 的中部，放置 15 分钟后，自橡皮管的另一端抽气，使供试品充满球 A 并超过测定线 m_1，开放橡皮管口，使供试品在管内自然下落，用秒表准确记录液面自测定线 m_1 下降至测定线 m_2 处的流出时间。

3. 依法重复测定 3 次，每次测定值与平均值的差值不得超过平均值的 ±5%。另取一份供试品同样操作，并重复测定 3 次以上。以先后两次取样测得的总平均值按下式计算，即为供试品的运动黏度。

4. 清场及记录填写　测定完毕后，将黏度计洗干净，放回原位。将试剂归位，实验废弃物分类处理。填写仪器使用记录、检验记录（表 5-17）。

表 5-17　黏度测定法检验记录单

检品名称		规格	
批号		检验日期	
生产单位或产地		包装	
检验依据			

【检查】黏度：

规定：
结论：本品按《中国药典》（2020 年版）检验，结果　　　　规定。

检验者
校对者

五、考核标准

按表 5-18 的标准对实训结果进行考核。

表 5–18　任务考核表

序号	考核内容	分值	考核方式			权重	得分
			自评 20%	组评 30%	师评 50%		
1	供试品准备正确	10				0.10	
2	仪器准备正确	10				0.10	
3	样品溶液测定操作正确	60				0.60	
4	检验记录填写正确无误	10				0.10	
5	仪器、试剂归位，清场	10				0.10	
	合　　计	100					

六、注意事项

1. 黏度值大小随温度变化，温度越高黏度值越小，所以黏度应按各品种项下规定温度值测定。

2. 冲洗黏度计所用溶剂应事先用垂熔玻璃漏斗过滤，以免杂质堵塞黏度计的细管。

你知道吗

热分析法

热分析法是利用温度和时间关系来准确测量物质理化性质变化的关系，研究物质受热过程所发生的晶型转变、熔融、蒸发、脱水等物理变化或热分解、氧化等化学变化以及伴随发生的温度、能量或重量改变的方法。

物质在加热或冷却过程中，当发生相变或化学反应时，必然伴随热量的吸收或释放；同时根据相律，物相转化时的温度（如熔点、沸点等）保持不变。纯物质具有特定的物相转换温度和热焓中变化值（ΔH）。这些常数可用于物质的定性分析，而供试品的实际测定值与这些常数的偏离程度又可用于定量检查供试品的纯度。

热分析法广泛用于物质的多晶型、物相转化、结晶水、结晶溶剂、热分解及药物的纯度、相容性与稳定性等研究中。

🖥️ 任务八　制药用水的电导率测定

PPT

📖 实例分析

实例　某药业有限公司制水车间，按计划生产纯化水 3 吨。

讨论　1. 如何确定这些纯化水符合质量标准？

　　　　2. 制药用水如何控制水中电解质总量？

水是药物生产中用量最大、使用最广的一种原料，可用于生产过程及药物制剂的制备。《中国药典》（2020 年版）中收载的制药用水，因其使用的范围不同而分为饮用水、纯化水、注射用水及灭菌注射用水。

一、制药用水

制药用水应符合《中国药典》（2020 年版）中有关的各项规定。

1. 纯化水　纯化水为原水经蒸馏法、离子交换法、反渗透法或其他适宜的方法制得的供药用的水，不含任何附加剂。由于各种生产方法存在不同的污染的可能性，因此对各生产装置要特别注意是否有微生物污染。对其各个部位及流出的水应经常监测，尤其是当这个部位停用几小时后再使用时。

纯化水可作为配制普通药物制剂用的溶剂或试验用水；可作为中药注射剂、滴眼剂等灭菌制剂所用药的提取溶剂；口服、外用制剂配制用溶剂或稀释剂；非灭菌制剂所用器具的精洗用水，也用作非灭菌制剂所用药材的提取溶剂。纯化水不得用于注射剂的配制与稀释。

2. 注射用水　为纯化水经蒸馏所得的水，应符合细菌内毒素试验要求。注射用水必须在防止内毒素产生的设计条件下生产、贮藏及分装。注射用水可作为配制注射剂的溶剂或稀释剂及注射用容器的精洗。也可作为滴眼剂配制的溶剂。

3. 灭菌用注射用水　为注射用水按照注射剂生产工艺制备所得。主要用于注射用灭菌粉末的溶剂或注射液的稀释剂。

二、制药用水电导率测定法

1. 电导率　电导率是表征物体导电能力的物理量，其值为物体电阻率的倒数，单位是 S/cm（Siemens）或 μS/cm。

纯水中的水分子也会发生某种程度的电离而产生氢离子与氢氧根离子，所以纯水的导电能力尽管很弱，但也具有可测定的电导率。水的电导率与水的纯度密切相关，水的纯度越高，电导率越小，反之亦然。当空气中的二氧化碳等气体溶于水并与水相互作用后，便可形成相应的离子，从而使水的电导率增高。当然，水中含有其他杂质离子时，也会使电导率增高。另外，水的电导率还与水的 pH 与温度有关。

2. 纯化水的测定　可使用在线或离线电导率仪完成，记录测定温度。在表 5 – 19 中，测定温度对应的电导率值即为限度值。如测定温度未在表 5 – 19 中列出，则应采用线性内插法计算得到限度值。如测定的电导率值不大于限度值，则判为符合规定；如测定的电导率值大于限度值，则判为不符合规定。

表 5 - 19　温度和电导率的限度（纯化水）

温度/℃	电导率/(μS/cm)	温度/℃	电导率/(μS/cm)
0	2.4	60	8.1
10	3.6	70	9.1
20	4.3	75	9.7
25	5.1	80	9.7
30	5.4	90	9.7
40	6.5	100	10.2
50	7.1		

内插法的计算公式为：

$$\kappa = \frac{T - T_0}{T_1 - T_2} \times (\kappa_1 - \kappa_0) + \kappa_0$$

式中，κ 为测定温度下的电导率限度值；κ_1 为表 5 - 19 中高于测定温度的最接近温度对应的电导率限度值；κ_0 为表 5 - 19 中低于测定温度的最接近温度对应的电导率限度值；T 为测定温度；T_1 为表 5 - 19 中高于测定温度的最接近温度；T_0 为表 5 - 19 中低于测定温度的最接近温度。

> **请你想一想**
>
> 注射用水的电导率测定和纯化水的电导率测定方法一样吗？判断合格的标准一致吗？

实训十一　注射用水的电导率测定

一、实训目的

1. 按标准完成注射用水的电导率测定。
2. 学会填写检验记录。

二、测定依据

《中国药典》2020 年版通则 0681。

三、测定准备

1. **器材准备**　在线电导仪、电导率测定仪、pH 计、烧杯、搅拌器等。
2. **试剂准备**　注射用水、饱和氯化钾溶液等。

四、操作步骤

1. 使用在线或离线电导率仪完成测定，记录数值。

2. 查表5-20，不大于测定温度的最接近温度值，对应的电导率值即为限度值。

3. 结果判断。测定的电导率值不大于限度值，则判为符合规定；如测定的电导率值大于限度值，则判为不符合规定。如不合格，则进行下一步测定。

4. 取足够量的水样（不少于100ml），放入烧杯中，搅拌。调节温度至25℃，剧烈搅拌，每隔5分钟测定电导率，当电导率值变化小于0.1μS/cm时，记录电导率值。如测定的电导率值不大于2.1μS/cm，判定为合格；如大于，则进行下一步测定。

5. 在4测定后5分钟内进行，调节温度至25℃，加入饱和氯化钾溶液，测定pH。查表5-21，找到对应的电导率限度，与4测得的电导率进行比较，如4测得的电导率值不大于该限度值，则判定为合格，反之，则判定为不合格。

表5-20 温度和电导率的限度（注射用水）

温度/℃	电导率/(μS/cm)	温度/℃	电导率/(μS/cm)
0	0.6	55	2.1
5	0.8	60	2.2
10	0.9	65	2.4
15	1.0	70	2.5
20	1.1	75	2.7
25	1.3	80	2.7
30	1.4	85	2.7
35	1.5	90	2.7
40	1.7	95	2.9
45	1.8	100	3.1
50	1.9		

表5-21 pH和电导率的限度

pH	电导率/(μS/cm)	pH	电导率/(μS/cm)
5.0	4.7	6.1	2.4
5.1	4.1	6.2	2.5
5.2	3.6	6.3	2.4
5.3	3.3	6.4	2.3
5.4	3.0	6.5	2.2
5.5	2.8	6.6	2.1
5.6	2.6	6.7	2.6
5.7	2.5	6.8	3.1
5.8	2.4	6.9	3.8
5.9	2.4	7.0	4.6
6.0	2.4		

6. 清场及记录填写 测定完毕后，将所用仪器和器具洗干净，放回原位。填写仪器使用记录、检验记录等（表5-22）。

表5-22 制药用水电导率测定记录

温度（℃）： 相对湿度（%）：

检品名称		规格	
批号		生产单位	
检验项目			
检验依据			
仪器名称		仪器编号	
操作步骤			
测定结果			
标准规定			
结论	□符合规定 □不符合规定		

检验者： 校对者： 审核者：
日期： 日期： 日期：

五、考核标准

按表5-23的标准对实训结果进行考核。

表5-23 任务考核表

序号	考核内容	分值	考核方式			权重	得分
			自评 20%	组评 30%	师评 50%		
1	仪器、器具准备正确	10				0.10	
2	电导率测定操作正确	20				0.20	
3	电导率判断正确	40				0.40	
4	检验记录填写正确无误	20				0.20	
5	仪器、试剂归位，清场	10				0.10	
	合　计						

六、注意事项

1. 测定水的电导率必须使用精密的并经校正的电导率仪，根据仪器的使用程度，应对其进行定期校正。

2. 进行仪器校正时，电导率仪的每个量程都需要进行单独校正。

3. 温度对样品的电导率测定有较大影响，因此，要在显示温度补偿值后读数。

你知道吗

灭菌注射用水的电导率测定

调节温度至 25℃，使用离线电导率仪进行测定。标示量为 10ml 或 10ml 以下时，电导率限度为 25μS/cm；标示量为 10ml 以上时，电导率限度为 5μS/cm；测定的电导率不大于限度值，则判定为符合规定；反之，则判定为不符合规定。

目标检测

一、选择题

（一）单选题

1. 测定供试品的相对密度时，称量的顺序是（　　）

　　A. 空比重瓶—瓶 + 供试品—瓶 + 水

　　B. 瓶 + 水—瓶 + 供试品—空比重瓶

　　C. 瓶 + 供试品—瓶 + 水—空比重瓶

　　D. 空比重瓶—瓶 + 水—瓶 + 供试品

2. 手性药物所特有的物理常数是（　　）

　　A. 熔点　　　　　　　　　　　B. 比旋度

　　C. 吸收系数　　　　　　　　　D. 折光率

3.《中国药典》是用钠光谱的 D 线（　　）测定旋光度

　　A. 569.3nm　　　　B. 579.3nm　　　　C. 589.3nm　　　　D. 599.3nm

4.《中国药典》制药用水的质量，需要测定水的（　　）

　　A. 重金属　　　　B. 澄清度　　　　C. 电导率　　　　D. 酸碱度

5. 用酸度计测定溶液酸碱性前，应选用 pH 相差（　　）的标准缓冲溶液进行校正。

　　A. 1　　　　　　B. 2　　　　　　C. 3　　　　　　D. 5

（二）多选题

1. 相对密度测定时，应注意哪些事项（　　）

　　A. 比重瓶必须洁净、干燥（所附温度计不能加热干燥）

　　B. 称量顺序：先称空瓶重，再装供试品称重，最后装水称重，如此操作比较方便

　　C. 将比重瓶从水浴中取出时，应用手指拿住瓶颈，而不能拿瓶肚，以免供试液因手温影响体积膨胀外溢

　　D. 装过供试液的比重瓶必须冲洗干净，方能测定水的重量

2. 药品的性状观测，是通过对药品进行（　　）的判断和测定，从而对已知药品

的真伪做出判断的过程

A. 外观　　　　　B. 臭　　　　　C. 味　　　　　D. 物理常数

二、思考题

1. 名词解释：相对密度、比旋度、馏程、黏度、吸收系数

2. 药物的性状检查包括哪些内容？

3. 试简述熔点、初熔、全熔。

4. 什么是物质的旋光度？影响药物旋光度的因素有哪些？

5. 测定 pH 时，应严格按仪器的使用说明书操作，选择的两个标准缓冲溶液有什么要求？

三、计算题

1. 5% 果糖溶液，在 1dm 的测定管中，20℃ 时测得的旋光度 α = − 4.64°，求该物质的比旋度。

2. 取某浓度的葡萄糖注射液，置 2dm 的测定管中，测得旋光度为 + 10.63°，空白为 + 1.2°，求注射液的葡萄糖百分含量。（葡萄糖的旋光度 = + 52.75°）

书网融合……

　　微课1　　　　微课2　　　　微课3　　　　自测题

模块三

3

药物的鉴别试验

　　药物的鉴别试验是指根据药物的分子结构、理化性质，用规定的方法判断药物的真伪。《中国药典》和世界各国药典所收载的各药品项下的鉴别方法，主要用于证实鉴别对象是否为标签所示的药物，不是对未知药物进行鉴别。

　　药物鉴别的常用方法包括化学鉴别法和仪器鉴别法等。化学鉴别法主要用于一般鉴别试验和专属性鉴别反应，而仪器鉴别法主要有光谱法和色谱法。每种方法都不能完全反映药物的性质和结构，所以通常一种药物的鉴别需要 2~4 种分析方法综合判断。选择鉴别方法的原则是：专属性强，再现性好，灵敏度高，操作简便、快速。

▶▶ 项目六　药物的化学鉴别

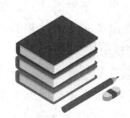

学习目标

知识要求

1. **掌握**　化学鉴别法的含义及分类。
2. **熟悉**　呈色、沉淀、气体生成、荧光等反应鉴别法常见的反应类型。
3. **了解**　一般鉴别反应的原理、方法、试验的条件和结果判断。

能力要求

1. 能按质量标准对药物进行一般鉴别操作。
2. 能正确分析、处理药物鉴别过程中出现的问题。
3. 能对鉴别结果进行正确的判断，并规范填写检验记录。

化学鉴别法是指供试品与规定的试剂发生化学反应，通过观察反应现象（如颜色、沉淀、产生气体、荧光等）或测定生成物的熔点，对药物进行的定性分析。该法必须具有反应迅速、现象明显的特点，而反应是否完全不是主要的。

📖 任务一　化学鉴别法概述

PPT

📂 实例分析

实例　某制药企业生产一个批次维生素 C 片，现取样送质检中心进行质量检验，全检项目包括性状、鉴别、检查和含量测定四项。

讨论　1. 为什么要进行鉴别项的检验，目的是什么？
　　　　2. 药物鉴别的方法有哪些？

药品的鉴别试验，是药物分析工作中的第一项工作，也就是说，在进行药物分析时，首先对药品进行鉴别来辨别真伪。鉴别的原则，必须是对每个具体药品能准确无误地作出正确的结论，选用的鉴别方法，必须准确、灵敏、简便、快速。主要是根据该药物的化学结构与它的理化性质进行鉴别。鉴别项下规定的试验方法，仅适用于鉴别药物的真伪；对于原料药，还应结合性状项下的外观和物理常数进行确认。

一、化学鉴别法分类

化学鉴别法包括各种呈色反应、沉淀生成反应、荧光反应、气体生成反应、使试剂褪色的反应等。

1. 呈色反应　指在供试品溶液中加入适当的试剂溶液，在一定条件下反应生成可供观测的有色产物。如酚羟基的三氯化铁呈色反应，芳香第一胺的重氮化偶合反应，氨基酸类的茚三酮反应，托烷生物碱类的 Vitali 反应，氨基醇结构的双缩脲反应等。

2. 沉淀生成反应　指在供试品溶液中加入适当试剂溶液，在一定条件下反应生成具有不同颜色的沉淀物。如丙二酰脲类的硝酸银反应，苯甲酸盐类的三氯化铁反应等。

3. 荧光反应　在适当的溶液中药物本身可在可见光（或紫外光）下发射荧光，如硫酸奎宁的稀硫酸溶液呈蓝色荧光。药物与适当的试剂反应后发出荧光，如氯普噻吨加硝酸后用水稀释，在紫外灯下显绿色荧光，维生素 B_1 的硫色素反应等。

4. 气体生成反应　大多数的胺（铵）类药物、酰脲类药物以及某些酰胺类药物可经强碱处理后加热产生氨（胺）气；化学结构中含硫的药物可经强酸处理后加热产生硫化氢气体；含碘有机药物经直火加热可生成紫色碘蒸气；含乙酸酯和乙酰胺类药物，经硫酸水解后，加乙醇可产生乙酸乙酯的香味。

5. 使试剂褪色的反应　如维生素 C 的二氯靛酚反应，司可巴比妥钠的碘试液反应，氧烯洛尔的高锰酸钾反应等。

二、鉴别试验的内容

鉴别试验由一般鉴别试验和专属鉴别试验组成。

1. 一般鉴别试验　一般鉴别试验是依据某一类药物的化学结构或理化性质的特征，通过化学反应来鉴别药物的真伪，因此，一般鉴别试验只能证实是某一类药物，而不能证实是哪一种药物。

2. 专属鉴别试验　专属鉴别试验是证实某一种药物的依据，它是根据每一种药物化学结构的差异及其所引起的物理化学特性不同，选用某些特有的灵敏的定性反应，来鉴别药物的真伪。专属反应是针对某一种药物进行的反应，在具体药物分析中可见其内容。

因此，药物的鉴别不只由一项试验就能完成，而是采用一组 2 ~ 4 项试验项目来全面评价一个药物，力求使结论正确无误。

三、药物鉴别的特点

药物鉴别与一般化学品的鉴别不同，它具有以下特点。

1. 为已知物的确证试验：供试品为已知物，鉴别的目的是确证供试品的真伪；而不是鉴定其组成和化学结构。

2. 鉴别试验为个别分析，非系统分析，一般只作一、二或三、四项试验。

3. 通常采用不同方法鉴别，综合分析。

4. 鉴别制剂，要注意辅料干扰，鉴别复方制剂，注意各成分干扰。

请你想一想

邻居听说你是药检专业的学生，就拿了一粒药给你说："同学帮我化验一下药是真的还是假的"，你能帮他解决问题吗？为什么？

四、鉴别试验的影响因素

鉴别试验的目的是判断药物的真伪，它以所采用的化学反应或物理特性产生明显的易于觉察的特征变化为依据，因此，鉴别试验必须在规定条件下完成，否则将会影响结果的判断。影响鉴别试验的因素主要有被测物浓度、试剂的用量、溶液的温度、pH、反应时间和干扰物质等。

1. 溶液的浓度 鉴别试验中加入的各种试剂一般是过量的，溶液的浓度主要是指被鉴别药物的浓度。就沉淀的生成来说，只有溶液中反应离子浓度的相乘积超过反应生成物的浓度积时，才能产生。就离子的颜色反应来说，若被检离子的浓度太低，而与试剂作用所产生的颜色太浅，则鉴别必然困难。反应生成物的多少与作用物的浓度有关，浓度愈大，反应才愈易进行。因此，只有供试品的浓度达到足够要求时，才能达到预期效果。故在有些试验中为了提高供试液的浓度，达到预期效果，常采用将供试液浓缩、蒸发的方法。

2. 溶液的温度 温度对化学反应有很大的影响，一般温度上升10℃，可使反应的速度增加2～4倍，在有些鉴别试验中，其反应必须在加热情况下才能进行，温度过低时反应速度太慢，或根本不能进行。但温度的升高也可使某些生成物分解，导致颜色变浅，甚至观察不到阳性结果。

3. 溶液的pH 溶液的pH在鉴别试验中具有十分重要的意义，许多反应需要在一定pH情况下才能进行反应。如沉淀反应，酸性溶液中不可能析出可溶于酸的沉淀；同样，在碱性溶液中不可能析出可溶于碱的沉淀；若生成的反应物既溶于酸又溶于碱，则只能在中性环境中进行沉淀。因此，在鉴别试验时应根据反应物的性质，调节至需要的pH，创造有利于生成反应物的条件。

4. 鉴别试验时间 无机反应为离子间反应，速度较快。有机化合物的化学反应和无机化合物不同，一般反应速度较慢，达到预期试验结果需要较长的时间，这是因为有机化合物是以共价键相结合，化学反应能否进行，依赖于共价键和新价键形成的难易，这些价键的更替需要一定的反应时间和条件。同时，在化学反应过程中，有时存在着许多中间阶段，甚至需加入催化剂才能进行反应。因此，使鉴别反应完成需要较长的时间。

5. 应无干扰物 主要是制剂中可能存在干扰物质，应设法分离除去，以免干扰实验结果。

如《中国药典》（2020年版）对枸橼酸哌嗪片的鉴别描述为取本品的细粉适量（约相当于枸橼酸哌嗪0.5g），加水20ml，振摇使枸橼酸哌嗪溶解，滤过，取续滤液

5ml，加碳酸氢钠0.5g、铁氰化钾试液0.5ml与汞1滴，强力振摇1分钟，在20℃以上放置约20分钟，即缓缓显红色。其中"取本品的细粉适量（约相当于枸橼酸哌嗪0.5g），加水20ml"规定了浓度；"滤过"要排除辅料的干扰；"碳酸氢钠0.5g"则是酸碱度要求；"20℃以上"规定了反应的温度；"放置约20分钟"指明了反应所需要的时间。

你知道吗

中药的真伪鉴别

不光化学药物需要进行真伪鉴别，中药和生物制品也需要，比如生活中我们非常熟悉的大蒜，也是一味中药，在药典中的描述如下。

【鉴别】取本品6g，捣碎，35℃保温1小时，加无水乙醇20ml，加热回流1小时，滤过，取滤液作为供试品溶液，另取大蒜素对照品，加无水乙醇制成每1ml含0.4mg的溶液，作为对照品溶液。照薄层色谱法（通则0502）试验，吸取上述两种溶液各5μl，分别点于同一硅胶G薄层板上，以正己烷为展开剂，展开，取出，晾干，以碘蒸气熏至斑点显色清晰。供试品色谱中，在与对照品色谱相应的位置上，显相同颜色的斑点。

作为专业的工作人员，我们需要结合性状描述和薄层色谱图的结果做出正确的判断。

任务二　药物的一般鉴别试验

PPT

实例分析

实例　某制药企业生产一个批次硫酸庆大霉素注射液，现取样送质检中心进行质量检验，其中一个检测项目为，鉴别（4）本品显硫酸盐的鉴别反应。

讨论　1. 硫酸盐的鉴别反应如何操作？

2. 有没有其他的鉴别反应是和硫酸盐类似的呢，它们有什么共同点吗？

药物的一般鉴别试验，其主要原理是选择具有同一离子或基团的专属化学反应进行鉴别，包括显色反应、沉淀反应、盐类的离子反应等。《中国药典》（2020年版）通则0301共收录了35种不同离子或基团的鉴别试验。现以常见的有机物官能团及无机离子为例来阐明一般鉴别试验方法。

1. 芳香第一胺类　分子结构中具有芳伯氨基或潜在芳伯氨基的药物，均可发生重氮化反应，生成的重氮盐可与碱性β-萘酚偶合生成有色的偶氮染料。

鉴别方法：取供试品约50mg，加稀盐酸1ml，必要时缓缓煮沸使溶解，放冷，加0.1mol/L亚硝酸钠溶液数滴，滴加碱性β-萘酚试液数滴，视供试品不同，生成由橙黄到猩红色沉淀。

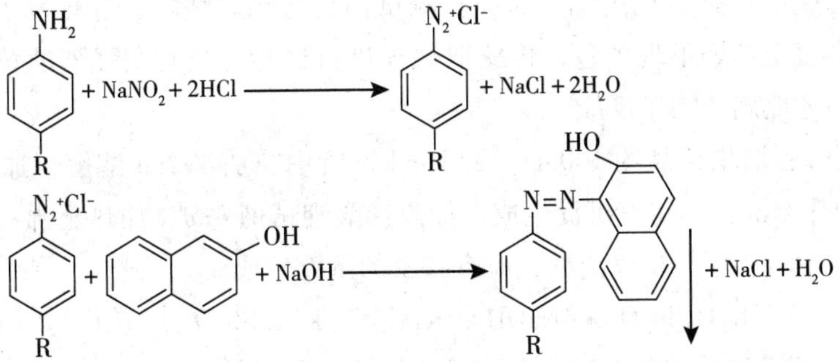

例6-1： 苯佐卡因鉴别（3），本品显芳香第一胺类的鉴别反应（通则0301），需按照此方法进行鉴别。

2. 水杨酸盐

鉴别方法1：取供试品的中性或弱酸性稀溶液，加三氯化铁试液1滴，即显紫色。

本品在中性或弱酸性条件下，与三氯化铁试液生成紫堇色配位化合物；在强酸性溶液中，配位化合物分解而褪色，试验时应注意，以免紫色消失误认阴性。本反应极为灵敏，如取用量大，颜色很深时，可加水稀释后观察。

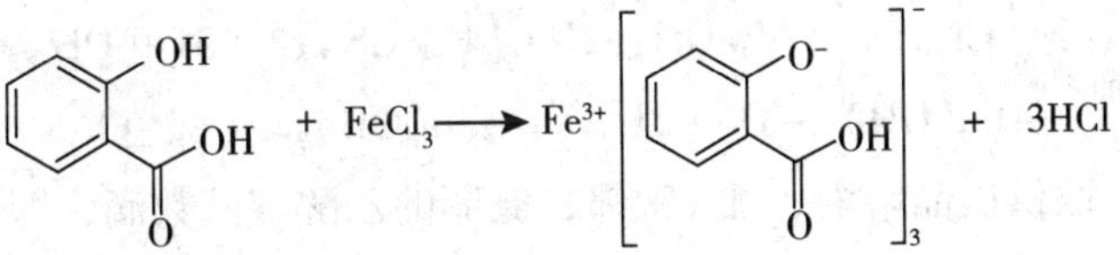

鉴别方法2：取供试品溶液，加稀盐酸，即析出白色水杨酸沉淀；分离，沉淀在醋酸铵试液中溶解。

3. 有机氟化物　鉴别方法：取供试品约7mg，照氧瓶燃烧法（通则0703）进行有机破坏，用水20ml与0.01mol/L氢氧化钠溶液6.5ml为吸收液，使燃烧完毕后，充分振摇；取吸收液2ml，加茜素氟蓝试液0.5ml，再加12%醋酸钠的稀醋酸溶液0.2ml，用水稀释至4ml，加硝酸亚铈试液0.5ml，即显蓝紫色；同时做空白对照试验。

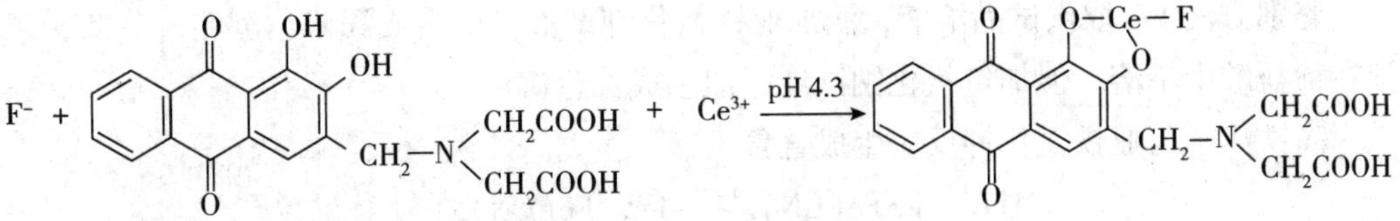

例6-2： 氟马西尼鉴别（4），本品显有机氟化物的鉴别反应（通则0301），需按照此方法进行鉴别。

4. 钠盐

鉴别方法1：取铂丝，用盐酸湿润后，蘸取供试品，在无色火焰中燃烧，火焰即显鲜黄色。

本反应极灵敏，最低检出量为约0.1ng的钠离子；若由于试药和所用仪器引入微量钠盐时，均能出现鲜黄色火焰，故应在测试前，将铂丝烧红，趁热浸入盐酸中，如此反复处理，直至火焰不现黄色，再蘸取试样进行试验。只有当强烈的黄色火焰持续数分钟不退，才能确认为正反应。

鉴别方法2：取供试品约100mg，置10ml试管中，加水2ml溶解，加15%碳酸钾溶液2ml，加热至沸，不得有沉淀生成；加焦锑酸钾试液4ml，加热至沸；置冰水中冷却，必要时，用玻棒摩擦试管内壁，应有致密的沉淀生成。

$$2K_2H_2Sb_2O_7 + 4NaOH = K_4Sb_2O_7 + Na_4Sb_2O_7 + 4H_2O$$

例6-3：苯巴比妥钠鉴别（3），本品显钠盐的鉴别反应（通则0301）。

5. 铁盐　铁盐的鉴别又分为亚铁盐和铁盐。

（1）亚铁盐

鉴别方法1：取供试品溶液，滴加铁氰化钾试液，即生成深蓝色沉淀；分离，沉淀在稀盐酸中不溶，但加氢氧化钠试液，即生成棕色沉淀。

亚铁离子与铁氰化钾反应生成滕氏蓝。

$$3Fe^{2+} + 2Fe(CN)_6 \rightarrow Fe_3[Fe(CN)_6]_2 \downarrow$$

滕氏蓝能被氢氧化钠试液分解，并在空气中氧化，生成Fe(OH)$_3$的棕色沉淀。

$$Fe_3[Fe(CN)_6]_2 + 6NaOH \rightarrow 2Na_3[Fe(CN)_6] + 3Fe(OH)_2 \downarrow$$

$$4Fe(OH)_2 + O_2 + 2H_2O \rightarrow 4Fe(OH)_3 \downarrow （棕色）$$

鉴别方法2：取供试品溶液，加1%邻二氮菲的乙醇溶液数滴，即显深红色。

Fe^{2+}与邻二氮菲反应显深红色，形成安全的配位阳离子。

（2）铁盐

例6-4：硫酸亚铁片鉴别，本品显亚铁盐和硫酸盐的鉴别反应（通则0301）。

鉴别方法1：取供试品溶液，滴加亚铁氰化钾试液，即生成深蓝色沉淀；分离，沉淀在稀盐酸中不溶，但加氢氧化钠试液，即生成棕色沉淀。

高铁离子与亚铁氰化钾反应生成普鲁士蓝。

$$4Fe^{3+} + 3Fe(CN)_6^{4-} \rightarrow Fe_4[Fe(CN)_6]_3 \downarrow$$

普鲁士蓝能被氢氧化钠所分解产生棕色的氢氧化铁沉淀。检出灵敏度为40ppm。

$$Fe_4[Fe(CN)_6]_3 + 12NaOH \rightarrow 3Na_4[Fe(CN)_6] + 4Fe(OH)_3 \downarrow$$

鉴别方法2：取供试品溶液，滴加硫氰酸铵试液，即显血红色。

高铁离子在酸性中与SCN^-生成血红色的络离子。

$$3NH_4SCN + FeCl_3 \rightarrow Fe(SCN)_3 + 3NH_4Cl$$

一般在盐酸溶液中进行，不能用硝酸，因硝酸中可能含有亚硝酸，会产生干扰。

6. 硫酸盐

鉴别方法1：取供试品溶液，滴加氯化钡试液，即生成白色沉淀；分离，沉淀在盐酸或硝酸中均不溶解。

$$SO_4^{2-} + BaCl_2 \rightarrow BaSO_4 \downarrow + 2Cl^-$$

鉴别方法2：取供试品溶液，滴加醋酸铅试液，即生成白色沉淀；分离，沉淀在醋酸铵试液或氢氧化钠试液中溶解。

$$Pb^{2+} + SO_4^{2-} \rightarrow PbSO_4 \downarrow （白色）$$

$$PbSO_4 + 4OH^- \rightarrow SO_4^{2-} + H_2O + PbO_2^{2-}$$

$$或\ PbSO_4 + 2CH_2COO^- \rightarrow SO_4^{2-} + (CH_2COO)_2Pb$$

鉴别方法3：取供试品溶液，加盐酸，不生成白色沉淀（与硫代硫酸盐区别）。

例6-5：硫酸亚铁的鉴别，本品的水溶液显亚铁盐与硫酸盐的鉴别反应（通则0301）。

7. 氯化物

鉴别方法1：取供试品溶液，加稀硝酸使成酸性后，滴加硝酸银试液，即生成白色凝乳状沉淀；分离，沉淀加氨试液即溶解，再加稀硝酸酸化后，沉淀复生成。如供试品为生物碱或其他有机碱的盐酸盐，须先加氨试液使成碱性，将析出的沉淀滤过除去，取滤液进行试验。

鉴别方法2：取供试品少量，置试管中，加等量的二氧化锰，混匀，加硫酸湿润，缓缓加热，即产生氯气，能使用水湿润的碘化钾淀粉试纸显蓝色。

$$2Cl^- + M_2O_2 + 2H_2SO_4 \rightarrow MnSO_4 + SO_4^{2-} + 2H_2O + Cl_2 \uparrow$$

$$Cl_2 + 2I^- \rightarrow 2Cl^- + I_2 （遇淀粉显蓝色）$$

例6-6：维生素B_1鉴别（3），本品的水溶液显氯化物鉴别（1）的反应（通则0301）。

请你想一想

现有一个批次的维生素B_1片要进行鉴别，鉴别（3）提到本品水溶液显氯化物鉴别（1）的反应，请找出药典中的具体内容。

实训十二　硫酸亚铁片的一般鉴别试验

一、实训目的

1. 按标准完成硫酸亚铁片的鉴别试验（亚铁盐和硫酸盐）。
2. 学会及时处理检验过程中出现的问题。
3. 学会正确填写检验记录。

二、鉴别依据

《中国药典》2020年版二部。

【鉴别】取本品，除去包衣，研细，称取适量（约相当于硫酸亚铁 0.2g），加稀盐酸 1 滴与水 20ml，振摇使硫酸亚铁溶解，滤过，滤液显亚铁盐和硫酸盐的鉴别反应（通则 0301）。

三、测定准备

1. 器材准备　研钵、药匙、分析天平、烧杯、漏斗、试管等。

2. 试剂准备　稀盐酸、铁氰化钾试液、氢氧化钠试液、1% 邻二氮菲乙醇溶液、氯化钡试液。

四、操作步骤

1. 样品处理

（1）取硫酸亚铁片去除包衣，将片剂研细，称取规定量的片粉置试管中。

（2）加稀盐酸 1 滴和水 20ml，振摇使溶解，过滤，取滤液，待用。

2. 硫酸盐鉴别　取滤液 2ml 放入试管，滴加氯化钡试液，观察现象并记录，若有白色沉淀，分离沉淀，滴加盐酸观察现象并记录。

3. 亚铁盐鉴别

（1）取试管 2 支，将滤液分别加入到试管中，在 1 号管滴加铁氰化钾试液、观察有无深蓝色沉淀生成，若有，记录。分离沉淀，分别滴加稀盐酸和氢氧化钠试液，观察沉淀在稀盐酸中的溶解情况；观察加氢氧化钠试液，有无生成棕色沉淀。

（2）在 2 号管滴加 1% 邻二氮菲的乙醇溶液，观察有无深红色。

4. 填写检验记录　详见表 6 – 1 所示。

5. 清场　仪器、试剂清洗、归位，实验废弃物分类处理。

表 6 – 1　药物鉴别检验记录表

温度（℃）：　　　　　　　　　　相对湿度（%）：

检品名称		规格	
批号		生产单位	
检验项目			
检验依据			
天平型号		天平编号	
操作步骤和结果	1. 取硫酸亚铁片去除包衣。 2. 将片剂研细，称取片粉（g）置试管中。 3. 加稀盐酸（滴）和水（毫升）溶解，过滤。 4. 将滤液分到 3 个不同的试管中。 第一只试管滴加铁氰化钾试液，即＿＿＿＿＿＿＿＿（应出现深蓝色沉淀），分成两只，分离沉淀，其中一只滴加稀盐酸，即＿＿＿＿＿＿＿＿（沉淀应不溶），另一只滴加氢氧化钠试液，即＿＿＿＿＿＿＿＿（应生成棕色沉淀）。 第二只试管滴加 1% 邻二氮菲的乙醇溶液，即＿＿＿＿＿＿＿＿（应显深红色）； 第三只试管滴加氯化钡试液，即＿＿＿＿＿＿＿＿（应生成白色沉淀），分离沉淀，滴加盐酸，即＿＿＿＿＿＿＿＿（沉淀应不溶解）。			
结论	□符合规定　□不符合规定		

五、考核标准

按表6-2的标准对实训结果进行考核。

表6-2 任务考核表

序号	考核内容	分值	考核方式			权重	得分
			自评 20%	组评 30%	师评 50%		
1	试液及玻璃仪器准备正确	10				0.10	
2	样品处理操作正确	10				0.10	
3	亚硫酸盐鉴别操作正确	20				0.20	
4	亚铁盐鉴别操作正确	40				0.40	
5	检验记录填写正确无误	10				0.10	
6	仪器、试剂归位，清场	10				0.10	
	合 计	100					

六、注意事项

1. 供试品和供试液的取用量应按各药品项下的规定，固体供试品应研成细粉；液体供试品如果太稀可浓缩，如果太浓可稀释。

2. 试药和试液的加入量、方法和顺序均应按各试验项下的规定；如未作规定，试液应逐滴加入，边加边振摇；并注意观察反应现象。

3. 试验在试管或离心管中进行，如需加热，应小心仔细，并使用试管夹，边加热边振摇，试管口不要对着试验操作者。

4. 试验中需要蒸发时，应置于玻璃蒸发皿或瓷蒸发皿中，在水浴上进行。

5. 沉淀反应、有色沉淀反应宜在白色点滴板上进行，白色沉淀反应应在黑色或蓝色点滴板上进行，也可在试管或离心管中进行；如沉淀少不易观察时，可加入适量的某种与水互不混溶的有机溶剂，使原来悬浮在水中的沉淀集中于两液层之间，以便观察。

6. 试验中需分离沉淀时，采用离心机分离，经离心沉降后，用吸出法或倾泻法分离沉淀。

7. 颜色反应须在玻璃试管中进行，并注意观察颜色的变化。

8. 试验温度，一般温度上升10℃，可使反应速度增加2~4倍，应按各试验项下规定的温度进行试验，如达不到时，可适当加温。

9. 反应灵敏度极高的试验，必须保证试剂的纯度和仪器的洁净，为此应同时进行空白试验，以便对照。

10. 反应不够灵敏、试验条件不易掌握的试验，可用对照品进行对照试验。

11. 一般鉴别试验中列有一项以上的试验方法时，除正文中已明确规定外，应逐项进行试验，方能证实，不得任选其中之一作为依据。

你知道吗

点滴板

点滴板（图6-1）是带有孔穴（或凹穴）的瓷板或厚玻璃板，有白色和黑色两种，在化学定性分析中做显色或沉淀点滴实验时用。点滴反应在孔（凹）穴中进行，有显色反应的用白瓷（透明厚玻璃）板，白色或黄色沉淀用黑瓷（深色厚玻璃）板。点滴板有6孔、9孔、12孔等规格。因此在同一块板上便于做对照实验，便于洗涤，但不能用于加热反应。

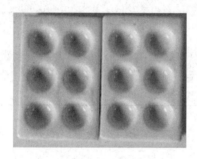

图6-1　点滴板

目标检测

一、选择题

1. 药物鉴别的目的是（　　　）

A. 判断药物优劣

B. 判断药物真伪

C. 确定有效成分含量

D. 判断未知物组成和结构

2. 下列叙述与药物鉴别特点不符的是（　　　）

A. 为已知药物的确证试验

B. 是个别分析而不是系统试验

C. 是鉴定未知药物的组成和结构

D. 制剂鉴别主要附加成分和各有效成分之间的相互干扰

3. 下列对专属鉴别试验的叙述不正确的是（　　　）

A. 是证实某一种药物的试验

B. 是证实某一类药物的试验

C. 是在一般鉴别试验的基础上，利用各种药物化学结构的差异来鉴别药物

D. 是根据某一种药物化学结构的差异及其所引起的物理化学特性的不同，选用某些特有的灵敏定性反应来鉴别药物真伪

4. 药物的鉴别是对（　　）的检验

    A. 主药　　　　　B. 辅料　　　　　C. 溶出度　　　　D. 药效

5. 药物的鉴别试验是证明（　　）

    A. 未知药物的真伪　　　　　　　　B. 已知药物的真伪

    C. 药物的稳定性　　　　　　　　　D. 药物的纯度

6. 分子结构中具有（　　）的药物可以发生芳香第一胺类的鉴别反应

    A. 芳伯氨基　　　B. 羧基　　　　　C. 羟基　　　　　D. 羰基

7. 对一般鉴别试验的叙述正确的是（　　）

    A. 是证实某一种药物的试验

    B. 是证实某一类药物的试验

    C. 利用各种药物物理性质的差异来鉴别药物

    D. 是根据某一种药物化学结构的差异及其所引起的物理化学特性的不同，选用某些特有的灵敏定性反应来鉴别药物真伪

8. 颜色反应可在（　　）中进行，并注意观察颜色的变化

    A. 纳氏比色管　　B. 烧杯　　　　　C. 玻璃试管　　　D. 蒸发皿

9. 钠盐的一般鉴别试验为，取铂丝用盐酸湿润后，蘸取供试品，在无色火焰中燃烧，火焰即显（　　）色

    A. 紫　　　　　　B. 鲜黄　　　　　C. 红　　　　　　D. 绿

10. 硫酸盐的一般鉴别试验滴加（　　）试液，即生成白色沉淀；分离，沉淀在盐酸或硝酸中均不溶解

    A. 氯化钠　　　　B. 硝酸银　　　　C. 硫酸钡　　　　D. 氯化钡

11. 氯化物一般鉴别试验，取供试品少量置试管中，加等量的二氧化锰，混匀，加硫酸湿润，缓缓加热，即发生氯气，能使用水湿润的（　　）试纸显蓝色

    A. 石蕊　　　　　　　　　　　　　B. 酚酞

    C. 碘化钾淀粉　　　　　　　　　　D. 醋酸铅

12. 取供试品少量，置试管中，加等量的二氧化锰，混匀，加硫酸湿润，缓缓加热，即发生氯气，能使用水湿润的碘化钾淀粉试纸显蓝色。以下物质可用上述鉴别反应的是（　　）

    A. 氯化物　　　　　　　　　　　　B. 酒石酸盐

    C. 托烷生物碱类　　　　　　　　　D. 硫酸盐

二、思考题

1. 药物鉴别的方法有哪些？

2. 写出芳香第一胺反应的鉴别方法。

3. 关于沉淀反应，应如何进行操作？

书网融合……

自测题

项目七 药物的光谱鉴别

学习目标

知识要求

1. **掌握** 药物的光谱鉴别法。
2. **熟悉** 光谱鉴别法的基本原理。

能力要求

1. 能按标准操作规程完成药物的光谱鉴别操作。
2. 能分析、处理药物鉴别过程中出现的问题。
3. 能对鉴别结果进行正确的判断，并规范填写检验记录。

光谱鉴别是通过测定药物在某一特定波长处或一定范围内的吸光程度，对药物真伪进行鉴别。《中国药典》用于鉴别药物的光谱法主要有紫外 – 可见分光光度法（UV – Vis）、红外吸收光谱法（IR）。

任务一 紫外光谱鉴别法 微课 1

PPT

实例分析

实例 某制药企业生产一个批次维生素 B_{12} 注射液，现取样送质检中心进行质量检验，其中一个检测项目为，用紫外 – 可见分光光度法对该产品进行鉴别。

讨论 1. 用紫外 – 可见分光光度法进行鉴别需要准备哪些仪器？

2. 常见的紫外 – 可见分光光度法鉴别药物有哪几种方法？

紫外光谱鉴别法是通过测定药物在紫外 – 可见光区（波长范围 190 ~ 800nm）的吸收光谱特征对药物进行鉴别的方法。其适用范围为含有共轭双键、生色团和助色团的药物。本法具有一定的专属性，应用范围广，使用频率高，由于紫外分光光度计操作简便，因此，在药物分析过程中，被广泛使用。

常见的紫外光谱鉴别方法有以下几种。

1. 利用最大吸收波长法进行鉴别 如非诺贝特的鉴别：取本品，加无水乙醇溶解并稀释制成每 1ml 中约含 10μg 的溶液，照紫外 – 可见分光光度法（通则 0401）测定，在 286nm 的波长处有最大吸收。

2. 利用最大吸收波长及其相应的吸光度值进行鉴别 按药品质量标准的规定，将供试品用规定溶剂配成一定浓度的溶液，在规定波长区域内测定最大吸收波长及相应的吸光度应与药品质量标准中规定的最大吸收波长及其相应的吸光度一致。

如甲氧苄啶鉴别（2）：取本品 20mg，精密称定，加乙醇 5ml 溶解，再加 0.4% 氢氧化钠溶液制成每 1ml 中含 20μg 的溶液。照紫外－可见分光光度法（通则 0401）测定，在 287nm 的波长处有最大吸收，其吸光度约为 0.49。

3. 对比最大吸收波长及吸光度比值的一致性进行鉴别　如氢氯噻嗪的鉴别：取本品 50mg，置 100ml 量瓶中，加 0.1mol/L 氢氧化钠溶液 10ml 使溶解，用水稀释至刻度，摇匀，精密量取 2ml，置 100ml 量瓶中，用 0.01mol/L 氢氧化钠溶液稀释至刻度，摇匀，照紫外－可见分光光度法测定，在 273nm 与 323nm 波长处有最大吸收，273nm 波长处的吸光度与 323nm 波长处的吸光度比值为 5.4～5.7。

4. 对比最大吸收波长、最小吸收波长与肩峰的一致性进行鉴别　鉴别布洛芬片时，取片粉适量，用 0.4% 氢氧化钠溶液制成每 1ml 约含布洛芬 0.25mg 的溶液，滤过，取续滤液照分光光度法测定，在 265nm 与 273nm 波长处有最大吸收，在 245nm 与 271nm 波长处有最小吸收，在 259nm 处有一肩峰。

5. 利用吸收光谱的一致性进行鉴别　按药品质量标准的规定，将供试品与对照品用规定溶剂分别配成一定浓度的溶液，在规定波长区域内绘制吸收光谱，供试品光谱与对照品光谱应一致。所谓一致是指吸收光谱曲线中吸收峰的数目、峰位、峰形和相对强度均一致。

> **请你想一想**
>
> 紫外－可见分光光度法
> 吸收光谱特征有哪些？

如地蒽酚软膏的鉴别：取含量测定项下的溶液，照分光光度法测定，供试品溶液在 440～470nm 波长范围内的吸收光谱与对照品溶液的吸收光谱一致。

以上方法可以单用，也可以几个方法结合使用，以提高方法的专属性。

实训十三　维生素 B$_{12}$ 注射液的鉴别

一、实训目的

1. 按要求完成维生素 B$_{12}$ 注射液的鉴别试验。
2. 学会及时处理检验过程中出现的问题。
3. 学会正确填写检验记录。

二、鉴别依据

《中国药典》2020 年版二部。

【鉴别】取含量测定项下的供试品溶液，照紫外－可见分光光度法（通则 0401）测定，在 361nm 与 550nm 的波长处有最大吸收；361nm 波长处的吸光度与 550nm 波长处的吸光度的比值应为 3.15～3.45。

三、试验准备

1. 器材准备 移液管、胶头滴管、量瓶、石英比色皿、紫外 - 可见分光光度计等。

2. 试剂准备 维生素 B_{12} 注射液、蒸馏水。

四、操作步骤

1. 供试品的配制 精密量取本品适量,用水定量稀释成每 1ml 中约含维生素 B_{12} 25μg 的溶液,作为供试品溶液。

2. 紫外分光光度计准备 开机,预热 30 分钟,打开工作站软件。

3. 测定过程 照紫外 - 可见分光光度法,扫描得到吸收曲线,观察在 361nm 处和 550nm 处是否有最大吸收,如有,分别在 361nm 和 550nm 处测定其吸光度。

4. 计算及判断 计算两者的比值,与标准对比,是否符合规定。

5. 填写检验记录 如表 7 - 1 所示。

6. 清场 仪器、设备清洗归位,实验废弃物分类处理。

表 7 - 1 维生素 B_{12} 注射液鉴别原始检验记录

温度 (℃):   相对湿度 (%):

检品名称		规格	
批号		生产单位	
检验项目			
检验依据			
仪器名称		仪器编号	
检测条件检测波长: nm		狭缝宽度: nm	
空白溶剂检查:将溶剂置 cm 石英吸收池中,以空气为空白测定其吸光度。溶剂和吸收池的吸光度,在 nm 范围内 超过 标准规定:在 251 ~ 300nm 范围内不得超过 0.10,300nm 以上不得超过 0.05			
操作步骤	1. 精密量取本品_____ml。 2. 置_____ml 量瓶中,加水稀释成每 1ml 中约含维生素 B_{12} 25μg 的溶液,摇匀。 3. 照紫外 - 可见分光光度法(通则 0401),扫描吸收曲线。 4. 在吸收曲线中查找在 nm 的波长与 nm 的波长处的吸光度。 $A_{1-1} =$ $A_{1-2} =$ $A_{2-1} =$ $A_{2-2} =$		
计算公式	吸光度比值 $= A_1/A_2$		
实测结果			
标准规定	在 361nm 和 550nm 波长处有最大吸收,361nm 波长处的吸光度与 550nm 波长处的吸光度的比值应为 3.15 ~ 3.45		
结论	□符合规定 □不符合规定		

检验者: 校对者: 审核者:
日期: 日期: 日期:

五、考核标准

按表 7 - 2 的标准对实训结果进行考核。

表 7 - 2 任务考核表

序号	考核内容	分值	考核方式			权重	得分
			自评 20%	组评 30%	师评 50%		
1	试液及玻璃仪器准备正确	10				0.10	
2	样品处理操作正确	10				0.10	
3	紫外分光光度计的准备工作正确	20				0.20	
4	鉴别过程操作正确	40				0.40	
5	检验记录填写正确无误	10				0.10	
6	仪器、试剂归位、清场	10				0.10	
	合　计	100					

六、测定注意事项

1. 试验中所用的量瓶和移液管均应洗净后使用，以免杂质对结果造成干扰。

2. 使用的石英吸收池必须洁净。当吸收池中装入同一溶剂，在规定波长测定各吸收池的透光率，如透光率相差在 0.3% 以下者可配对使用，否则必须加以校正。

3. 取吸收池时，手指拿毛玻璃面的两侧。装样品溶液的体积以池体积的 4/5 为度，使用挥发性溶液时应加盖，透光面要用擦镜纸由上而下擦拭干净，检视应无残留溶剂，为防止溶剂挥发后溶质残留在池子的透光面，可先用醮有空白溶剂的擦镜纸擦拭，然后再用干擦镜纸拭净。吸收池放入样品室时应注意每次放入方向相同。

4. 含有杂原子的有机溶剂，通常均具有很强的末端吸收。因此，需要检查所用的溶剂在供试品所用的波长附近是否符合要求。每次测定时应采用同一厂牌、混合均匀的同批溶剂。

5. 供试品溶液的浓度，除各品种项下已有标注者外，供试品溶液的吸光度以在 0.3 ~ 0.7 之间为宜，吸光度读数在此范围误差较小，并应结合所用仪器吸光度线性范围，配制合适的读数浓度。

6. 选用仪器的狭缝谱带宽度应小于供试品吸收带半高宽的 10%，否则测得的吸光度值会偏低，或以减小狭缝宽度时供试品溶液的吸光度不再增加为准，对于《中国药典》紫外分光光度法测定的大部分品种，可以使用 2nm 缝宽，但当吸收带的半高宽小于 20nm 时，则应使用较窄的狭缝。

7. 测定时除另有规定者外，应在规定的吸收峰 ±2nm 处，再测几点的吸光度，以核对供试品的吸收峰位置是否正确，并以吸光度最大的波长作为测定波长，除另有规定外吸光度最大波长应在该品种项下规定的波长 ±2nm 以内，否则应考虑试样的同一性、纯度以及仪器波长的准确度。

8. 注意溶剂的 pH 是否符合要求，如 pH 对吸收有影响，则应调溶液的 pH 后再测定吸光度。

你知道吗

紫外－可见分光光度计

　　紫外－可见分光光度计是对药物进行紫外－可见光谱鉴别时最重要的仪器。

　　紫外－可见分光光度计主要由光源、单色器、样品室、检测器、记录仪、显示系统和数据处理系统等部分组成。

　　为了满足紫外－可见光区全波长范围的测定，仪器备有两种光源，即氘灯和碘钨灯，前者用于紫外光区，后者用于可见光区。

　　单色器通常由进光狭缝、出光狭缝、平行光装置、色散元件、聚焦透镜或反射镜等组成。色散元件有棱镜和光栅两种，棱镜多用天然石英或熔融硅石制成，对200～400nm波长光的色散能力很强，对600nm以上波长的光色散能力较差，棱镜色散所得的光谱为非匀排光谱。光栅系将反射或透射光经衍射而达到色散作用，故常称为衍射光栅，光栅光谱是按波长作线性排列，故为匀排光谱，双光束仪器多用光栅为色散元件。

　　检测器有光电管和光电倍增管两种。

　　紫外－可见分光光度计依据其结构和测量操作方式的不同可分为单光束和双光束分光光度计两类。单光束分光光度计有些仍为手工操作，即固定在某一波长，分别测量比较空白、样品或参比的透光率或吸光度，操作比较费时，用于绘制吸收光谱图时很不方便，但适用于单波长的含量测定。双光束分光光度计利用扇形镜交替切换光路使分成样品（S）和参比（R）两光束，并先后到达检测器，检测器信号经调制分离成两光路对应信号，信号的比值可直接用记录仪记录，双光束分光光度计操作简单，测量快速，自动化程度高，但作含量测定时，为求准确起见，仍宜用固定波长测量方式。

任务二　红外光谱鉴别法　🔲微课2

PPT

实例分析

　　实例　某制药企业生产一个批次头孢克洛，现取样送质检中心进行质量检验，其中一个检测项目为，用红外光谱法对该产品进行鉴别。

　　讨论　1. 用红外光谱法进行鉴别需要准备哪些仪器？

　　　　　　2. 红外光谱法有哪些常见的制样技术？

一、红外吸收光谱法

　　化合物受红外线辐射照射后，分子的振动和转动运动由较低能级向较高能级跃迁，从而导致对特定频率红外辐射的选择性吸收，形成特征性很强的红外吸收光谱，红外光谱又称振－转光谱。

习惯上，往往把红外区分为 3 个区域，即近红外区（12800～4000cm⁻¹，0.78～2.5μm），中红外区（4000～400cm⁻¹，2.5～25μm）和远红外区（400～10cm⁻¹，25～1000μm）。其中中红外区是药物分析中最常用的区域。红外吸收与物质浓度的关系在一定范围内服从于朗伯－比尔定律，因而它也是红外分光光度法定量的基础。

红外光谱法是一种专属性很强、应用较广的鉴别方法。主要用于组分单一、结构明确的原料药物，特别适合用其他方法不易区分的同类药物的鉴别。红外光谱在用于药物的鉴别时，主要比较供试品光谱与对照光谱的一致性，来判定两化合物是否为同一物质。

红外光谱法可以用于测定固体、液体或气体的化学结构，以固体最为常用，并且主要用于组成单一、结构明确的原料药鉴别，特别是结构复杂、相互之间差异较小、用化学方法或紫外－可见分光光度法不易区分的药物。《中国药典》收载的原料药几乎都采用红外光谱鉴别。

二、鉴别方法

红外光谱法鉴别药物可采用标准图谱对照法或对照品比较法。

1. 标准图谱对照法　是将供试品的红外吸收光谱与相应的标准红外光谱直接比对，比对时，一般先看最强峰，核对其吸收峰数目、位置（波数值）、峰形和相对强度是否一致，再核对中等强度的吸收峰和弱吸收峰是否对应，如不一致，应按光谱图中备注的方法或该药品正文项下规定的方法进行预处理以后，再行录制比对。如图 7－1 所示。

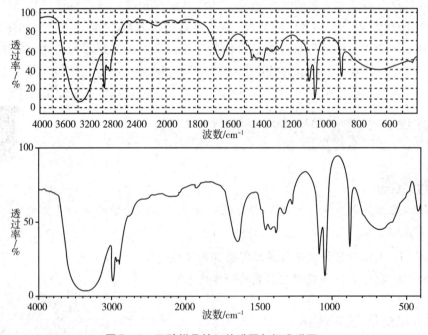

图 7－1　乙醇样品的红外谱图与标准谱图

2. 对照品比较法　是将供试品与相应的对照品在同样条件下绘制红外光谱图，直接对比是否一致。若供试品的光谱图与对照光谱图一致，通常可以判断两个化合物为同一物质；若光谱图不同，若不存在多晶现象或外界影响，则可判定为不同化合物。

三、制样技术

在红外鉴别中，通常采用的制样技术主要有压片法、糊法、膜法、溶液法、衰减全反射法和气体吸收池法等。

1. 压片法 取供试品 1~1.5mg，置玛瑙研钵中，加入干燥的溴化钾或氯化钾细粉 200~300mg（与供试品的比约为 200∶1）作为分散剂，充分研磨混匀，置于直径 13mm 的压片模具中，使铺展均匀，抽真空约 2 分钟，加压至 (0.8×10^6) kPa（8~10T/cm²），保持压力 2 分钟，撤去压力并放气后取出制成的供试片，目视检测，片子应呈透明状，其中样品分布应均匀，并无明显的颗粒状样品。亦可采用其他直径的压模制片，样品与分散剂的用量需做相应调整以制得浓度合适的片子。

2. 糊法 取供试品约 5mg，置玛瑙研钵中，粉碎研细后，滴加少量液状石蜡或其他适宜的糊剂，研成均匀的糊状物，取适量糊状物夹于两个窗片或空白溴化钾片（每片约 150mg）之间，作为供试片，另以溴化钾约 300mg 制成空白片作为补偿。亦可用专用装置夹持糊状物。

制备时应注意尽量使糊状样品在窗片间分布均匀。

3. 膜法 参照上述糊法所述的方法，将能形成薄膜的液体样品铺展于适宜的窗片中，使形成薄膜后测定。若为高分子聚合物，可先制成适宜厚度的高分子薄膜，直接置于样品光路中测定。熔点较低的固体样品可采用熔融成膜的方法制样。

4. 溶液法 将供试品溶于适宜的溶剂中，制成 1%~10% 浓度的溶液，灌入适宜厚度的液体池中测定。常用溶剂有四氯化碳、三氯甲烷、二硫化碳、己烷、环己烷及二氯乙烷等。选用溶液应在被测定区域中透明或仅有中至弱的吸收，且与样品间的相互作用应尽可能小。

5. 气体吸收池法 测定气体样品需使用气体吸收池，常用气体吸收池的光路长度为 10cm。通常先把气体吸收池抽空，然后充以适当压力（约 50mmHg）的供试品测定。也可用注射器向气体吸收池内注入适量的样品，待样品完全气化后测定。

6. 衰减全反射法（ATR） 取供试品适量，均匀地铺展在衰减全反射棱镜的底面上，使紧密接触，依法录制反射光谱图。本法适用于纤维、高分子聚合物等难粉碎的样品。

> **请你想一想**
>
> 1. 用压片法制样时所用的溴化钾有什么要求？
>
> 2. 红外光谱法鉴别药物时，对样品有什么要求？

实训十四 阿司匹林原料药的红外鉴别（压片法）

一、实训目的

1. 按要求完成阿司匹林原料药的红外鉴别。

2. 学会及时处理检验过程中出现的问题。

3. 学会正确填写检验记录。

二、鉴别依据

《中国药典》（2020 年版）二部。

【鉴别】本品的红外光吸收图谱应与对照的图谱（光谱集 5 图）一致。

三、试验准备

（1）器材准备　红外分光光度仪、玛瑙研钵、红外压片机、干燥器、烘箱。

（2）试剂准备　阿司匹林原料药、溴化钾。

四、操作步骤

1. 仪器准备　打开红外光谱仪，预热 30 分钟以上。

2. 空白片制备　称取已干燥光谱纯溴化钾 100 ~ 200mg，倒入玛瑙研钵中研细，将上述粉末倒入压片器中，压力到 10，压制成透明薄片。用目视检查应均匀，无明显颗粒，备用。

3. 样品片制备　分别称取 1 ~ 2mg 的阿司匹林原料药和 100 ~ 200mg 干燥的溴化钾，一并倒入玛瑙研钵中研细混匀。将上述混合物粉末倒入压片器中，压力到 10，压制成透明薄片。用目视检查应均匀，无明显颗粒，备用。

4. 上机扫描　将空白片和样品片分别放到红外光谱仪上测试，保存扫描图谱（图 7 - 2）。

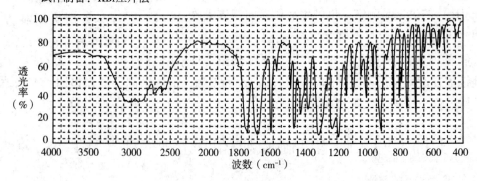

中文名：阿司匹林

英文名：Aspirin（Acetylsalicylic Acid）

分子式：$C_9H_8O_4$

试样制备：KBr 压片法

图 7 - 2　阿司匹林红外谱图

5. 与标准图谱比较，填写检验记录（表 7 – 3）记录结果，进行判断。

6. 清场，仪器、试剂归位，按照环保要求处理实验废弃物。

表 7 – 3　阿司匹林原料药红外鉴别原始检验记录

温度（℃）：　　　　　　　　　　　　相对湿度（%）：

检品名称		规格	
批号		生产单位	
检验项目			
检验依据			
仪器名称		仪器编号	

扫描次数：

操作步骤	1. 前处理 2. 试样制备方法　□压片法（□溴化钾　□氯化钾）□糊法　□膜法 　　□溶剂法：溶剂　　　　　池厚　　　　mm
实测结果	□红外光谱图与《药品红外光谱集》第（　　　）卷收载的红外光谱图基本一致。 □红外光谱图与　　　　　　　　　的红外光谱图基本一致。 附页
标准规定	红外光谱图应与对照的谱图（光谱集 450 图）一致。
结论	□符合规定　□不符合规定

检验者：　　　　　　　　　校对者：　　　　　　　　　审核者：
日期：　　　　　　　　　　日期：　　　　　　　　　　日期：

五、考核标准

按表 7 – 4 的标准对实训结果进行考核。

表 7 – 4　任务考核表

序号	考核内容	分值	考核方式			权重	得分
			自评 20%	组评 30%	师评 50%		
1	试液及玻璃仪器准备正确	10				0.10	
2	制片操作正确	10				0.10	
3	红外分光光度计的准备工作正确	20				0.20	
4	鉴别过程操作正确	40				0.40	
5	检验记录填写正确无误	10				0.10	
6	仪器、试剂归位，清场	10				0.10	
	合　　计	100					

六、测定注意事项

1. 红外实验室的室温应控制在 15 ~ 30℃，相对湿度应小于 65%，定期通风换气，供电电压和接地电阻应符合仪器说明书要求。

2. 空白对照物（空白盐片、溶剂或糊剂等），单光束仪器（常见的傅里叶变换红外仪）应先进行空白背景扫描，扫描供试品后扣除背景吸收，即得供试品光谱。

3. 供试品研磨应适度，通常以粒度 2 ~ 5μm 为宜。供试品过度研磨有时会导致晶格结构的破坏或晶型的转化。粒度不够细则易引起光散射能量损失，使整个光谱基线倾斜，甚至严重变形。

4. 压片法制成的片厚在 0.5mm 左右时，常可在光谱上观察到干涉条纹，对供试品光谱产生干扰。一般可将片厚调节至 0.5mm 以下即可减弱或避免。也可用金相砂纸将片稍微打毛以去除干扰。

5. 测定样品时的扫描速度应与波长校正的条件一致（快速扫描将使波长滞后）。制成图谱的最强吸收峰透光率应在 10% 以下，图谱的质量应符合《药品红外光谱集》的要求。

6. 压片模具等红外附件，使用完后应及时擦拭干净，必要时清洗并保存在干燥器中，以免锈蚀。

7. 使用预先印制标尺记录纸的色散型仪器，在制图时应注意记录笔在纸上纵横坐标的位置与仪器示值是否相符，以避免因图纸对准不良而引起的误差。

你知道吗

红外分光光度计

红外分光光度计是红外鉴别中最重要的仪器，分为色散型和傅里叶变换型两种。前者主要由光源、单色器（通常为光栅）、样品室、检测器、记录仪、控制和数据处理系统组成。以光栅为色散元件的红外分光光度计，以波数为线性刻度；以棱镜为色散元件的仪器，以波长为线性刻度。波数与波长的换算关系如下：

$$波数(cm^{-1}) = \frac{1}{波长(cm)}$$

傅里叶变换型红外光谱仪（简称 FT - IR）由光学台（包括光源、干涉仪、样品室和检测器）、记录装置和数据处理系统组成，由干涉图变为红外光谱需经快速傅里叶变换。该型仪器现已成为最常用的仪器之一。

目标检测

一、选择题

1. 紫外 - 可见光谱的波长在（　　）

　　A. 200 ~ 400nm　　　B. 400 ~ 760mm　　　C. 190 ~ 800nm　　　D. 200 ~ 1000nm

2. 紫外分光光度法测定药物时，样品吸光度一般应在（　　）

　　A. 0.1 ~ 1.0　　　　B. 0.3 ~ 0.7　　　　C. 0.3 ~ 0.8　　　　D. 0.1 ~ 0.5

3. 紫外 – 可见光分光光度计的结构组成为（　　）

　　A. 光源—吸收池—单色器—检测器—信号显示系统

　　B. 光源—单色器—吸收池—检测器—信号显示系统

　　C. 单色器—吸收池—光源—检测器—信号显示系统

　　D. 光源—吸收池—单色器—检测器

4. 吸收池透光率相差在（　　）以下者可配对使用，否则必须加以校正

　　A. 0.1%　　　　　B. 0.2%　　　　　C. 0.3%　　　　　D. 0.5%

5. 紫外 – 可见分光光度计的紫外区用到的光源是（　　）

　　A. 能斯特灯　　　　B. 硅碳棒　　　　C. 氘灯　　　　D. 钨灯

6. 红外光谱法中（　　）是药物分析中最常用的区域

　　A. 紫外光区　　　　B. 近红外区　　　　C. 中红外区　　　　D. 远红外区

7. 压片法在玛瑙研钵中，供试品与（　　）合在一起压片

　　A. 氯化钠　　　　B. 葡萄糖　　　　C. 溴化钠　　　　D. 溴化钾

8. 压片法制成的片厚在（　　）mm 左右时，常可在光谱上观察到干涉条纹，对供试品光谱产生干扰

　　A. 0.1　　　　　B. 0.3　　　　　C. 0.5　　　　　D. 1

9. 制成图谱的最强吸收峰透光率应在（　　）以下，图谱的质量应符合《药品红外光谱集》的要求

　　A. 50%　　　　　B. 10%　　　　　C. 1%　　　　　D. 5%

二、简答题

1. 常用的光谱鉴别法有哪两种？

2. 紫外光谱法鉴别药物的方法有哪几种？

3. 红外光谱法对环境有什么要求？

4. 简述红外分光光度计的结构？

书网融合……

　　e 微课1　　　　e 微课2　　　　自测题

项目八 药物的色谱鉴别

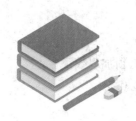

学习目标

知识要求

1. **掌握** 药物的色谱鉴别方法。
2. **熟悉** 色谱鉴别法的基本原理。

能力要求

1. 能按标准操作规程完成药物的色谱鉴别操作。
2. 能分析、处理药物鉴别过程中出现的问题。
3. 能对鉴别结果进行正确的判断，并规范填写检验记录。

色谱鉴别法是利用不同组分在不同色谱条件下，具有各自的特征色谱行为（如比移值 R_f 或保留时间等）进行鉴别。药物的色谱鉴别法主要包括薄层色谱法（TLC）、高效液相色谱法（HPLC）和气相色谱法（GC）。

任务一 薄层色谱鉴别法 ⓔ微课

PPT

实例分析

实例 某制药企业生产一个批次西咪替丁片，现取样送质检中心进行质量检验，其中一个检测项目为，用薄层色谱法对该产品进行鉴别。

讨论 1. 用薄层色谱法进行鉴别需要准备哪些仪器？
2. 常见的薄层色谱法有哪些步骤？

一、薄层色谱法

薄层色谱法是指将供试品溶液点于薄层板上，在展开容器内用展开剂展开，使供试品所含成分分离，所得色谱图与适宜的标准物质按同法所得的色谱图对比，亦可用薄层色谱扫描仪进行扫描。本法具有一定的分离功能，专属性较强，用于鉴别、检查及含量测定。薄层色谱法常用的鉴别方法包括下列四种。

1. 采用与供试品浓度相同的对照品溶液，在同一块薄层板上点样、展开与检视，供试品溶液所显主斑点的颜色（或荧光）与位置应与对照品溶液的主斑点一致，而且两者主斑点的大小与颜色深浅也大致相同。

2. 将供试品溶液与对照品溶液等体积混合，应显单一、紧密的斑点。

3. 选用与供试品化学结构相似的药物对照品溶液与供试品溶液的主斑点比较，两者位置应不同。

4. 将与供试品化学结构相似的药物对照品溶液与供试品溶液等体积混合，应显两个清晰分离的斑点。

当单独使用薄层色谱鉴别时，需进行色谱系统适用性试验，对斑点的比移值（R_f）、分离度（或分离效能）进行考察，必要时进行灵敏度考察。

二、仪器与材料

1. 薄层板

（1）自制薄层板　自制薄层板系指手工（或借助涂布器）将固定相涂布于玻璃板或其他适宜载板上使成为有一定厚度的均匀薄层。除另有规定外，玻璃板要求光滑、平整，洗净后不附水珠，晾干。最常用的固定相有硅胶 G、硅胶 GF_{254}、硅胶 H 和硅胶 HF_{254}，其次有硅藻土、硅藻土 G、氧化铝、氧化铝 G、微晶纤维素、微晶纤维素 F_{254}、烷基硅烷键合硅胶等。其颗粒大小一般要求粒径为 $5\sim40\mu m$。

（2）市售薄层板　分普通薄层板和高效薄层板，常用的有硅胶薄层板、硅胶 GF_{254} 薄层板、聚酰胺薄膜和铝基片薄层板等。高效薄层板的粒径一般为 $5\sim7\mu m$。如图 8-1 所示。

2. 点样器　点样器有手动、半自动或自动点样等方式，手动点样时一般采用微量注射器或定量毛细管，应能使点样位置正确、集中。

3. 展开容器　展开容器应使用适合薄层板大小的平底或双槽薄层色谱专用展开缸（图 8-2），并配有严密的盖子。水平展开时使用专用水平展开缸。

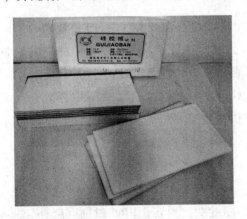

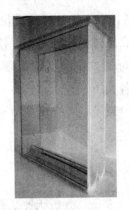

图 8-1　市售薄层板　　　　　　　图 8-2　展开缸

4. 显色剂　按各品种项下规定，可采用喷雾显色、浸渍显色或置适宜试剂（如碘、浓氨水、浓硫酸等）的蒸气中熏蒸显色，检出斑点。

5. 显色装置　喷雾显色可使用玻璃喷雾瓶或专用喷雾器，要求用压缩气体使显色剂呈均匀细雾状喷出；浸渍显色可用专用玻璃器皿或适宜的玻璃缸代替；蒸气熏蒸显色可用双槽玻璃缸或适宜大小的干燥器代替。

6. 检视装置　检视装置为装有可见光、短波紫外光（254nm）、长波紫外光（365nm）

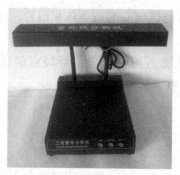

图 8 - 3　三用紫外灯

光源及相应滤光片的暗箱，可附加摄像设备供拍摄色谱图用，暗箱内光源应有足够的光照度。如图 8 - 3 所示。

> **请你想一想**
>
> 　　薄层色谱法检视的方法有哪些？样品展开前，为什么要进行预饱和？

实训十五　西咪替丁片的鉴别

一、实训目的

1. 按质量标准完成西咪替丁片的薄层鉴别。
2. 学会及时处理检验过程中出现的问题。
3. 学会正确填写检验记录。

二、鉴别依据

《中国药典》（2020 年版）二部。

【鉴别】取本品的细粉适量（约相当于西咪替丁 0.1g）加甲醇 10ml，振摇使西咪替丁溶解，滤过，作为供试品溶液；另取西咪替丁对照品，用甲醇制成每 1ml 中含西咪替丁 10mg 的溶液，作为对照品溶液。照薄层色谱法（通则 0502）试验，吸取上述两种溶液各 5μl，分别点于同一硅胶 G 薄层析上，以三氯甲烷 - 甲醇（5：1）为展开剂，展开、晾干，置碘蒸气中显色，供试品溶液所显主斑点的位置和颜色应与对照品溶液的主斑点一致。

三、试验准备

1. 器材准备　分析天平、研钵、称量纸、药匙、10ml 量筒、烧杯、漏斗、滤纸、量瓶、5μl 定量毛细管、电热鼓风箱、玻璃板、毛细管、量瓶、层析缸、碘缸。

2. 试剂准备　西咪替丁片、西咪替丁对照品、甲醇、三氯甲烷、硅胶 G、碘。

四、操作步骤

1. 薄层板的制备和活化

（1）将固定相（通常为硅胶粉）和水溶液 3：1 置于研钵中沿同一方向进行研磨，去除表面气泡后，置玻璃板上使涂布均匀，或倒入涂布器中，在玻璃板上平稳地移动涂布器进行涂布（厚度为 0.2～0.3mm）。

（2）取涂好的薄层板，置水平台上于室温下晾干后，在 110℃ 活化 30 分钟，即置有干燥剂的干燥器中备用。

2. 供试品制备　称取本品的细粉适量（约相当于西咪替丁 0.1g），加甲醇 10ml，振摇使西咪替丁溶解，滤过，滤液备用。

3. 对照品制备　取西咪替丁对照品，用甲醇制成每 1ml 中含西咪替丁 10mg 的溶液，作为对照品溶液，备用。

4. 展开剂配制　取三氯甲烷和甲醇，按 5∶1 的比例配制展开剂，倒入展开缸中，备用。

5. 点样　吸取上述两种溶液各 5μl，用点样器点样于薄层板上，一般为圆点，位置应正确、集中。点样基线距底边 1.0～1.5cm（高效薄层板一般为 0.8～1.0cm），样点直径为 2～4mm（高效薄层板为 1～2mm），点间距离可视斑点扩散情况以不影响检出为宜，一般为 1.0～2.0cm（高效薄层板可不小于 5mm）。点样时必须注意勿损伤薄层板表面。

6. 展开　将点好供试品的薄层板放入展开缸中，浸入展开剂的深度为距薄层板底边 0.5～1.0cm（切勿将样点浸入展开剂中），密封顶盖，待展开至适宜的距离（如 20cm 长的薄层板，展距一般为 10～15cm，高效薄层板展距一般为 5cm 左右），取出薄层板，晾干，按各品种项下的规定检测。

7. 显色与检视　将薄层板置于碘蒸气中显色，供试品溶液所显主斑点的位置和颜色应与对照品溶液的主斑点一致。

8. 清场　仪器、试剂归位，按环保要求处理实验废液。

9. 填写检验记录，如表 8-1 所示。

表 8-1　西咪替丁片鉴别的原始记录

温度（℃）：　　　　　　　　　相对湿度（%）：

检品名称		规格	
批号		生产单位	
检验项目			
检验依据			
仪器名称		仪器编号	
吸附剂：	薄层板规格：　　cm×　cm	点样量：　　μl	
展开剂：			
检视方法：			
操作步骤	（1）供试液的制备： （2）对照液的制备： 标准物质名称：　　　　　　　批号： 标准物质来源：		

续表

结果附图	
标准规定	
结论	□符合规定　□不符合规定

检验者：　　　　　　　　　校对者：　　　　　　　　　审核者：

日期：　　　　　　　　　　日期：　　　　　　　　　　日期：

五、考核标准

按表8-2的标准对实训结果进行考核。

表8-2　任务考核表

序号	考核内容	分值	考核方式			权重	得分
			自评 20%	组评 30%	师评 50%		
1	薄层板制备和活化操作正确	10				0.10	
2	供试品和对照品配制操作正确	10				0.10	
3	点样操作正确	20				0.20	
4	展开操作正确	20				0.20	
5	显色和检视操作正确	20				0.20	
6	检验记录填写正确无误	10				0.10	
7	仪器、试剂归位，清场	10				0.10	
	合　　计	100					

六、测定注意事项

1. 自制薄层板和商品薄层板在使用前均应进行活化，活化后的薄层板应立即置于有干燥剂的干燥器中保存。保存时间不宜过长，最好随用随制，放入干燥箱中保存仅作为临用前的一种过渡。

2. 薄层板使用前应检查其均匀度（可通过透射光和反射光检视），表面应均匀、平整、光滑，无麻点、无气泡、无破损、无污染。

3. 溶剂选择是否适当影响点样原点及分离后斑点的形状，一般应选择极性小的溶剂；只有在供试品极性较大，薄层板的活性较大时，才选择极性大的溶剂。除特殊情况外，试液的浓度要适宜，最好控制在使点样量不超过10μl（高效薄层板点样量不超过5μl）。

4. 薄层板上供试品容积的负荷量极为有限，普通薄层板的点样量最好在10μl以下，高效薄层板在5μl以下。点样量过多可造成原点"超载"，展开剂产生绕行现象，使斑点拖尾。点样速度要快，在空气中点样以不超过10分钟为宜，以减少薄层板和大气的平衡时间。点样时必须注意勿损坏薄层表面。待溶剂挥散后方可展开。

5. 实验环境的相对湿度和温度对薄层分离效果有着较大的影响（实验室一般要求相对湿度在65%以下为宜），因此应保持试验环境的相对恒定。对温、湿度敏感的品种必须按品种项下的规定，严格控制实验环境的温、湿度。

你知道吗

薄层板活化

薄层板活化是进行薄层鉴别非常重要的一步。那为什么要进行活化呢？薄层的活度大小是受大气相对湿度影响的，因为吸附剂表面能可逆地吸附水分，如果水分吸收得越多，活度就越低，就会影响分离效果。活化就是提高吸附剂活度的一个过程。加热的话就可以去除被吸收的水分，所以就可以增加吸附剂的活度了。

薄层活度并非越大越好，活度太大，会导致斑点的R_f偏小，一些R_f值比较靠近的斑点就有可能会分离不出来。

物质之所以可以在有吸附剂的薄层上分离，是因为其表面及孔隙的表面存在许多活性点，被吸附物质的量以及被吸附的牢度在恒定条件下取决于活性点的强度以及数目。活性点的强度及数目越大，吸附剂的活度就越高，吸附剂的保留能力就越强，被吸附物质的R_f值就越小，不同物质在吸附剂上被吸附的能力不同，所以才可以彼此分离。

任务二　高效液相色谱鉴别法

PPT

实例分析

实例　某制药企业生产一个批次甲硝唑片，现取样送质检中心进行质量检验，其中一个检测项目为，用HPLC法对该产品进行鉴别。

讨论　1. 用HPLC法进行鉴别需要准备哪些仪器？

2. HPLC法进行鉴别的主要参数是什么？

高效液相色谱法（HPLC）系采用高压输液泵将规定的流动相泵入装有填充剂的色谱柱，对供试品进行分离测定的色谱方法。注入的供试品，经进样阀注入，由流动相带入色谱柱内，各组分在柱内被分离，并依次进入检测器检测，由积分仪或数据处理系统记录和处理色谱信号，从而实现对试样进行分析。

高效液相色谱法具有适用范围广、分离能力强、灵敏度高等特点，可用于鉴别药物。一般规定，按供试品"含量测定"项下的高效液相色谱法操作条件进行试验，一般要求供试品和对照品色谱峰的保留时间应一致，如果为内标法时则要求供试品溶液和对照品溶液色谱图中待测组分峰保留时间与相应内标物保留时间的比值应一致。例如，《中国药典》（2020 年版）规定头孢克洛的高效液相色谱法鉴别试验（2）为："在含量测定项下记录的色谱图中，供试品溶液的主峰保留时间应与对照品主峰的保留时间一致"。

图 8 - 4 为香加皮中异香草醛、杠柳毒苷和 4 - 甲氧基水杨醛的图谱。

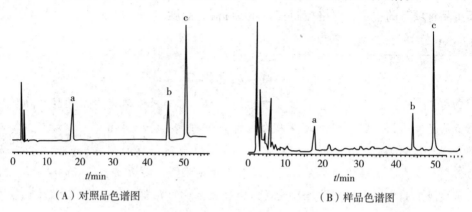

（A）对照品色谱图　　　　　　　　　　　（B）样品色谱图

图 8 - 4　HPLC 法中香加皮中异香草醛、杠柳毒苷和 4 - 甲氧基水杨醛的图谱

a. 异香草醛　b. 杠柳毒苷　c. 4 - 甲氧基水杨醛

请你想一想

高效液相色谱法鉴别药物的具体操作方法在什么项下会有具体方法？

实训十六　甲硝唑片的鉴别

一、实训目的

1. 按要求完成甲硝唑片的高效液相色谱鉴别。
2. 学会及时处理检验过程中出现的问题。
3. 学会正确填写检验记录。

二、鉴别依据

《中国药典》（2020 年版）二部。

【鉴别】在含量测定项下记录的色谱图中，供试品溶液主峰的保留时间与对照品溶液主峰的保留时间一致。

三、试验准备

1. 器材准备　分析天平、药匙、扁形称量瓶、研钵、量瓶、胶头滴管、烧杯、漏斗、滤纸、玻璃棒、高效液相色谱仪、滤膜等。

2. 试剂准备 甲硝唑片、甲硝唑对照品、甲醇（色谱纯）。

四、操作步骤

1. 制备流动相 甲醇 – 水（20∶80）。

2. 制备50%的甲醇溶液。

3. 制备供试品溶液 取本品20片，精密称定，研细，精密称取细粉适量（约相当于甲硝唑0.25g），置50ml量瓶中，加50%甲醇溶液适量，振摇使甲硝唑溶解，用50%甲醇溶液稀释至刻度，摇匀滤过，精密量取续滤液5ml，置100ml量瓶中，用流动相稀释至刻度，摇匀。

4. 制备对照品溶液 取甲硝唑对照品适量，精密称定，加流动相溶解并定量稀释制成每1ml中约含0.25mg的溶液。

5. 测定。用十八烷基硅烷键合硅胶为填充剂；以甲醇 – 水（20∶80）为流动相；检测波长为320nm；精密量取供试品溶液和对照品溶液各10μl注入液相色谱仪，记录色谱图。比较供试品溶液主峰的保留时间与对照品溶液主峰的保留时间是否一致。

6. 清场。仪器、试剂归位，按环保要求处理实验废液。

7. 填写检验记录（表8 – 3）。

表8 – 3 甲硝唑片的鉴别原始检验记录

温度（℃）： 相对湿度（%）：

检品名称		规格	
批号		生产单位	
检验项目			
检验依据			
仪器名称		仪器型号	
天平型号		天平编号	
色谱条件	填充剂	流动相	
	检测波长		
操作步骤	1. 制备供试品溶液 取本品20片，精密称定，研细，精密称取，置50ml量瓶中，加50%甲醇溶液适量，振摇使甲硝唑溶解，用50%甲醇溶液稀释至刻度，摇匀滤过，精密量取续滤液5ml，置100ml量瓶中，用流动相稀释至刻度，摇匀。 2. 制备对照品溶液 精密称定甲硝唑对照品，加流动相溶解并定量稀释制成每1ml中约含0.25mg的溶液。 3. 测定 精密量取供试品溶液和对照品溶液各10μl注入液相色谱仪，记录色谱图		
实测结果	附图 保留时间		
标准规定			
结论	□符合规定 □不符合规定		

检验者： 校对者： 审核者：
日期： 日期： 日期：

五、考核标准

按表 8-4 的标准对实训结果进行考核。

表 8-4 任务考核表

序号	考核内容	分值	考核方式			权重	得分
			自评20%	组评30%	师评50%		
1	流动相制备操作正确	10				0.10	
2	供试品和对照品配制操作正确	10				0.10	
3	高效液相色谱仪操作正确	20				0.20	
4	样品进样操作正确	20				0.20	
5	图谱对照操作正确	20				0.20	
6	检验记录填写正确无误	10				0.10	
7	仪器、试剂归位，清场	10				0.10	
	合　计	100					

六、测定注意事项

1. 流动相的制备与保存　用高纯度的试剂配制流动相，必要时照紫外-可见分光光度法进行溶剂检查，应符合要求；水应为新鲜制备的高纯水，可用超纯水器制得或用重蒸馏水。凡规定 pH 的流动相，应使用精密 pH 计进行调节，除另有规定外，偏差一般不超过 ±0.2pH 单位。配制好的流动相应通过适宜的 0.45μm（或 0.22μm）滤膜滤过，以除去杂质微粒。流动相用前必须脱气，否则容易在系统内逸出气泡，影响泵的工作、色谱柱的分离效率、检测器的灵敏度以及基线稳定性等。

流动相一般贮存于玻璃、聚四氟乙烯等容器内，不能贮存在塑料容器中。因许多有机溶剂如甲醇、乙腈等可浸出塑料表面的增塑剂，导致流动相受污染。贮存容器一定要盖严，以防止溶剂挥发引起组成变化，也防止氧和二氧化碳溶入流动相引起 pH 变化，对分离或分析结果带来误差。磷酸盐、醋酸盐缓冲液容易发霉变质，应尽量新鲜配制使用。如确需贮存，可在冰箱内冷藏，并在 3 天内使用，用前应重新滤过。

2. 溶液的配制与保存　除另有规定外，采用规定溶剂配制对照品溶液和供试品溶液，定量测定时，对照品溶液和供试品溶液均应分别配制两份。供试品溶液在注入液相色谱仪前，一般应经适宜 0.45μm（或 0.22μm）滤膜滤过，以减少对色谱系统产生污染或影响色谱分离。应根据试验要求和供试品的稳定性，设置待测溶液的贮存条件（如温度、遮光等）。

3. 色谱柱的使用与保存　根据实验要求和流动相的 pH 范围，参照色谱柱说明书，选用适宜的色谱柱。安装色谱柱时应使流动相流路的方向与色谱柱标签上箭头所示方向一致。除另有规定外，不宜反向使用，否则会导致色谱柱柱效明显降低，无法恢复。进样前，色谱柱应用流动相充分冲洗平衡。经色谱系统适用性试验测试，应符合要求。

色谱柱在使用过程中，应避免压力和温度的急剧变化及任何机械震动。温度的突然变化或者机械震动都会影响柱内固定相的填充状况；柱压的突然升高或降低也会冲动柱内填料，因此在调节流动相流速时应该缓慢进行。

试验结束后，可按色谱柱的使用说明书，对色谱柱进行冲洗和保存。

一般来讲，对于反相色谱柱，如使用缓冲液或含盐溶液作为流动相，在试验结束后，应用 10 倍柱体积（如 150mm 柱长，约 15ml）的低浓度的甲醇/乙腈 – 水溶液（10% ~ 20%）冲洗，使色谱柱内的盐完全溶解洗脱出，再用较高浓度的甲醇/乙腈 – 水溶液（50%）冲洗，最后用高浓度的甲醇/乙腈 – 水溶液（80% ~ 100%）冲洗，使色谱柱中的强吸附物质被冲洗出来。

如色谱柱需长期保存，反相柱可以贮存于甲醇或乙腈中，正相柱可以贮存于经脱水处理后的正己烷中，离子交换柱可以贮存于含 5% 甲醇或含 0.05% 叠氮化钠的水中，并将色谱柱两端密封，以免干燥，室温保存。

4. 梯度洗脱 梯度洗脱所用的溶剂纯度要求更高，以保证良好的重现性。要注意溶剂的互溶性，不相混溶的溶剂不能用作梯度洗脱的流动相。有些溶剂在一定比例内混溶，超出范围后就不互溶，使用时要注意。当有机溶剂和缓冲液混合时，还可能析出盐的晶体，尤其使用磷酸盐时须特别小心。

混合溶剂的黏度常随组成而变化，因而在梯度洗脱时常出现压力的变化。例如甲醇和水黏度都较小，当二者以相近比例混合时黏度增大很多，此时的柱压大约是甲醇或水为流动相时的两倍。因此要注意防止梯度洗脱过程中压力超过输液泵或色谱柱能承受的最大压力。

样品分析前必须进行空白梯度洗脱，以辨认溶剂杂质峰，如洗脱过程中基线漂移较大，亦可对色谱图进行空白扣除处理。

你知道吗

超高效液相色谱法（UPLC）

UPLC 的问世，使得药学工作者可以在更短的时间、更高的色谱分离度、更少的溶剂消耗下对样品进行分析测定。

与常规的 HPLC 相比，UPLC 具备许多优势：①通过性能卓越的小粒径色谱柱（UPLC 色谱柱通常采用 1.7μm 粒径填料，HPLC 色谱柱通常采用 5.0μm 粒径填料）增加单位长度内的理论板数，显著提高了色谱分离度，进而增加了分析通量。②UPLC 配备了高精确度的超高压输液泵和高灵敏度的检测器，系统硬件和软件的全面改善，使得 UPLC 能够承受更高的系统反压，大大提高了色谱峰容量、灵敏度、分析效率。③UPLC 中配备了低扩散、低交叉污染的自动进样系统，改善了小体积样品的重复性，在长期稳定性实验中，可获得良好的结果重现性，为复杂成分的分离、解析提供了良好的技术平台。

④UPLC 色谱柱能够耐受更高的柱温，使得药学工作者可以在更宽的温度范围内进行方法开发。⑤UPLC 的一些重要色谱参数均比 HPLC 有所改善，如分离时间缩短 10 倍，流动相消耗减少 5 倍，色谱峰容量增加 2 倍，灵敏度和理论板数提高 3 倍，分离度提升 1.7 倍，分析效率增加 10 倍等。

目标检测

一、选择题

1. 下列有关薄层色谱法概念不正确的是（　　）

　A. 薄层色谱法是在薄层板上进行的一种色谱法

　B. 薄层色谱法中使用的吸附剂不与欲分离物质和展开剂发生化学反应

　C. 吸附薄层色谱中吸附剂的颗粒度应比吸附柱色谱中的吸附剂颗粒度粗一些

　D. 薄层色谱法中用于定性分析的主要依据是各斑点的 R_f 值

2. 在高效液相色谱流程中，试样混合物在（　　）中被分离

　A. 检测器　　　　B. 记录器　　　　C. 色谱柱　　　　D. 进样器

3. 液相色谱流动相过滤必须使用以下何种粒径的过滤膜（　　）

　A. 0.45μm　　　B. 0.5μm　　　　C. 0.5μm　　　　D. 0.65μm

4. 液相色谱中通用型检测器是（　　）

　A. 紫外吸收检测器　　　　　　　　B. 示差折光检测器

　C. 热导池检测器　　　　　　　　　D. 氢焰检测器

5. 在高效液相色谱仪中保证流动相以稳定的速度流过色谱柱的部件是（　　）

　A. 储液器　　　B. 输液泵　　　　C. 检测器　　　　D. 温控装置

6. 高效液相色谱分析用标准溶液的配制一般使用（　　）水

　A. 纯化水　　　B. 注射用水　　　C. 超纯水　　　　D. 自来水

7. 高效液相色谱仪中高压输液系统不包括（　　）

　A. 贮液器　　　　　　　　　　　　B. 高压输液泵

　C. 进样器　　　　　　　　　　　　D. 梯度洗脱装置

二、填空题

1. 市售薄层板分（　　）和（　　），常用的有硅胶薄层板、硅胶 GF254 薄层板、聚酰胺薄膜和铝基片薄层板等。

2. 薄层色谱法吸附剂的颗粒大小一般要求粒径为（　　）。

3. 市售薄层板临用前一般应在（　　）℃活化（　　）分钟。聚酰胺薄膜不需活化。

三、判断题

1. 高效液相色谱流动相过滤效果不好，可引起色谱柱堵塞。　　　　　　　　　（　　）

2. 高效液相色谱仪长期不用时必须保证泵系统内充满甲醇。　　　　　（　　）

3. 基线噪音和漂移是检测器稳定性的主要技术指标。　　　　　　　　（　　）

4. 高效液相色谱仪的色谱柱可以不用恒温箱，一般可在室温下操作。　（　　）

5. 紫外－可见光检测器是利用某些溶质在受紫外光激发后，能发射可见光的性质来进行检测的。　　　　　　　　　　　　　　　　　　　　　　　　　（　　）

6. 在高效液相色谱仪使用过程中，所有溶剂在使用前必须脱气。　　　（　　）

7. 填充好的色谱柱在安装到仪器上时是没有前后方向差异的。　　　　（　　）

8. 保护柱是在安装在进样环与分析柱之间的，对分析柱起保护作用，内装有与分析柱不同的固定相。　　　　　　　　　　　　　　　　　　　　　　　　（　　）

9. 检测器、泵和色谱柱是组成高效液相色谱仪的三大关键部件。　　　（　　）

四、简答题

1. 简述薄层色谱法的点样要求。

2. 为什么液相色谱的流动相进入柱子前需要进行过滤、脱气?

书网融合……

微课

自测题

模块四

药物的检查

药物的纯度是指药物的纯净程度，而药物中的杂质是影响药品纯度的重要因素，故药物的杂质检查又被称为纯度检查。如果药物中所含的杂质超出质量标准规定的要求，就可能使药物的外观性状发生变化，从而影响药品的稳定性，使活性降低，甚至毒副作用增强。例如，青霉素类药物其代谢产物与体内蛋白质或多肽的结合产物构成完全抗原，可引发过敏反应甚至过敏性休克。盐酸哌替啶在合成过程中可能出现的杂质1-甲基-4-苯基1，2，3，6-四氢吡啶（MPTP），经研究表明其具有较强的神经毒性，可引起震颤，导致阿尔茨海默病（帕金森症）。因此，对药物的杂质进行检查可以保证药物的质量和临床用药的安全、有效。

在药物制剂的质量标准中，除了进行杂质检查以外，还需要检查是否达到了制剂方面的有关要求，如重量差异、崩解时限、含量均匀度等特性检查。

项目九 药物的杂质

学习目标

知识要求

1. **掌握** 杂质的概念、来源、分类、杂质限量的定义。
2. **熟悉** 杂质限量的计算。

能力要求

能按要求完成进行杂质限量的计算。

药物的杂质是指药物中存在的无治疗作用或影响药物的稳定性和疗效甚至对人体健康有害的物质。这些物质的存在不仅影响药物的质量，而且还可以反映出生产贮藏过程中存在的问题。对药物所含杂质进行检查既可保证用药的安全、有效，同时也为生产、流通过程的质量保证和企业管理的考核提供依据。

任务一 杂质的来源及分类 微课1

PPT

实例分析

实例 某制药厂生产一批阿司匹林原料药，现取样送质检部进行质量检验，检查项目包括：溶液的澄清度、游离水杨酸、易炭化物、有关物质、干燥失重、炽灼残渣和重金属。

讨论 1. 游离水杨酸杂质是如何引入的？
2. 以上检查项目中哪些属于特殊杂质的检查项目？

一、杂质的来源

药物杂质的来源主要有两个方面：一是生产过程中引入；二是贮藏过程中受外界条件的影响，引起药物理化特性发生变化而产生。

1. 生产过程引入的杂质 在药物的生产过程中，未反应完全的起始原料，反应的中间体、副产物如果未能完全去除，就会成为产品中的杂质。如阿司匹林由水杨酸乙酰化制得，在合成药物时，乙酰化反应不完全会使得产品引入起始原料水杨酸杂质。在药物生产过程中，常用到溶剂、试剂，若不能完全除去，会引入相关杂质。如使用酸性或碱性试剂处理后，可能使产品中带有酸性或碱性杂质；用有机溶剂提取或精制后，在产品中可能存在残留溶剂，由于残留溶剂会对人体或环境产生危害，因此需对其进行严格控制。药物在制成制剂时，有可能会产生新杂质。药物生产中使用的设备、器皿或工具可能会引入铅、砷、铁、铜等金属杂质。

2. 贮藏过程中引入的杂质　在药物的贮藏过程中，会受外界条件如温度、湿度、日光、空气及微生物的作用，使药物发生水解、氧化、分解、异构化、晶型转变、聚合、潮解、发霉而产生有关杂质。水解反应是药物最容易发生的变质反应。苷类、酯类、酰脲类及酰胺类结构的药物在水分存在下容易水解。如对乙酰氨基酚结构中具有酰胺键结构，露置在潮湿的空气中会水解，遇酸、碱会加速水解，生成对氨基酚，毒性较大，能进一步氧化成有色的醌型化合物。麻醉乙醚在日光、空气及水分作用下，易氧化分解为醛及有毒的过氧化物。在温度、光照等因素的影响下，还可使一些药物产生异构化反应。在水分、温度适宜的条件下，微生物能使某些药物变质。因此应严格控制药品的贮藏条件，以保障药品的安全、有效。

二、杂质的分类

请你想一想

药物中的杂质是什么？
药物杂质检查有什么意义？

药物中的杂质按来源可分为一般杂质和特殊杂质。一般杂质是指在自然界中分布较广泛，在多种药物的生产和贮藏过程中容易引入的杂质，如氯化物、硫酸盐、铁盐、重金属、砷盐等。特殊杂质是指在药物的生产和贮藏过程中，根据药物的性质和生产工艺而引入的杂质。这类杂质随药物的不同而不同，如阿司匹林中的游离水杨酸，甲硝唑中的 2 - 甲基 - 5 - 硝基咪唑等。

按其毒性可分为信号杂质和有害杂质，信号杂质（如氯化物、硫酸盐等）本身一般无害，但其含量的多少可反映出药物的纯度水平，如果药物中信号杂质含量过多，表明药物的纯度差，提示该药物的生产工艺不合理或生产过程存在问题。有害杂质（如重金属、砷盐）对人体有毒害或影响药物的稳定性，在质量标准中应严格加以控制，以保证用药安全。

按其化学性质可分为无机杂质、有机杂质和有机挥发性杂质（残留溶剂）。无机杂质主要来源于生产过程中涉及的无机物质，如重金属、其他残留金属、反应试剂、催化剂、活性炭等。有机杂质来源于合成药物时未反应完全的原料、中间体、副产物、降解产物等，即有关物质。药品中的残留溶剂是指在原料药或辅料的生产中，以及在制剂制备过程中使用的，但在工艺过程中未能完全去除的有机溶剂。

你知道吗

ICH 中的杂质指导原则

ICH，又称人用药品注册技术要求国际协调会议，其目的：协调各国的药品注册技术要求，使药品生产厂家能够应用统一的注册资料，提高新药研发、注册、上市的效率。ICH 的论题主要分为四类，即"Q""S""E""M"四类论题，其中有关于杂质的指导原则包括：原料药、制剂杂质研究指导原则（ICH Q3A，ICH Q3B）、残留溶剂研究指导原则（ICH Q3C）和元素杂质研究指导原则（ICH Q3D），主要用于指导创新药申请中的杂质研究。目前，ICH有关杂质控制的基本理念不仅在创新药的研发中，而且在各国药典的修订中被国际社会广泛接受，其本身也不断完善。

任务二 杂质限量及计算

微课2

PPT

实例分析

实例 某制药厂生产一批葡萄糖药物，现取样送质检部进行质量检验，其中有一个项目是氯化物的检查：取本品0.60g，依法检查（通则0801），与标准氯化钠溶液6.0ml制成的对照液比较，不得更浓（0.01%）

讨论 1. 葡萄糖中氯化物的杂质限量是多少？

2. 采用什么方法进行限量检查？

一、杂质的限量检查

从药物中杂质产生的影响来考虑，杂质的含量越少越好，但若要将杂质完全除去，势必造成生产上操作处理的困难，增加生产成本，降低收效，在经济上加重患者的负担。另一方面要除尽杂质，对药物的效用、贮存、调剂上也没有必要，而且也不能完全除尽杂质。药物的纯度是相对的，在保证药物的质量可控和使用安全的前提下，综合考虑药物生产的可行性与产品的稳定性，通常均允许药物中含有一定量的杂质。

杂质的限量是指药物中所含杂质的最大允许量，通常用百分之几或百万分之几（ppm）来表示。药典规定的杂质检查主要为限量检查。检查时，一般不需测出杂质的准确含量，只要杂质的含量控制在限量范围内，即为合格。

药物中杂质的限量控制有三种方法：对照法、灵敏度法和比较法。其中，对照法应用广泛。

1. 对照法 系指取一定量被测杂质的纯物质或对照品配成的标准溶液，与一定量供试品配成的供试液经同样处理后，比较二者的反应结果，从而确定所含杂质是否超过限量规定。使用此类方法时，需注意平行原则，供试品溶液和标准溶液应在完全相同的条件下反应，如加入的试剂、反应的温度、放置的时间等均应相同。只有这样，反应的结果才有可比性。见图9-1。

2. 灵敏度法 即在供试品溶液中加入一定量试剂，在一定条件下反应，观察有无正反应出现，以不出现正反应为合格，即以该检测条件下反应的灵敏度来控制杂质限量。如纯化水中氯化物的检查是在50ml样品中加入稀硝酸和硝酸银试液，

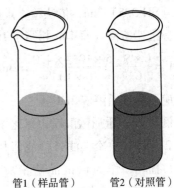

管1（样品管）　管2（对照管）

图9-1 杂质限量检查示意图

不得发生浑浊。本法不需对照品。

3. 比较法　是对某些测定数值（如 pH、炽灼残渣量、干燥失重量、吸收度等）要求不得超过其限量值或范围。如检查肾上腺素的酮体，取本品，加盐酸溶液（9→2000）制成每 1ml 中含 2.0mg 的溶液，照紫外 - 可见分光光度法在 310nm 的波长处测定，吸光度不得过 0.05。

二、杂质限量计算

根据定义，药物中杂质的限量可按照下式进行计算：

$$杂质限量 = \frac{允许杂质存在的最大量}{供试品量} \times 100\%$$

供试品（S）中允许杂质存在的最大量可用标准溶液的所含杂质对照品的量，即标准溶液的体积（V）与其浓度（C）的乘积来表达，因此杂质限量为（L）的计算式为：

$$杂质限量 = \frac{标准溶液的浓度 \times 标准溶液的体积}{供试品量} \times 100\%$$

$$L = \frac{C \times V}{S} \times 100\%$$

根据公式可计算出药物中杂质的限量或供试品的取用量（g 或 ml）或标准溶液的取用量（ml）。

例 9 - 1：枸橼酸钠中的氯化物的检查：取枸橼酸钠 0.60g，依法检查（通则 0801），与标准氯化钠溶液（10μg Cl/ml）6.0ml 制成的对照液比较，不得更浓，试计算枸橼酸钠中氯化物的限量是多少？

$$L = \frac{C \times V}{S} \times 100\% = \frac{10 \times 10^{-6} \times 6.0}{0.6} \times 100\% = 0.01\%$$

枸橼酸钠中氯化物的限量为 0.01%。

例 9 - 2：葡萄糖中重金属的检查：取葡萄糖 4.0g，加水 23ml 溶解后，加醋酸盐缓冲液（pH 3.5）2ml，依法检查重金属（通则 0801），含重金属不得过百万分之五。问应取标准铅溶液（每 1ml 相当于 10μg 的 Pb）多少毫升？

$$V = \frac{L \times S}{C} = \frac{5 \times 10^{-6} \times 4.0}{10 \times 10^{-6}} = 2ml$$

应取标准铅溶液 2ml。

例 9 - 3：重质碳酸镁中氯化物的检查：取本品 5.0g，加水 20ml 与醋酸 30ml 溶解，煮沸 2 分钟，放冷，滤过，滤渣用稀醋酸洗涤，合并洗液与滤液，用稀醋酸稀释至 50ml，摇匀，作为供试品溶液。精密量取 2ml，加水使成 25ml，依法检查（通则 0801），与标准氯化钠溶液（10μg Cl/ml）7.0ml 制成的对照液比较，不得更浓。试计算氯化物的限量是多少？

$$L = \frac{C \times V}{S} \times 100\% = \frac{10 \times 10^{-6} \times 7.0}{5 \times \frac{2}{50}} \times 100\% = 0.035\%$$

重质碳酸镁中氯化物的限量为 0.035%。

例 9 – 4：检查氯化钠中的砷盐时，规定取供试品若干，加水 23ml 溶解后，加醋酸 5ml，依法检查，应符合规定，要求砷量不得超过 0.00004%。该法规定取标准砷溶液 2.0ml 制备标准砷斑。问应取供试品多少克？

$$S = \frac{C \times V}{L} = \frac{1 \times 10^{-6} \times 2.0}{4 \times 10^{-7}} = 5.0g$$

应取供试品 5.0g。

你知道吗

杂质谱

杂质谱包括药物中所有杂质的种类、含量、来源及结构等信息。通过杂质谱分析较为全面地掌握产品中杂质概貌（包括来源和结构）；有针对性地选择合适的分析方法，以确保杂质的有效检出和确认；跟踪杂质谱对安全性试验或临床试验结果产生的影响，评估杂质的可接受水平；结合规模化生产时杂质谱的变化，评估杂质安全性风险，确立安全的杂质控制水平。

目标检测

一、选择题

（一）单选题

1. 药物的杂质限量是指（　　）
   - A. 杂质的检查量
   - B. 杂质的最小允许量
   - C. 杂质的最大允许量
   - D. 杂质的合适含量

2. 药物纯度合格是指（　　）
   - A. 含量符合药典的规定
   - B. 符合分析纯的规定
   - C. 绝对不存在杂质
   - D. 不超过该药杂质限量的规定

3. 取葡萄糖 2.0g，加水溶解后，依法检查铁盐，如显色与标准溶液 3ml（10μg/ml）比较，不得更深，铁盐限量为（　　）
   - A. 0.01%　　　B. 0.001%　　　C. 0.0005%　　　D. 0.0015%

4. 药物的杂质检查是表明药物纯度的一个主要方面，所以药物的杂质检查也可称为（　　）
   - A. 纯度检查
   - B. 杂质含量检查
   - C. 质量检查
   - D. 安全性检查

5. 研究药物中的信号杂质，可以用于（　　　）

　　A. 确保药物的稳定性　　　　　　B. 确保用药安全性

　　C. 评价生产工艺合理性　　　　　D. 评价药物有效性

（二）多选题

1. 药物中的杂质，按来源可分为（　　　）

　　A. 一般杂质　　　B. 有关杂质　　　C. 特殊杂质　　　D. 理化杂质

2. 药物中杂质限量的控制方法有（　　　）

　　A. 滴定法　　　　B. 对照法　　　　C. 灵敏度法　　　　D. 比较法

3. 药物中的杂质主要来源于（　　　）

　　A. 临床应用过程　　　　　　　　B. 体内代谢过程

　　C. 贮藏过程　　　　　　　　　　D. 生产过程

二、计算题

1. 检查维生素 C 中重金属，若取样量为 1.0g，加水溶解成 25ml，依法检查（通则 0821 第一法），要求含重金属不得超过百万分之十，问应取标准铅溶液（0.01mg Pb/ml）多少毫升？

2. 检查对乙酰氨基酚中的氯化物，取本品 2.0g，加水 100ml，加热溶解后，冷却，滤过，取滤液 25ml，依法检查（通则 0801），所发生的浑浊与标准氯化钠溶液 5.0ml 制成的对照液比较，不得更浓。试计算氯化物的限量是多少？

三、思考题

1. 杂质超过限量有什么害处？

2. 杂质的主要来源都有哪些？请举例说明。

书网融合……

　　　微课1　　　　　　微课2　　　　　自测题

项目十 药物的限量检查

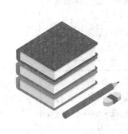

学习目标

知识要求

1. **掌握** 一般杂质的检查方法和原理。

2. **熟悉** 药物的限量检查项目和方法。

能力要求

能按质量标准要求进行药物的限量检查，并规范填写检验记录表。

检查药物中存在的微量杂质，首要的问题就是要选择专属性强的方法，使药物对其所含微量杂质的检测也不产生干扰。所以药物中杂质的检查主要是依据药物与杂质在物理性质或化学性质上的差异来进行。药物与杂质在物理性质上的差异，主要指药物与杂质在外观性状、分配或吸附以及对光的吸收等性质的差别；在化学性质上的差异，主要指药物与杂质对某一化学反应的差别，一般是杂质与试剂反应，而药物不反应。根据杂质的控制要求，可以进行限量检查或者杂质含量测定。以下主要介绍杂质的限量检查。

任务一 氯化物检查法

微课1

PPT

实例分析

实例 某原料药生产企业生产一个批次葡萄糖原料药，现取样送质检中心进行质量检验，其中一个检测项目为，检查该产品的杂质氯化物。

讨论 1. 氯化物检查需要准备哪些仪器和试剂？

　　　 2. 如何根据检测结果判断药品是否符合规定？

　　　 3. 除了氯化物外，葡萄糖还需要检查哪些一般杂质？

药物的生产过程中，常常要用到盐酸，或原料、中间体呈盐酸盐等，因此氯化物极易被引入到药物中。氯化物对人体虽然无害，但它的量可以反映出药物的纯净程度及生产过程是否正常。因此作为信号杂质，氯化物在很多药物中需要检查。

一、检查原理

《中国药典》（2020 年版通则 0801）对氯化物的检查采用比浊法。本法利用在硝酸酸性下，氯化物和硝酸银试液作用生成氯化银浑浊，与一定量的标准氯化钠液（每 1ml 相当于 10μg 的 Cl）在同样条件下产生的浑浊比较，以检查药物中所含氯化物是否超过限量。

$$Ag^+ + Cl^- \rightarrow AgCl\downarrow （白色浑浊）$$

二、检查流程

氯化物的检查流程可如图 10-1 所示。

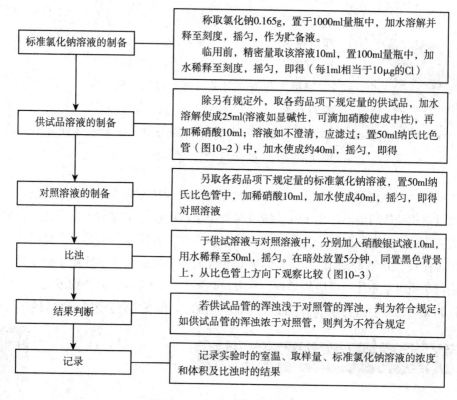

标准氯化钠溶液的制备	称取氯化钠0.165g，置于1000ml量瓶中，加水溶解并释至刻度，摇匀，作为贮备液。 临用前，精密量取该溶液10ml，置100ml量瓶中，加水稀释至刻度，摇匀，即得（每1ml相当于10μg的Cl）
供试品溶液的制备	除另有规定外，取各药品项下规定量的供试品，加水溶解使成25ml(溶液如显碱性，可滴加硝酸使成中性)；再加稀硝酸10ml；溶液如不澄清，应滤过；置50ml纳氏比色管（图10-2）中，加水使约40ml，摇匀，即得
对照溶液的制备	另取各药品项下规定量的标准氯化钠溶液，置50ml纳氏比色管中，加稀硝酸10ml，加水使成40ml，摇匀，即得对照溶液
比浊	于供试溶液与对照溶液中，分别加入硝酸银试液1.0ml，用水稀释至50ml，摇匀。在暗处放置5分钟，同置黑色背景上，从比色管上方向下观察比较（图10-3）
结果判断	若供试品管的浑浊浅于对照管的浑浊，判为符合规定；如供试品管的浑浊浓于对照管，则判为不符合规定
记录	记录实验时的室温、取样量、标准氯化钠溶液的浓度和体积及比浊时的结果

图 10-1　氯化钠的检查流程图

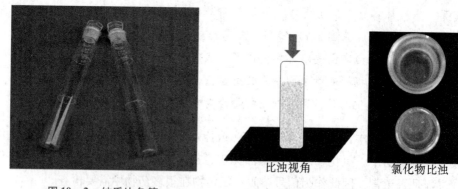

图 10-2　纳氏比色管

比浊视角　　氯化物比浊

图 10-3　结果观察方法

请你想一想

氯化物检查中，所加的各种试液，哪些需要精密量取？加入稀硝酸的目的是什么？

纳氏比色管用后应立即用水冲洗，可以用毛刷刷洗吗？

实训十七 葡萄糖中氯化物的检查 📱微课1

一、实训目的

1. 掌握氯化物检查的原理、操作方法及限量计算方法。
2. 熟悉药物中一般杂质检查的目的和意义。
3. 学会记录和判定。

二、检查依据

《中国药典》（2020年版）二部。

【检查】氯化物 取本品0.60g，依法检查（通则0801），与标准氯化钠溶液6.0ml制成的对照液比较，不得更浓（0.01%）。

三、检查准备

1. **器材准备** 电子分析天平、称量纸、纳氏比色管、移液管。
2. **试剂准备** 葡萄糖、稀硝酸、标准氯化钠溶液、硝酸银试液。

四、操作步骤

1. **供试品溶液的制备** 取本品0.60g，加水溶解使成25ml，再加稀硝酸10ml；溶液如不澄清，应滤过，置50ml纳氏比色管中，加水使成约40ml，摇匀，即得供试品溶液。

2. **标准品溶液的制备** 另取标准氯化钠溶液6.0ml，置另一50ml纳氏比色管中，加稀硝酸10ml，加水使成40ml，摇匀，即得对照溶液。

3. **比浊** 于供试溶液与对照溶液中，分别加入硝酸银试液1.0ml，用水稀释使成50ml，摇匀，在暗处放置5分钟。

4. **观察判断** 同置黑色背景上，从比色管上方向下观察、比较。

5. **清场** 仪器、试剂归位，实验废弃物分类处理。

6. 填写检验记录（表10-1）。

表10-1 葡萄糖中氯化物的检查记录

温度（℃）：　　　　　　　　　　　　相对湿度（%）：

检品名称		规格	
批号		生产单位	
检验项目			
检验依据			

续表

操作步骤	
实测结果	
标准规定	
结论	□符合规定　□不符合规定

检验者：　　　　　　　　　校对者：　　　　　　　　　审核者：
日期：　　　　　　　　　　日期：　　　　　　　　　　日期：

五、考核标准

按表 10-2 的标准对实训结果进行考核。

表 10-2　任务考核表

序号	考核内容	分值	考核方式			权重	得分
			自评 20%	组评 30%	师评 50%		
1	供试品溶液制备操作正确	10				0.10	
2	对照品溶液制备操作正确	20				0.20	
3	氯化物检查操作正确	50				0.50	
4	检验记录填写正确无误	10				0.10	
5	仪器、试剂归位，清场	10				0.10	
	合　计	100					

六、注意事项

1. 供试品管和对照液管的操作应遵守平行原则，操作同时进行，加入试剂顺序一致。如先制成 40ml 水溶液，再加入硝酸银试液 1.0ml，以免在较高浓度的氯化物下局部产生浑浊，影响比浊。

2. 操作中加入硝酸是为了去除 CO_3^{2-}、PO_4^{3-}、SO_3^{2-} 等杂质的干扰，同时还可以加速氯化银沉淀的生成并产生较好的乳浊，提高检查的准确度。

3. 加入硝酸银试液后，应充分摇匀，以防止局部过浓而影响比浊，氯化银生成反应需要时间，为了避免光线使单质银析出，应在暗处放置 5 分钟。

4. 标准 NaCl 溶液 1ml 相当于 $10\mu g$ 的 Cl，50ml 溶液中含 $50\sim80\mu g$ 的 Cl 所显浑浊梯度明显，相当于标准 NaCl 溶液 $5\sim8$ ml。

5. 检查药物中的无机氯杂质，水溶性药物用水溶解后直接检查；不溶于水的药物，多数采用加水振摇，使所含氯化物溶解，滤除不溶物或加热溶解供试品，放冷后析出沉淀，滤过，取滤液检查；或在稀乙醇或丙醇等溶剂中溶解后依法检查。

6. 检查有机氯杂质，可根据有机氯杂质结构，选择适宜的有机破坏方法，使有机氯转变为无机氯化物后，再依法检查。

你知道吗

纳氏比色管

纳氏比色管是比色管的一种，又称奈斯勒比色管，英文为 Nessler glasses（tube）。一般的比色管分为有塞子和无塞子两种，纳氏比色管即是无塞子的比色管。常见的规格有 10ml、25ml、50ml 等。在使用纳氏比色管进行杂质限量检查时，应选用配对、无色、直径大小相等、刻度高低一致的纳氏比色管，纳氏比色管用后应立即用水冲洗，不应用毛刷洗，以免出现条痕损伤比色管。

任务二　硫酸盐检查法　📱微课2

PPT

实例分析

实例　葡萄糖硫酸盐的检查：取本品 2.0g，依法检查（通则 0802），与标准硫酸钾溶液 2.0ml 制成的对照液比较，不得更浓（0.01%）。

讨论　1. 硫酸盐检查需要准备哪些仪器和试剂？

　　　　2. 检验过程中有哪些注意事项？

　　　　3. 如何根据检测结果判断药品是否符合规定？

硫酸盐也是一种广泛存在于自然界中的信号杂质，硫酸盐检查是检查药物中的 SO_4^{2-}。

一、检查原理

《中国药典》（通则 0802）采用比浊法检查硫酸盐。利用在盐酸酸性下，硫酸盐与氯化钡试液作用生成硫酸钡浑浊，与一定量的标准硫酸钾溶液（每 1ml 相当于 $100\mu g$ 的 SO_4^{2-}）在同样条件下产生的浑浊比较，以检查药物中硫酸盐是否超过限量。

$$Ba^{2+} + SO_4^{2-} \rightarrow BaSO_4\downarrow \text{（白色浑浊）}$$

二、检查流程

硫酸盐检查法的流程如图 10 - 4 所示。

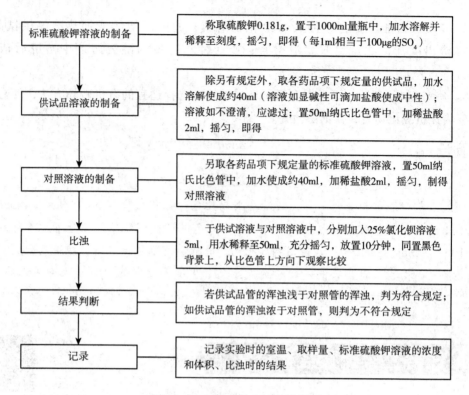

标准硫酸钾溶液的制备	称取硫酸钾0.181g，置于1000ml量瓶中，加水溶解并稀释至刻度，摇匀，即得（每1ml相当于100μg的SO_4）
供试品溶液的制备	除另有规定外，取各药品项下规定量的供试品，加水溶解使成约40ml（溶液如显碱性可滴加盐酸使成中性）；溶液如不澄清，应滤过；置50ml纳氏比色管中，加稀盐酸2ml，摇匀，即得
对照溶液的制备	另取各药品项下规定量的标准硫酸钾溶液，置50ml纳氏比色管中，加水使成约40ml，加稀盐酸2ml，摇匀，制得对照溶液
比浊	于供试溶液与对照溶液中，分别加入25%氯化钡溶液5ml，用水稀释至50ml，充分摇匀，放置10分钟，同置黑色背景上，从比色管上方向下观察比较
结果判断	若供试品管的浑浊浅于对照管的浑浊，判为符合规定；如供试品管的浑浊浓于对照管，则判为不符合规定
记录	记录实验时的室温、取样量、标准硫酸钾溶液的浓度和体积、比浊时的结果

图 10 - 4　硫酸盐检查法的流程图

请你想一想

氯化物检查中，所加的各种试液，哪些需要精密量取？加入稀盐酸的目的是什么？硫酸盐检查中，供试液和对照液中分别加入25%氯化钡溶液5ml，用水稀释至50ml，摇匀后，为何放置10分钟后再比较结果？

实训十八　葡萄糖中硫酸盐的检查　微课2

一、实训目的

1. 掌握硫酸盐检查的原理、操作方法及限量计算方法。
2. 熟悉药物中一般杂质检查的目的和意义。
3. 学会记录和判定。

二、检查依据

《中国药典》（2020年版）二部。

【检查】硫酸盐　取本品2.0g，依法检查（通则0802），与标准硫酸钾溶液2.0ml制成的对照液比较，不得更浓（0.01%）。

三、检查准备

1. 器材准备 电子分析天平、称量纸、纳氏比色管、移液管。

2. 试剂准备 葡萄糖、稀盐酸、标准硫酸钾溶液、25% 氯化钡溶液。

四、操作步骤

1. 供试品溶液的制备 取本品 2.0g，加水溶解使成约 40ml，溶液如不澄清，应滤过，置 50ml 纳氏比色管中，加稀盐酸 2ml，摇匀，即得。

2. 标准品溶液的制备 另取标准硫酸钾溶液 2.0ml，置 50ml 纳氏比色管中，加水使成约 40ml，加稀盐酸 2ml，摇匀，即得。

3. 比浊 于供试溶液与对照溶液中，分别加入 25% 氯化钡溶液 5ml，加水稀释使成 50ml。充分摇匀，放置 10 分钟。

4. 观察判断 同置黑色背景上，从比色管上方向下观察、比较。

5. 清场 仪器、试剂归位，实验废弃物分类处理。

6. 填写检验记录（表 10 - 1）。

五、考核标准

按表 10 - 3 的标准对实训结果进行考核。

表 10 - 3 任务考核表

序号	考核内容	分值	考核方式			权重	得分
			自评 20%	组评 30%	师评 50%		
1	供试品溶液制备操作正确	10				0.10	
2	对照品溶液制备操作正确	20				0.20	
3	硫酸盐检查操作正确	50				0.50	
4	检验记录填写正确无误	10				0.10	
5	仪器、试剂归位，清场	10				0.10	
	合 计	100					

六、注意事项

1. 供试液中加入盐酸使成酸性，可防止 CO_3^{2-}、PO_4^{3-} 等干扰测定，但溶液的酸度会影响硫酸钡的溶解度，因此加入稀盐酸的量以 50ml 溶液中含稀盐酸 2ml，使溶液的 pH 约为 1 为宜。

2. 25% 氯化钡试液存放时间过久，如有沉淀析出，应取上清液使用，加入 25% 氯化钡试液后，应立即充分摇匀，防止局部浓度过高而影响比浊。

3. 标准硫酸钾溶液配制，应称取硫酸钾0.181g，按药典规定，取样量应是0.1806～0.1814g，称量仪器是感量为0.1mg的分析天平。

你知道吗

信号杂质

信号杂质，一般无毒，但其含量的多少可反映出药物的纯度情况，如果药物中信号杂质含量过多，提示该药的生产工艺或生产控制有问题，氯化物、硫酸盐属于信号杂质。

任务三　重金属检查法

微课3

PPT

实例分析

实例　2012年4月15日，央视《每周质量报告》曝光，河北一些企业用生石灰给皮革废料进行脱色漂白和清洗，随后熬制成工业明胶，卖给浙江新昌县药用胶囊生产企业，最终流向药品企业。经调查发现，9家药厂的13个批次药品所用胶囊重金属铬含量超标，其中超标最多的达90多倍。

讨论　1. 在《中国药典中》如何定义重金属？药品中重金属的主要来源有哪些？
　　　　2. 药品中重金属超限对人体有哪些危害？如何确定重金属是否超限？

重金属系指在实验条件下，能够与硫代乙酰胺或硫化钠作用显色的金属杂质。如银、锑、汞、铅、铜、铋、铬、锡、锌等。重金属影响用药安全或药物的稳定性，必须进行限量检查。由于药物在生产过程中遇到铅的机会较多，铅在体内又易积蓄中毒，故检查时以铅为代表。

一、检查原理

重金属离子与显色剂反应生成不溶性的重金属硫化物微粒，比较供试管和对照管的重金属硫化物微粒均匀混悬在溶液中所呈现的颜色深浅，判断供试品中重金属的限量是否符合规定。

$$S^{2-} + Pb^{2+} \rightarrow PbS \downarrow$$

《中国药典》（2020年版通则0821）规定的重金属检查法有三种。

（一）第一法

该法也称硫代乙酰胺法，药典中对大多数药物采用此法检查，适用于不经有机破坏，在酸性溶液中显色的药物重金属检查。

用硫代乙酰胺为显色剂，在醋酸盐缓冲液（pH 3.5）的酸性下，利用重金属杂质与硫代乙酰胺试液反应生成有色的硫化物，与一定量的标准硝酸铅溶液经同法处理后所显颜色进行比较，以判断药物中的重金属限量。

　　硫代乙酰胺在 pH 3.5 的弱酸性条件下水解，产生的硫化氢与微量重金属离子生成黄色至棕黑色的均匀混悬的硫化物。其反应式如下：

$$CH_3CSNH_2 + H_2O \rightarrow CH_3CONH_2 + H_2S$$

$$H_2S + Pb^{2+} \rightarrow PbS \downarrow + 2H^+$$

（二）第二法

　　该法也称炽灼残渣法，适用于含芳环、杂环以及不溶于水、稀酸及乙醇或能与重金属离子形成配位化合物的有机药物的重金属检查。这类药物由于不溶解，或重金属与环状药物牢固结合，不能与硫离子反应，必须把有机物破坏，让重金属游离出来，再与硫代乙酰胺水解产生的硫化氢生成有色金属硫化物的均匀混悬液，与一定量的标准铅溶液经同法处理所呈颜色进行比较，从而判断供试品中重金属是否超限。异烟肼、苯佐卡因等药物中的重金属检查即属此类。

　　本法是先将供试品炽灼破坏，加硝酸处理，使与有机分子结合的重金属游离，再检查。常使用的坩埚有如图 10-5 所示的几种。

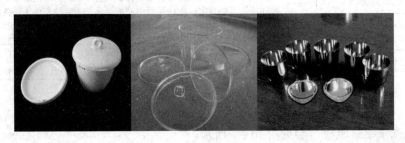

图 10-5　瓷坩埚、石英坩埚与铂金坩埚

（三）第三法

　　该法也称硫化钠法，是用硫化钠为显色剂，在碱性条件下检查重金属。适用于难溶于稀酸（或在稀酸中即生成沉淀）但能溶解于碱性水溶液的药物，如磺胺类、巴比妥类药物等。

　　在碱性介质中，以硫化钠为显色剂，使 Pb^{2+} 生成 PbS 微粒的混悬液，与一定量标准铅溶液经同法处理后所呈颜色比较，不得更深。

$$Na_2S + Pb^{2+} \rightarrow PbS（黄色到棕黑色）+ 2Na^+$$

　　显色剂硫化钠试液应临用前新制，这是因为其对玻璃有一定的腐蚀性，而且久置会产生絮状物。

请你想一想

　　重金属检查三种方法的原理分别是什么？三种方法有哪些不同点？分别适用于哪些供试品？

二、检查流程

1. 第一法检查流程 参见图 10 - 6 所示。

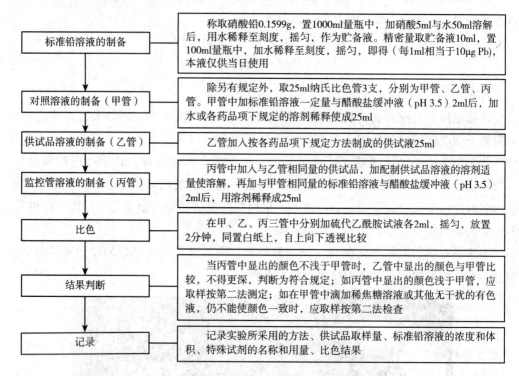

| 标准铅溶液的制备 | 称取硝酸铅0.1599g，置1000ml量瓶中，加硝酸5ml与水50ml溶解后，用水稀释至刻度，摇匀，作为贮备液。精密量取贮备液10ml，置100ml量瓶中，加水稀释至刻度，摇匀，即得（每1ml相当于10μg Pb），本液仅供当日使用 |

对照溶液的制备（甲管） —— 除另有规定外，取25ml纳氏比色管3支，分别为甲管、乙管、丙管。甲管中加标准铅溶液一定量与醋酸盐缓冲液（pH 3.5）2ml后，加水或各药品项下规定的溶剂稀释使成25ml

供试品溶液的制备（乙管） —— 乙管加入按各药品项下规定方法制成的供试液25ml

监控管溶液的制备（丙管） —— 丙管中加入与乙管相同量的供试品，加配制供试品溶液的溶剂适量使溶解，再加与甲管相同量的标准铅溶液与醋酸盐缓冲液（pH 3.5）2ml后，用溶剂稀释成25ml

比色 —— 在甲、乙、丙三管中分别加硫代乙酰胺试液各2ml，摇匀，放置2分钟，同置白纸上，自上向下透视比较

结果判断 —— 当丙管中显出的颜色不浅于甲管时，乙管中显出的颜色与甲管比较，不得更深，判断为符合规定；如丙管中显出的颜色浅于甲管，应取样按第二法测定；如在甲管中加入稀焦糖溶液或其他无干扰的有色液，仍不能使颜色一致时，应取样按第二法检查

记录 —— 记录实验所采用的方法、供试品取样量、标准铅溶液的浓度和体积、特殊试剂的名称和用量、比色结果

图 10 - 6 第一法操作流程图

2. 第二法检查流程 参见图 10 - 7 所示。

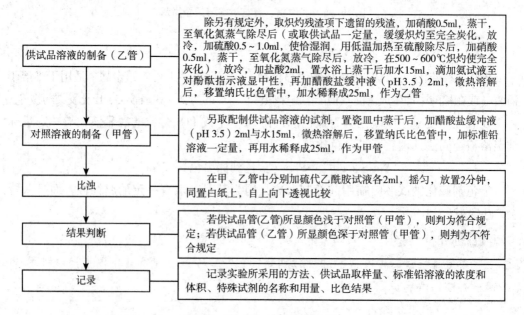

供试品溶液的制备（乙管） —— 除另有规定外，取炽灼残渣项下遗留的残渣，加硝酸0.5ml，蒸干，至氧化氮蒸气除尽后（或取供试品一定量，缓缓炽灼至完全炭化，放冷，加硫酸0.5～1.0ml，使恰湿润，用低温加热至硫酸除尽后，加硝酸0.5ml，蒸干，至氧化氮蒸气除尽后，放冷，在500～600℃炽灼使完全灰化），放冷，加盐酸2ml，置水浴上蒸干后加水15ml，滴加氨试液至对酚酞指示液显中性，再加醋酸盐缓冲液（pH 3.5）2ml，微热溶解后，移置纳氏比色管中，加水稀释成25ml，作为乙管

对照溶液的制备（甲管） —— 另取配制供试品溶液的试剂，置瓷皿中蒸干后，加醋酸盐缓冲液（pH 3.5）2ml与水15ml，微热溶解后，移置纳氏比色管中，加标准铅溶液一定量，再用水稀释成25ml，作为甲管

比浊 —— 在甲、乙管中分别加硫代乙酰胺试液各2ml，摇匀，放置2分钟，同置白纸上，自上向下透视比较

结果判断 —— 若供试品管(乙管)所显颜色浅于对照管（甲管），则判为符合规定；若供试品管（乙管）所显颜色深于对照管（甲管），则判为不符合规定

记录 —— 记录实验所采用的方法、供试品取样量、标准铅溶液的浓度和体积、特殊试剂的名称和用量、比色结果

图 10 - 7 第二法操作流程图

3. 第三法检查流程 参见图 10 - 8 所示。

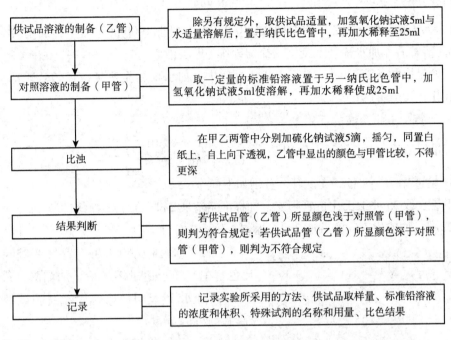

图 10 - 8 第三法操作流程图

实训十九 葡萄糖中重金属的检查 微课 3

一、实训目的

1. 掌握重金属检查的原理、操作方法及限量计算方法。

2. 熟悉药物中一般杂质检查的目的和意义。

3. 学会记录和判定。

二、检查依据

《中国药典》（2020 年版）二部。

【检查】重金属 取本品 4.0g，加水 23ml 溶解后，加醋酸盐缓冲液（pH 3.5）2ml，依法检查（通则 0821 第一法），含重金属不得过百万分之五。

三、检查准备

1. 器材准备 电子分析天平、称量纸、纳氏比色管、刻度吸管（2ml）、刻度吸管（2ml）。

2. 试剂准备 葡萄糖、标准铅溶液、醋酸盐缓冲液（pH 3.5）、硫代乙酰胺试液。

四、操作步骤

1. 标准铅溶液的制备 称取硝酸铅 0.1599g，置于 1000ml 量瓶中，加硝酸 5ml 与水 50ml 溶解后，加水稀释至刻度，摇匀，作为贮备液。

精密量取贮备液 10ml，置于 100ml 量瓶中，加水稀释至刻度，摇匀，即得。（每 1ml 相当于 $10\mu g$ 的 Pb）。

2. 计算标准铅溶液的取用量

标准铅溶液（$10\mu g/ml$）取用量 $= \dfrac{S \times L}{C} = \dfrac{4.0 \times 5 \times 10^{-6}}{10 \times 10^{-6}} = 2.0$（ml）

3. 检查操作 准备三支试管，分别如下操作。

甲管：取 25ml 纳氏比色管一支，加标准铅溶液 2ml，加醋酸盐缓冲液 2ml，加水稀释成 25ml。加硫代乙酰胺试液 2ml，摇匀，放置 2 分钟。

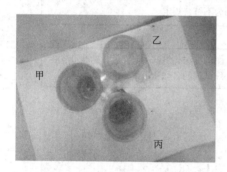

图 10 - 9　重金属检查结果

乙管：称取葡萄糖 4.0g，置另一 25ml 纳氏比色管中，加水适量溶解后，加醋酸盐缓冲液 2ml，再加水至 25ml。加硫代乙酰胺试液 2ml，摇匀，放置 2 分钟。

丙管：称取葡萄糖 4.0g，置另一 25ml 纳氏比色管中，加水适量溶解后，加标准铅溶液 2ml，加醋酸盐缓冲液 2ml，再加水至 25ml。加硫代乙酰胺试液 2ml，摇匀，放置 2 分钟。

4. 结果判断 同置白纸上（图 10 - 9），自上向下观察，比较。丙管中显出的颜色深于甲管时，乙管中显示的颜色浅于甲管。

5. 清场 仪器、试剂归位，实验废弃物分类处理。

6. 填写检验记录（参考表 10 - 1）。

五、考核标准

按表 10 - 4 的标准对实训结果进行考核。

表 10 - 4　任务考核表

序号	考核内容	分值	考核方式			权重	得分
			自评 20%	组评 30%	师评 50%		
1	对照品溶液制备操作正确	10				0.10	
2	对照品溶液取用量计算正确	20				0.20	
3	重金属检查操作正确	50				0.50	
4	检验记录填写正确无误	10				0.10	
5	仪器、试剂归位，清场	10				0.10	
	合　计	100					

六、注意事项

1. 重金属硫化物生成的最佳 pH 是 3.0～3.5，因此选用醋酸盐缓冲液（pH 3.5）2.0ml 调节 pH，要用 pH 计调节。

2. 标准铅溶液为每 1ml 相当于 10μg 的 Pb，适宜目视比色的浓度范围为每 27ml 溶液中含 10～20μg 的 Pb，相当于标准铅溶液 1～2ml。

3. 显色剂硫代乙酰胺试液用量经实验证明以 2.0ml 时呈色最深，显色时间一般为 2 分钟。

4. 为消除盐酸或其他试剂可能夹杂重金属，应在配制供试品溶液时进行一定处理。如使用的盐酸超过 1.0ml，氨试液超过 2ml，以及用硫酸或硝酸进行有机破坏，或加入其他试剂进行处理者，除另有规定外，对照液中应取同样量的试剂置瓷皿中蒸干后，加醋酸盐缓冲液 2ml 与水 15ml，微热溶解后，移置纳氏比色管中，加标准铅溶液一定量，再用水稀释成 25ml。

5. 标准铅溶液应在临用前精密量取铅贮备液新鲜稀释配制，以防止硝酸铅水解而造成误差，配制与贮存用的玻璃容器均不得含铅。

6. 若供试品溶液带颜色，可在甲管中滴加少量的稀焦糖溶液或其他无干扰的有色溶液，使之与乙管、丙管一致。稀焦糖溶液的配置方法是，取蔗糖或葡萄糖约 5g，置瓷坩埚中，在玻璃棒不断搅拌下，加热至呈棕色糊状，放冷，用水溶解使成约 25ml，滤过，贮于滴瓶中备用。临用时，根据供试液色泽深浅，取适当量调节使用。

7. 供试品若有高铁盐存在，在弱酸性溶液中可氧化硫化氢析出硫，产生浑浊影响比色，可分别加入抗坏血酸 0.5～1.0g，使高铁离子还原为亚铁离子，再照上述方法检查。如葡萄糖酸亚铁中重金属的检查。

你知道吗

重金属的危害

铅对神经、血液、消化、心脑血管、泌尿等多个系统造成损害，严重影响体内新陈代谢，造成低钙、低锌、低铁。骨骼内的铅要经过 20 年才能排除一半。

汞会引起接触性皮炎、红斑丘疹、水疱，愈后面部色素加深。

铋长期被误食入体内会对肝、肾造成伤害。

铬对皮肤有刺激和致敏作用，皮肤会出现红斑、水肿、溃疡；它的烟雾和粉尘对呼吸道有明显损害，可引起鼻黏膜溃疡、咽炎、肺炎、胃肠道溃疡等。

铊会引起四肢神经痛、感觉异常等四肢周围神经系统症状，且目前国际、国内对于铊中毒尚缺乏诊疗规范。

PPT

任务四　砷盐检查法

实例分析

实例　某原料药生产企业生产一个批次葡萄糖原料药，现取样送质检中心进行质量检验，其中一个检测项目为，检查该产品的杂质砷盐。

讨论　1. 砷盐检查需要准备哪些仪器和试剂？

　　　　2. 如何根据检测结果判断药品是否符合规定？

砷盐是有毒的物质，多由药物在生产过程中所使用的无机试剂引入。砷盐和重金属一样在多种药物中均要求检查。

一、检查原理

《中国药典》（2020 年版通则 0822）收载的方法有古蔡氏法和二乙基二硫代氨基甲酸银法。

（一）第一法（古蔡氏法）

供试品中含砷的化合物，经锌与盐酸作用产生新生态的氢还原生成具挥发性的砷化氢，与溴化汞试纸作用生成黄色至棕色的砷斑，再与一定量的标准砷溶液（每 1ml 相当于 1μg 的 As）经同法处理后所得的标准砷斑比色，以判定砷盐的限量（图 10 – 10）。其反应式如下：

$$As^{3+} + 3Zn + 3H^+ \rightarrow 3Zn^{2+} + AsH_3 \uparrow$$

$$AsO_3^{3-} + 3Zn + 9H^+ \rightarrow 3Zn^{2+} + 3H_2O + AsH_3 \uparrow$$

$$AsO_4^{3-} + 4Zn + 11H^+ \rightarrow 4Zn^{2+} + 4H_2O + AsH_3 \uparrow$$

砷化氢与溴化汞试纸作用：

$$AsH_3 + 3HgBr_2 \rightarrow 3HBr + As(HgBr)_3 （黄色）$$

$$AsH_3 + 2As(HgBr)_3 \rightarrow 3AsH(HgBr)_2 （棕色）$$

$$AsH_3 + As(HgBr)_3 \rightarrow 3HBr + As_2Hg_3 （褐色）$$

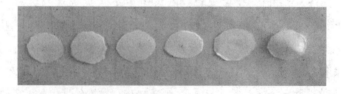

图 10 – 10　砷斑

砷盐检查中，五价砷的化合物在酸性溶液中也能被金属锌还原为砷化氢，据实验得知，五价砷的化合物生成砷化氢的速度较三价砷慢。为了防止五价砷的存在而影响测定结果的准确性，故在反应液中加入碘化钾和酸性氯化亚锡，将五价砷还原为三价砷，再被转化为砷化氢。

$$AsO_4^{3-} + 2I^- + 2H^+ \rightarrow AsO_3^{3-} + I_2 + H_2O$$

$$AsO_4^{3-} + Sn^{2+} + 2H^+ \rightarrow AsO_3^{3-} + Sn^{4+} + H_2O$$

碘化钾被氧化生成的碘又可被氯化亚锡还原为碘离子，后者与反应中产生的锌离子能形成稳定的配离子，使生成砷化氢的反应不断地进行，氯化亚锡还可促进氢气均匀而连续地产生，有利于还原反应的进行。

$$I_2 + Sn^{2+} \rightarrow 2I^- + Sn^{4+}$$

$$4I^- + Zn^{2+} \rightarrow [ZnI_4]^{2-}$$

此外，氯化亚锡与碘化钾还可抑制锑化氢的生成，因锑化氢也能与溴化汞试纸作用生成锑斑，在试验条件下，$100\mu g$ 锑存在也不致干扰测定。

检砷装置如图 10-11 所示，A 为 100ml 标准磨口锥形瓶（砷化氢发生瓶）；B 为中空的标准磨口塞，上连导气管；C 为导气管（外径 8.0mm，内径 6.0mm），全长约 180mm；D 为具孔的有机玻璃旋塞，其上部为圆形平面，中央有一圆孔，孔径与导气管 C 的内径一致，其下部孔径与导气管 C 的外径相适应，将导气管 C 的顶端套入旋塞下部孔内，并使管壁与旋塞的圆孔适相吻合，黏合固定；E 为中央具有圆孔（孔径 6.0mm）的有机玻璃旋塞盖，与 D 紧密吻合。测试时，于导气管 C 中装入醋酸铅棉花 60mg（装管高度为 60~80mm），再于旋塞 D 的顶端平面上放一片溴化汞试纸（试纸大小以能覆盖孔径而不露出平面外为宜），盖上旋塞盖 E 并旋紧，即可。

（二）第二法（二乙基二硫代氨基甲酸银法）

本法既可以检查药品中砷盐限量，又可以测定砷盐的含量。其基本原理是将生成的砷化氢气体导入盛有二乙基二硫代氨基甲酸银试液的管中，使之还原为红色胶态银，与同一条件下定量的标准砷溶液所产生的红色胶态银进行比较，判断砷盐的含量是否超出限度；或在 510nm 的波长处测定吸光度计算砷盐的含量。装置如图 10-12 所示。

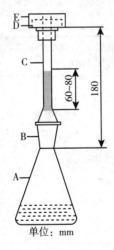

图 10-11 古蔡氏法检砷装置

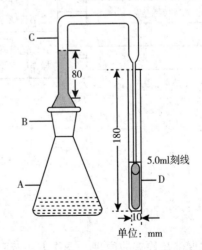

图 10-12 Ag（DDC）法检砷装置

A. 标准磨口锥形瓶；B. 中空的标准磨口塞；

C. 导气管；D. 平底玻璃管

测试时，于导气管 C 中装入醋酸铅棉花60mg（装管高度约80mm），并于 D 管中精密加入二乙基二硫代氨基甲酸银试液5ml。

请你想一想

砷盐检查中，用到的试剂有锌粒、盐酸、碘化钾、酸性氯化亚锡、醋酸铅棉花，这些试剂的作用分别是什么呢？

二、检查流程

以第一法为例，其检查流程如图 10 - 13 所示。

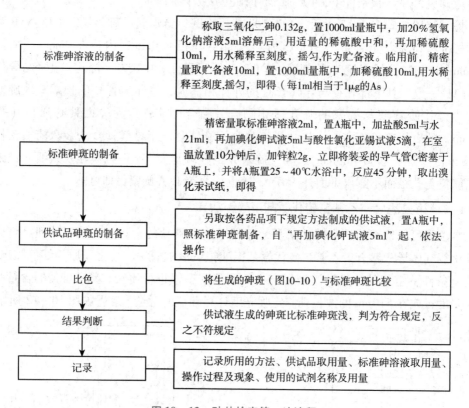

标准砷溶液的制备	称取三氧化二砷0.132g，置1000ml量瓶中，加20%氢氧化钠溶液5ml溶解后，用适量的稀硫酸中和，再加稀硫酸10ml，用水稀释至刻度，摇匀，作为贮备液。临用前，精密量取贮备液10ml，置1000ml量瓶中，加稀硫酸10ml，用水稀释至刻度，摇匀，即得（每1ml相当于1μg的As）
标准砷斑的制备	精密量取标准砷溶液2ml，置A瓶中，加盐酸5ml与水21ml；再加碘化钾试液5ml与酸性氯化亚锡试液5滴，在室温放置10分钟后，加锌粒2g，立即将装妥的导气管C密塞于A瓶上，并将A瓶置25～40℃水浴中，反应45分钟，取出溴化汞试纸，即得
供试品砷斑的制备	另取按各药品项下规定方法制成的供试液，置A瓶中，照标准砷斑制备，自"再加碘化钾试液5ml"起，依法操作
比色	将生成的砷斑（图10-10）与标准砷斑比较
结果判断	供试液生成的砷斑比标准砷斑浅，判为符合规定，反之不符规定
记录	记录所用的方法、供试品取用量、标准砷溶液取用量、操作过程及现象、使用的试剂名称及用量

图 10 - 13 砷盐检查第一法流程

实训二十 葡萄糖中砷盐的检查

一、实训目的

1. 掌握砷盐检查的原理、操作方法及限量计算方法。
2. 熟悉药物中一般杂质检查的目的和意义。
3. 学会记录和判定。

二、检查依据

《中国药典》（2020 年版）二部。

【检查】砷盐 取本品 2.0g，加水 5ml 溶解后，加稀硫酸 5ml 与溴化钾溴试液 0.5ml，置水浴上加热约 20 分钟，使保持稍过量的溴存在，必要时，再补加溴化钾溴试液适量，并随时补充蒸散的水分，放冷，加盐酸 5ml 与水适量使成 28ml，依法检查（通则 0822 第一法），应符合规定（0.0001%）。

三、检查准备

1. 器材准备 检砷装置、电子分析天平、恒温水浴锅、量瓶、量筒、定量滤纸。

2. 试剂准备 溴化汞试纸、碘化钾试液、酸性氯化亚锡试液、锌粒、盐酸、醋酸铅棉花。

四、操作步骤

1. 标准砷溶液的制备 称取三氧化二砷 0.132g，置 1000ml 量瓶中，加 20% 氢氧化钠溶液 5ml 溶解后，用适量的稀硫酸中和，再加稀硫酸 10ml，用水稀释至刻度，摇匀，作为贮备液。

临用前，精密量取贮备液 10ml，置 1000ml 量瓶中，加稀硫酸 10ml，用水稀释至刻度，摇匀，即得（每 1ml 相当于 1μg 的 As）。

2. 标准砷溶液取用量计算

$$标准砷溶液（1μg/ml）取用量 = \frac{S \times L}{C} = \frac{2.0 \times 0.0001\%}{1 \times 10^{-6}} = 2.0（ml）$$

3. 导气管 C 准备 导气管 C 中装入醋酸铅棉花 60mg（装管高度 60～80mm），再于旋塞 D 的顶端平面上放一片溴化汞试纸，盖上旋塞 E 并旋紧。

4. 标准砷斑的制备 精密量取标准砷溶液 2ml，置检砷器中，加盐酸 5ml 与水 21ml，再加碘化钾试液 5ml 与酸性氯化亚锡试液 5 滴，在室温放置 10 分钟后，加锌粒 2g，迅速将已置有醋酸铅棉花及溴化汞试纸的导气管密塞于瓶口上，并将检砷器置 25～40℃ 水浴中，反应 45 分钟，取出溴化汞试纸。

5. 供试液砷斑的制备 称取葡萄糖 2.0g，置另一检砷器中，加水 5ml 溶解后，加稀硫酸 5ml 与溴化钾溴试液 0.5ml，置水浴上加热约 20 分钟，使保持稍过量的溴存在，必要时，再补加溴化钾溴试液适量，并随时补充蒸散的水分，放冷，加盐酸 5ml 与水适量使成 28ml，加碘化钾试液 5ml 与酸性氯化亚锡试液 5 滴，在室温放置 10 分钟后，加锌粒 2g，迅速将已置有醋酸铅棉花及溴化汞试纸的导气管密塞于瓶口上，并将检砷器置 25～40℃ 水浴中，反应 45 分钟，取出溴化汞试纸。

6. 结果判断 取出溴化汞试纸，将生成的供试品砷斑与标准砷斑比较，供试液生成的砷斑比标准砷斑色浅。

7. 清场 仪器、试剂归位，实验废弃物分类处理。

8. 填写检验记录（参考表 10 – 1）。

五、考核标准

按表 10 – 5 的标准对实训结果进行考核。

表 10 – 5 任务考核表

序号	考核内容	分值	考核方式			权重	得分
			自评 20%	组评 30%	师评 50%		
1	标准砷溶液制备操作正确	10				0.10	
2	标准砷溶液取用量计算正确	10				0.10	
3	导气管准备操作正确	10				0.10	
4	砷盐检查操作正确	50				0.50	
5	检验记录填写正确无误	10				0.10	
6	仪器、试剂归位，清场	10				0.10	
	合　　计	100					

六、注意事项

1. 五价砷的化合物在酸性溶液中也能被金属锌还原为砷化氢，据实验得知，五价状态砷的化合物生成砷化氢的速度较三价砷慢。为了防止五价砷的存在而影响测定结果的准确性，故在反应液中加入碘化钾和酸性氯化亚锡，将五价砷还原为三价砷，再被转化为砷化氢。

$$AsO_4^{3-} + 2I^- + 2H^+ \rightarrow AsO_3^{3-} + I_2 + H_2O$$
$$AsO_4^{3-} + Sn^{2+} + 2H^+ \rightarrow AsO_3^{3-} + Sn^{4+} + H_2O$$

2. 碘化钾被氧化生成的碘又可被氯化亚锡还原为碘离子，后者与反应中产生的锌离子能形成稳定的配离子，使生成砷化氢的反应不断地进行，氯化亚锡还可促进氢气均匀而连续地产生，有利于还原反应的进行。

$$I_2 + Sn^{2+} \rightarrow 2I^- + Sn^{4+}$$
$$4I^- + Zn^{2+} \rightarrow [ZnI_4]^{2-}$$

3. 氯化亚锡与碘化钾还可抑制锑化氢的生成，因锑化氢也能与溴化汞试纸作用生成锑斑，在试验条件下，$100 \mu g$ 锑存在也不致干扰测定。

4. 供试品和锌粒中可能含有少量的硫化物，在酸性溶液中产生硫化氢气体，与溴化汞作用生成硫化汞色斑，干扰试验，故须在检砷器的导管中装入醋酸铅棉花以吸收硫化氢，除去干扰。

$$S^{2-} + 2H^+ \rightarrow H_2S \uparrow$$
$$H_2S + HgBr_2 \rightarrow HgS \downarrow + 2HBr$$

$$H_2S + Pb(Ac)_2 \rightarrow PbS\downarrow + 2HAc$$

5. 导管中的醋酸铅棉花应保持干燥，如有润湿，应重新更换。

6. 多数环状结构的有机药物，因砷在分子中可能以共价键结合，要先进行有机破坏，否则检出结果偏低或难以检出。

7. 砷斑不够稳定，在反应中应保持干燥及避光，并立即与标准砷斑比较。

8. 醋酸铅棉花系取脱脂棉 1.0g，浸入醋酸铅试液与水的等容混合液 12ml 中，湿透后，挤压除去过多的溶液，并使之疏松，在 100℃ 以下干燥后，贮于玻璃塞瓶中备用。

9. 本法所用锌粒应无砷，以能通过一号筛的细粒为宜，如使用的锌粒较大时，用量应酌情增加，反应时间亦应延长为 1 小时。

10. 所用仪器和试液等照本法检查，均不应生成砷斑，或至多生成仅可辨认的斑痕。

任务五　干燥失重测定法

PPT

实例分析

实例　据国家药品监督管理局关于 20 批次药品不符合规定的通告（2020 年第 57 号），经山西省食品药品检验所检验，标示为某公司生产的批号为 1901013 的 1 批次克拉霉素缓释片不符合规定，不符合规定项目为干燥失重。

讨论　1. 干燥失重测定法中，干燥减失的物质可能有哪些？

　　　　2. 干燥方法有哪些？

　　　　3. 常用的干燥剂有哪些？

干燥失重系指药物在规定的条件下，经干燥后所减失重量的百分率，主要指吸湿水、结晶水及在该条件下能挥发减失的物质（如乙醇等）。

药品中水分的多少，不仅影响药品的含量、药理作用，而且影响理化性质和稳定性，易引起水解或致霉变，使药品失效。药品中其他挥发性物质对药品质量的影响较为复杂，例如藿香正气软胶囊中挥发油具有一定功效，头孢曲松钠中残留溶剂作为杂质要进行控制。因此需要对药品中的水分及其他挥发性物质进行干燥失重检查。

一、检查原理

《中国药典》（2020 年版）通则 0831 采用重量法测定，通常将供试品置扁形称量瓶中，在规定的条件下干燥至恒重，从减失的重量和供试品取量计算出干燥失重的百分率。

干燥失重的检查应根据药物的性质、热稳定性、含水情况以及其中水分分离的难易程度，选择适当的干燥方法进行测定。常用的干燥方法有三种：恒温常压干燥法、干燥剂干燥法、恒温减压干燥法。

1. 常压干燥法 较为常用，适用于对热较稳定的供试品（如胆茶碱、磺胺嘧啶银、磷酸二氢钠等药物），在常压下，将供试品置于105℃干燥箱（图10－14）内加热，又称为常压加热干燥法或常压恒温干燥法，或烘干法。

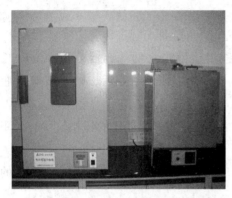

图10－14 干燥箱

2. 干燥剂干燥法 干燥器（图10－15）中常用的干燥剂为硅胶、五氧化二磷和无水氯化钙。干燥剂应及时更换，使其保持在有效状态。本法适用于受热分解或易于挥发的供试品，如盐酸洛贝林、氯化铵、苯佐卡因等药物。

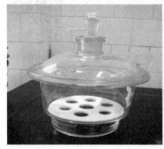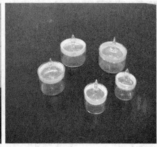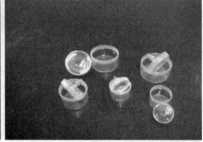

图10－15 干燥器与称量瓶

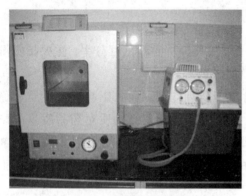

图10－16 减压干燥箱

3. 恒温减压干燥法 本法适用于熔点较低、受热较不稳定易分解或升华的供试品，如山梨醇、乙酰半胱氨酸等。减压有助于除去水分或其他可挥发性物质，在室温下，将供试品置于干燥器（图10－16）中减压干燥，又称为干燥器减压干燥法。恒温减压干燥法适用于熔点较低，对热较不稳定或水分较难除尽的供试品。在减压条件下，可降低干燥温度和缩短干燥时间。

请你想一想

干燥失重检查中，供试品如未达到规定的干燥温度即融化时，应怎么处理？

二、检查流程

具体流程可参见图 10 – 17 所示。

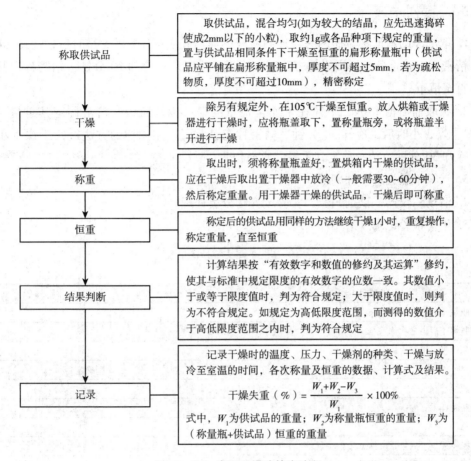

图 10 – 17 常压干燥法检查流程

实训二十一 葡萄糖的干燥失重测定

一、实训目的

1. 掌握干燥失重测定法的原理、操作方法及限量计算方法。
2. 熟悉药物中一般杂质检查的目的和意义。
3. 学会记录和判定。

二、检查依据

《中国药典》（2020 年版）二部。

【检查】干燥失重 取本品，在 105℃干燥至恒重，减失重量为 7.5% ~ 9.5%（通则 0831）。

三、检查准备

电子分析天平、恒温干燥箱、扁形称量瓶、干燥器。

四、操作步骤

1. 取洗净的扁形称量瓶两只，连同敞开的瓶盖在105℃干燥3小时后，冷却30分钟，精密称定其重量。用同样的方法继续干燥1小时后，冷却30分钟，精密称定其重量，直至恒重。

2. 称取葡萄糖1.0g，平铺在干燥至恒重的扁形称量瓶中，精密称定其重量。在105℃干燥3小时后，冷却30分钟，精密称定其重量。用同样的方法继续干燥1小时后，冷却30分钟，精密称定其重量，直至恒重。

3. 计算干燥失重，并判断。

4. 清场，仪器、试剂归位，实验废弃物分类处理。

5. 填写检验记录（表10-6）。

表10-6　干燥失重检验记录

检品名称：

项目	平行样1	平行样2
称量瓶烘干后第一次称重/g		
称量瓶烘干后第二次称重/g		
称量瓶烘干后第三次称重/g		
恒重	□确定	□确定
称量瓶恒重/g		
称量瓶+样重/g		
样重/g		
称量瓶+样烘干后第一次称重/g		
称量瓶+样烘干后第二次称重/g		
称量瓶+样烘干后第三次称重/g		
恒重	□确定	□确定
称量瓶+样烘干后称重/g		
结果计算：干燥失重 X/%		
平均值（%）：	最终结果（%）：	结论：

检验者：　　　　　　　校对者：　　　　　　　审核者：
日期：　　　　　　　　日期：　　　　　　　　日期：

6. 计算示例　干燥失重。

（1）取洗净的扁形称量瓶两只，连同敞开的瓶盖在105℃干燥3小时后，冷却30分钟，精密称定其重量。用同样的方法继续干燥1小时后，冷却30分钟，精密称定其重量，数据如下。

称量瓶重/g	1号	2号
第一次干燥	18.8543	18.2558

第二次干燥	18.8540	18.2556
相差（≤0.3mg）	0.0003	0.0002

（2）称取葡萄糖1.0g，平铺在干燥至恒重的扁形称量瓶中，精密称定其重量。在105℃干燥3小时后，冷却30分钟，精密称定其重量。用同样的方法继续干燥1小时后，冷却30分钟，精密称定其重量，数据如下。

	1号	2号
称量瓶重及样品重/g	19.8548	19.2560
第一次干燥	19.7657	19.1675
第二次干燥	19.7655	19.1674
相差（≤0.3mg）	0.0002	0.0001

（3）结果计算：

$$1 号干燥失重（\%）＝\frac{19.8548－19.7655}{19.8548－18.8540}×100\%＝8.93\%$$

$$2 号干燥失重（\%）＝\frac{19.2560－19.1674}{19.2560－18.2556}×100\%＝8.86\%$$

平均：8.9%。

五、考核标准

按表10－7的标准对实训结果进行考核。

表10－7 任务考核表

序号	考核内容	分值	考核方式			权重	得分
			自评 20%	组评 30%	师评 50%		
1	干燥箱操作正确	10				0.10	
2	样品放入称量瓶操作正确	10				0.10	
3	干燥失重检查操作正确	40				0.40	
4	干燥失重计算正确	20				0.20	
5	检验记录填写正确无误	10				0.10	
6	仪器、试剂归位，清场	10				0.10	
	合　计	100					

六、注意事项

1. 由于原料药的含量测定，根据药典"凡例"的规定，应取未经干燥的供试品进行，测定后再按干燥失重（或无水物）计算，因而干燥失重的数据将直接影响含量测定；当供试品具有引湿性时，宜将含量测定和干燥失重的取样放在同一时间进行。

2. 同时进行几个供试品的干燥失重测定时，称量瓶（包括瓶盖）宜先用适宜的方法编码标记，以免混淆；称量瓶放入烘箱内的位置，以及取出放冷、称重的顺序，应先后一致，则较易获得恒重。

3. 当用减压干燥器（通常为室温）或恒温减压干燥器（温度应按各品种项下的规

定设定，生物制品除另有规定外，温度为60℃）时，除另有规定外，减压至2.67kPa（20mmHg）以下持续约0.5小时，室温放置24小时。在检验干燥器出口连接新鲜无水氯化钙干燥管，打开活塞（注意活塞应缓缓旋开，以免吹散供试品），待内外压一致，关闭活塞打开干燥器，盖上瓶盖，取出称量瓶迅速精密称定重量，计算干燥失重。

4. 初次使用新的减压干燥器时，应先将外部用厚布包好，再行减压，以防破碎伤人。

你知道吗

干燥剂

常用的干燥剂有：变色硅胶、五氧化二磷、氯化钙等。变色硅胶，其中加有氯化钴。无水氯化钴呈蓝色，随着吸收水分量的增加，颜色逐渐由蓝色经蓝紫色、紫红色转变为粉红色而指示硅胶干燥剂失效，于105℃下干燥后又可恢复为无水物。因此，变色硅胶具有使用方便、价廉、无腐蚀性且可重复使用的特点，为最常用的干燥剂。

五氧化二磷应呈白色粉末状有效，不可再生。使用时，应将五氧化二磷铺于培养皿中，置于干燥器内。若发现干燥剂表面结块、出现液滴，应将表层刮去，另加新的五氧化二磷再使用，弃去的五氧化二磷不可倒入下水道，应埋入土中。

氯化钙为白色颗粒状有效，它不仅能结合结晶水，还可吸收大量水分，可作为气体和有机液体的干燥剂或脱水剂。200℃烘干可再生，可重复使用。

任务六　水分测定法

PPT

实例分析

实例　2011年某市药品监督部门抽验经营、使用单位的复方头孢氨苄胶囊共计15批次，有14批次水分超标，从9.8%～11.4%不等，按《药品管理法》有关条款对医疗单位、零售药店、批发公司、生产厂家都进行了相应的处罚。

讨论　1. 药品的水分超标应由谁来承担经济责任呢？

2. 药品水分测定的方法有哪些？

3. 费休氏法测定水分需要用到哪些试剂，这些试剂的作用分别是什么？

药品中的水包括结晶水和吸附水。过多的水分不仅使药物的有效成分含量降低，还易使药物水解、霉变，影响其理化性状和生理作用。

一、检查原理

《中国药典》（2020年版通则0832）收载五种方法，即第一法（费休氏法）、第二法（烘干法）、第三法（减压干燥法）、第四法（甲苯法）、第五法（气相色谱法），其中第一法最常用。

费休氏水分测定法操作简便、专属性强、准确度高，适用于受热易被破坏的药物，因而成为国际上通用的水分测定方法。

利用碘在吡啶和甲醇溶液中将二氧化硫氧化成三氧化硫时，需要定量的水参加反应的原理来测定样品中的水分含量，为非水溶液中的氧化还原滴定反应，采用的标准滴定液称费休氏试液，是由碘、二氧化硫、吡啶和甲醇按一定比例组成的。由滴定液的颜色（由淡黄色变为红棕色）或用永停滴定法指示终点，利用纯水首先标定出每1ml 费休氏试液相当于水的重量（mg），再根据样品与费休氏试液反应计算出样品中的水分含量。

$$I_2 + SO_2 + H_2O \Longleftrightarrow 2HI + SO_3$$

由于上述反应是可逆的，为了使反应向右进行完全，加入无水吡啶定量地吸收 HI 和 SO_3，形成氢碘酸吡啶和硫酸酐吡啶。但硫酸酐吡啶不稳定，加入无水甲醇使其转变成稳定的甲基硫酸氢吡啶。吡啶和甲醇不仅参与滴定反应，还起溶剂作用。

二、检查流程

具体检查流程参见图 10 – 18 所示。

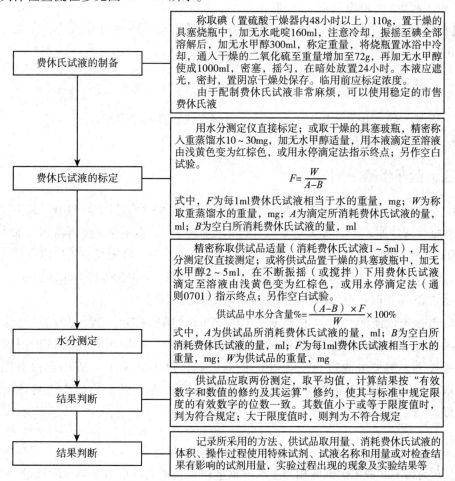

图 10 – 18　费休氏法检查流程

请你想一想

干燥失重测定法与水分测定法的第二法和第三法在操作上存在一定的相似之处。请同学们想一想，干燥失重测定法和水分测定法的测定对象有什么不同？

实训二十二 注射用头孢硫脒的水分测定

一、实训目的

1. 掌握水分测定的原理、操作方法及限量计算方法。
2. 熟悉药物中一般杂质检查的目的和意义。
3. 学会记录和判定。

二、检查依据

《中国药典》（2020 年版）二部。

【检查】水分 取本品，照水分测定法（通则 0832 第一法 1）测定，含水分不得过 2.0%。

三、检查准备

1. **器材准备** 电子分析天平、自动永停滴定仪、具塞锥形瓶。
2. **试剂准备** 费休氏试液、无水甲醇。

四、操作步骤

1. **费休氏试液的制备** 称取碘（置硫酸干燥器内 48 小时以上）110g，置干燥的具塞锥形瓶（或烧瓶）中，加无水吡啶 160ml，注意冷却，振摇至碘全部溶解，加无水甲醇 300ml，称定重量，将锥形瓶（或烧瓶）置冰浴中冷却，在避免空气中水分侵入的条件下，通入干燥的二氧化硫至重量增加 72g，再加无水甲醇使成 1000ml，密塞，摇匀，在暗处放置 24 小时。也可以使用稳定的市售费休氏试液。

2. **费休氏试液的标定** 取重蒸水 10 ~ 30mg，精密称定，置干燥的具塞锥形瓶中，通过有无水甲醇的滴定装置加无水甲醇 5ml 后，立即用费休氏试液滴定，在不断振摇下，溶液由浅黄色变为红棕色即得。另以 5ml 无水甲醇作空白对照。标定应取 3 份及以上，3 次连续标定结果应在 ±1% 以内，以平均值作为费休氏试液的浓度。

$$F = \frac{W}{A - B}$$

式中，F 为每 1ml 费休氏试液相当于水的重量，mg；W 为称取重蒸馏水的重量，mg；A 为滴定所消耗费休氏试液的容积，ml；B 为空白所消耗费休氏试液的容积，ml。

3. 供试品的测定　取供试品适量（约消耗费休氏试液 1 ~ 5ml），精密称定，置干燥具塞锥形瓶中，通过贮有无水乙醇的滴定装置加入无水甲醇 5ml，在不断振摇下用费休氏试液滴定至溶液由浅黄色变为红棕色，另以 5ml 无水甲醇做空白试验。

4. 计算

$$供试品中水分含量\% = \frac{(A-B) \times F}{W} \times 100\%$$

式中，A 为供试品所消耗费休氏试液的容积，ml；B 为空白所消耗费休氏试液的容积，ml；F 为每 1ml 费休氏试液相当于水的重量，mg；W 为供试品的重量，mg。

5. 清场，填写记录　滴定完毕后，将费休氏试液移入贮存瓶中密闭保存，滴定装置用甲醇洗涤，以防滴管头及磨口和活塞处析出结晶以致堵塞。

将实验废弃物按环保要求分类处置，仪器、设备归位，填写检验记录（表10-8）。

6. 水分含量计算示例　精密称取本品 0.7556g，置干燥具塞锥形瓶中，加无水甲醇 5ml，不断振摇，将水分提出，然后用费休氏试液滴定，至溶液由浅黄色变为红棕色，消耗费休氏试液 2.16ml；另取无水甲醇 5ml，同法测定，消耗费休氏试液 0.14ml，求本品的含水量（每 1ml 费休氏试液相当于 3.52mg 的水）。（本品含水分不得过 2.0%）

$$解：H_2O(\%) = \frac{(A-B) \times F}{W} \times 100\% = \frac{(2.16-0.14) \times 3.52}{0.7556 \times 1000} \times 100\% = 0.94\%$$

表 10 - 8　水分测定检验记录

检品名称：

费休氏试液标定	取样量/g	消耗滴定液体积/ml	滴定度/（mg/ml）
平均值：　　mg/ml　　RSD：			

	取样量/g	消耗滴定液体积/ml	结果/%	平均值
供试品的水分测定				
标准规定				
结论				

检验者：　　　　　　　　　　校对者：　　　　　　　　　　审核者：
日期：　　　　　　　　　　　日期：　　　　　　　　　　　日期：

五、考核标准

按表 10 - 9 的标准对实训结果进行考核。

表10-9 任务考核表

序号	考核内容	分值	考核方式			权重	得分
			自评 20%	组评 30%	师评 50%		
1	费休氏液配制操作正确	10				0.10	
2	费休氏液标定操作正确	20				0.20	
3	供试品测定操作正确	30				0.30	
4	水分含量计算正确	20				0.20	
5	检验记录填写正确无误	10				0.10	
6	仪器、试剂归位，清场	10				0.10	
	合　计	100					

六、注意事项

1. 供试品取样量可根据费休氏试液的 F 值及供试品含水限量来决定，一般取相当于消耗费休氏试液 1~5ml 的供试品量为宜。F 值应在 4.0mg/ml 左右为宜，低于 3.0mg/ml 以下时终点不灵敏，不宜再用。

2. 所用仪器应干燥，并能避免空气中水分的侵入。

3. 费休氏试液对试剂的纯度要求较高，特别是试剂的含水量应控制在 0.1% 以下。

4. 整个操作应迅速，测定操作宜在干燥处进行，不宜在阴雨空气湿度太大时进行测定。

5. 费休氏法不适用于测定氧化剂、还原剂以及能与费休氏试液生成水的化合物，如铬酸盐、过氧化物、硫代硫酸盐、硫化物、碱性氧化物以及含氧弱酸盐等，一些羰基化合物如活泼的醛、酮与试剂中的甲醇作用，形成缩醛和水，干扰测定，也不适宜用费休氏法测定水分。

6. 如供试品吸湿性较强，可称取供试品适量置干燥的容器中，密封（可在干燥的隔离箱中操作），精密称定，用干燥的注射器注入适量无水甲醇或其他适宜溶剂，精密称定总重量，振摇使供试品溶解，测定水分。

你知道吗

水分测定法第四法（甲苯法）

1. 仪器装置 如图 10-19 所示。图中 A 为 500ml 的短颈圆底烧瓶；B 为水分测定管；C 为直形冷凝管，外管长 40cm。使用前，全部仪器应清洁，并置烘箱中烘干。

2. 测定法 取供试品适量（相当于含水量 1~4ml），精密称定，置 A 瓶中，加甲苯约 200ml，必要时加入干燥、洁净的无釉小瓷片数片或玻璃珠数粒，连接仪器，自冷凝管顶端加入甲苯至充满 B 管的狭细部分。将 A 瓶置电热套中或用其他适宜方法缓缓加热，待甲苯开始沸腾时，调节

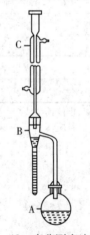

图 10-19 水分测定法装置

温度，使每秒馏出 2 滴。待水分完全馏出，即测定管刻度部分的水量不再增加时，将冷凝管内部先用甲苯冲洗，再用饱蘸甲苯的长刷或其他适宜方法，将管壁上附着的甲苯推下，继续蒸馏 5 分钟，放冷至室温，拆卸装置。检读水量，并换算成供试品的含水量（%）。

任务七 炽灼残渣检查法

PPT

实例分析

实例 辛伐他汀片质量控制需要进行以下检查项目。

炽灼残渣检查：取本品 1.0g，依法检查（通则 0841），遗留残渣不得过 0.1%。重金属检查：取炽灼残渣项下遗留的残渣，依法检查（通则 0821 第二法），含重金属不得过百万分之二十。

讨论 1. 炽灼残渣检查的意义是什么？

2. 辛伐他汀片炽灼残渣检查时，炽灼的温度为多少？

"炽灼残渣"系指将药品（多为有机化合物）经加热灼烧至完全灰化，再加硫酸 0.5~1ml，并炽灼（700~800℃）至恒重后遗留的金属氧化物或其硫酸盐。本法用于检查不含金属的有机药物中的无机杂质。个别受热挥发或分解的无机药物也做此项检查，如盐酸、氯化铵。

一、检查原理

炽灼残渣法测定药物中无机杂质的总量。有机药物经低温炭化，再加硫酸湿润，低温加热至硫酸蒸气除尽后，于高温（700~800℃）炽灼至完全灰化，使有机药物破坏分解变为挥发性物质逸出，非挥发性无机杂质（多为金属的氧化物或盐类）成为硫酸盐，称为炽灼残渣；挥发性无机药物如盐酸、氯化铵等受热挥发或分解，残留非挥发性杂质，因此也按此法检查炽灼残渣。加硫酸处理是使杂质转化为稳定的硫酸盐，并帮助有机物炭化。

《中国药典》（2020 年版通则 0841）规定：取供试品 1.0~2.0g 或各品种项下规定的重量，置已炽灼至恒重的坩埚（如供试品分子结构中含有碱金属或氟元素则应使用铂坩埚）中，精密称定，缓缓

> **请你想一想**
> 如何进行药物的炽灼残渣检查？

炽灼至完全炭化，放冷；除另有规定外，加硫酸 0.5~1ml 使湿润，低温加热至硫酸蒸气除尽后，在 700~800℃ 炽灼使完全灰化，移置干燥器内，放冷，精密称定后，再在 700~800℃ 炽灼至恒重即得。

如需将残渣留作重金属检查，则炽灼温度必须控制在 500~600℃。

二、检查流程

具体检查流程参见图 10 – 20 所示。

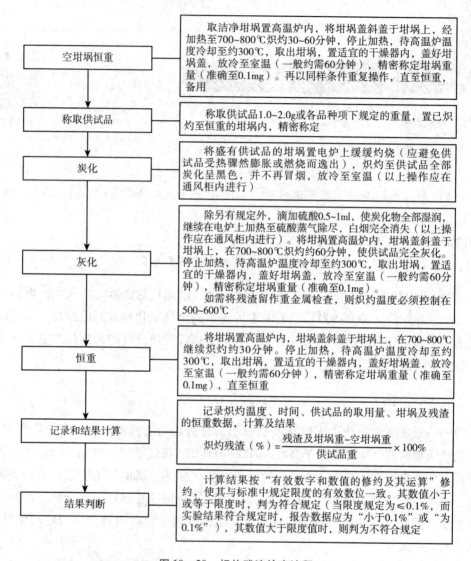

空坩埚恒重	取洁净坩埚置高温炉内,将坩埚盖斜盖于坩埚上,经加热至700~800℃炽灼30~60分钟,停止加热,待高温炉温度冷却至约300℃,取出坩埚,置适宜的干燥器内,盖好坩埚盖,放冷至室温(一般约需60分钟),精密称定坩埚重量(准确至0.1mg)。再以同样条件重复操作,直至恒重,备用
称取供试品	称取供试品1.0~2.0g或各品种项下规定的重量,置已炽灼至恒重的坩埚内,精密称定
炭化	将盛有供试品的坩埚置电炉上缓缓灼烧(应避免供试品受热骤然膨胀或燃烧而逸出),炽灼至供试品全部炭化呈黑色,并不再冒烟,放冷至室温(以上操作应在通风柜内进行)
灰化	除另有规定外,滴加硫酸0.5~1ml,使炭化物全部湿润,继续在电炉上加热至硫酸蒸气除尽,白烟完全消失(以上操作应在通风柜内进行)。将坩埚置高温炉内,坩埚盖斜盖于坩埚上,在700~800℃炽灼约60分钟,使供试品完全灰化。停止加热,待高温炉温度冷却至约300℃,取出坩埚,置适宜的干燥器内,盖好坩埚盖,放冷至室温(一般约需60分钟),精密称定坩埚重量(准确至0.1mg)。 如需将残渣留作重金属检查,则炽灼温度必须控制在500~600℃
恒重	将坩埚置高温炉内,坩埚盖斜盖于坩埚上,在700~800℃继续炽灼约30分钟。停止加热,待高温炉温度冷却至约300℃,取出坩埚,置适宜的干燥器内,盖好坩埚盖,放冷至室温(一般约需60分钟),精密称定坩埚重量(准确至0.1mg),直至恒重
记录和结果计算	记录炽灼温度、时间、供试品的取用量、坩埚及残渣的恒重数据,计算及结果 $$炽灼残渣(\%)=\frac{残渣及坩埚重-空坩埚重}{供试品重}\times100\%$$
结果判断	计算结果按"有效数字和数值的修约及其运算"修约,使其与标准中规定限度的有效数位一致。其数值小于或等于限度时,判为符合规定(当限度规定为≤0.1%,而实验结果符合规定时,报告数据应为"小于0.1%"或"为0.1%"),其数值大于限度值时,则判为不符合规定

图 10 – 20 炽灼残渣检查流程

实训二十三 葡萄糖的炽灼残渣检查

一、实训目的

1. 掌握炽灼残渣检查的原理、操作方法及限量计算方法。

2. 熟悉药物中一般杂质检查的目的和意义。

3. 学会记录和判定。

二、检查依据

《中国药典》（2020 年版）二部。

【检查】炽灼残渣 不得过 0.1%（通则 0841）。

三、检查准备

1. 器材准备 分析天平、高温炉、坩埚、坩埚钳、通风橱。

2. 试剂准备 硫酸（分析纯）。

四、操作步骤

1. 取干净、干燥的瓷坩埚两个，700～800℃炽灼 60 分钟，停止加热，待高温炉温度冷却至300℃左右，取出坩埚，移置适宜的干燥器内，盖好坩埚盖，放冷至室温（一般约需 60 分钟），精密称定坩埚重量（准确至 0.1mg）。再以同法重复操作，直至恒重，备用。

2. 称取供试品 1.0g，置已炽灼至恒重的坩埚内，精密称定。

3. 将盛有供试品的坩埚置电炉上缓缓灼烧（应避免供试品受热骤然膨胀或燃烧而逸出），炽灼至供试品全部炭化呈黑色，并不冒浓烟，放冷至室温（以上操作应在通风柜内进行）。

4. 滴加硫酸 0.5～1ml，使炭化物全部湿润，继续在电炉上低温加热至硫酸蒸气除尽，白烟完全消失（以上操作应在通风柜内进行），将坩埚置高温炉内坩埚盖斜盖于坩埚上，在 700～800℃炽灼 60 分钟，使供试品完全灰化。

5. 停止加热，待高温炉温度冷却至 300℃左右，取出坩埚，移置适宜的干燥器内，盖好坩埚盖，放冷至室温（一般约需 60 分钟），精密称定重量。

6. 以同样条件继续炽灼 30 分钟，放冷，称重，直至恒重。

7. 清场，填写记录 将实验废弃物按环保要求分类处置，仪器、设备归位，填写检验记录（表 10-10）。

表 10-10 炽灼残渣检查检验记录

检品名称：

项目	坩埚1	坩埚2
空坩埚第一次炽灼后称重/g		
空坩埚第二次炽灼后称重/g		
空坩埚第三次炽灼后称重/g		
恒重	□确定	□确定
坩埚恒重 M_0/g		
炽灼前总重量（坩埚＋样品）/g		

续表

项目	坩埚1	坩埚2
样重		
第一次炽灼后称重/g		
第二次炽灼后称重/g		
第三次炽灼后称重/g		
恒重	□确定	□确定
坩埚+样品炽灼至恒重后称重/g		
结果计算：炽灼残渣/%		
平均值/%：	最终结果/%：	结论：

检验者： 校对者： 审核者：
日期： 日期： 日期：

8. 计算示例　葡萄糖的炽灼残渣检查。

（1）取干净、干燥的瓷坩埚两个，700~800℃炽灼60分钟，放冷，称重；以同样条件继续炽灼30分钟，放冷，称重。数据如下。

空坩埚重/g	1号	2号
第一次炽灼	25.4285	24.9778
第二次炽灼	25.4288	24.9776
相差（≤0.3mg）	0.0003	0.0002

（2）称取葡萄糖1.0g，置已炽灼至恒重的坩埚中，精密称定；置电炉上炽灼至供试品全部炭化呈黑色，放冷，滴加硫酸0.5~1ml，继续在电炉上加热至硫酸蒸气除尽，然后在700~800℃炽灼60分钟，放冷，称重；以同样条件继续炽灼30分钟，放冷，称重。数据如下。

	1号	2号
供试品及坩埚重/g	26.4343	25.9783
第一次炽灼	25.4296	24.9784
第二次炽灼	25.4294	24.9783
相差（≤0.3mg）	0.0002	0.0001

（3）结果计算：

1号炽灼残渣（%）= $\dfrac{25.4294 - 25.4288}{26.4343 - 25.4288} \times 100\% = 0.060\%$

2号炽灼残渣（%）= $\dfrac{24.9783 - 24.9776}{25.9783 - 24.9776} \times 100\% = 0.070\%$

平均：0.06%。得出结论：符合规定（规定：不得过0.1%）。

五、考核标准

按表10-11的标准对实训结果进行考核。

表 10 - 11　任务考核表

序号	考核内容	分值	考核方式			权重	得分
			自评 20%	组评 30%	师评 50%		
1	仪器设备准备正确	10				0.10	
2	瓷坩埚炽灼操作正确	20				0.20	
3	供试品炽灼操作正确	30				0.30	
4	炽灼残渣计算正确	20				0.20	
5	检验记录填写正确无误	10				0.10	
6	仪器、试剂归位，清场	10				0.10	
	合　　计	100					

六、注意事项

1. 炭化与灰化的前一段操作应在通风柜内进行。供试品放入高温炉前，务必完全炭化并除尽硫酸蒸气。必要时，高温炉应加装排气管道。

2. 供试品的取用量应根据炽灼残渣限量来决定。取样量少，炽灼残渣少，称量误差大。一般规定药物的炽灼残渣限量为 0.1% ~ 0.2%，炽灼残渣量为 1 ~ 2mg。故供试品取样量为 1.0 ~ 2.0g。如限量为 0.1% 者，取样量约为 1g；若限量为 0.05%，取样量则应约为 2g。如有限度较高的品种，可调整供试品的取用量。

3. 炽灼残渣如同时做几个供试品检查，坩埚应编码标记，盖子与坩埚应编码一致。从高温炉中取出时的温度、先后次序、在干燥器内的放冷时间以及称量顺序，均应前后一致；同一干燥器内同进放置的坩埚最好不超过 4 个，否则不易达到恒重。

4. 如供试品中含有碱金属或氟元素时，可腐蚀瓷坩埚，应使用铂坩埚。在高温条下夹取热铂坩埚时，宜用钳头包有铂箔的坩埚钳。

你知道吗

马弗炉

实验室常用的高温炉为马弗炉，也称为电炉、电阻炉、茂福炉、马福炉，其一般温度可以达到 900 ~ 1100℃，为金属熔融、有机物灰化及重量分析中常用的加热设备。高温炉一般配有自动调温仪，以便设定、控制、测量炉内温度。使用高温炉时应注意以下注意事项。

1. 实验过程中，使用人不得离开，随时注意温度的变化，如发现异常情况，应立即断电，并由专业维修人员检修。

2. 要设置专用电源电闸，升温过程应缓慢，以免造成仪器损坏。

3. 高温炉周围不得放置化学试剂和易燃易爆物品，禁止向炉膛内直接灌注各种液体及熔解金属，经常保持炉膛内的清洁，严格控制升温速度和最高温度，防止样品飞滅，腐蚀和黏结炉膛。

4. 温度超过600℃，不得打开马弗炉，熔融或灼烧完毕后，应先断电，待炉温降低后方可打开炉门取放样品。

5. 加热后的坩埚宜转移到干燥器中冷却，放置缓冲耐火材料上，防止吸潮、炸裂。

任务八　残留溶剂测定法

PPT

实例分析

实例　阿米卡星原料用甲醇、乙醇、丙酮与乙腈的检查：取本品约0.2g，精密称定，置顶空瓶中，精密加入水5ml，密封，作为供试品溶液。另取甲醇、乙醇、丙酮与乙腈各适量，精密称定，用水定量稀释制成每1ml中约含甲醇0.12mg、乙醇0.2mg、丙酮0.2mg与乙腈0.016mg的混合溶液，精密量取5ml，置顶空瓶中，密封，作为对照品溶液。照气相色谱法（通则0521）试验，以6%氰丙基苯基-94%二甲基聚硅氧烷（或极性相近）为固定液的毛细管柱为色谱柱；柱温为40℃；进样口温度为140℃；检测器温度为250℃；顶空瓶平衡温度为80℃，平衡时间为30分钟。取供试品溶液与对照品溶液分别顶空进样，记录色谱图。限度按外标法以峰面积计算，甲醇、乙醇、丙酮与乙腈的残留量均应符合规定。

讨论　1. 甲醇、乙醇、丙酮与乙腈分别属于第几类溶剂？

2. 请查阅《中国药典》，甲醇、乙醇、丙酮与乙腈的残留量限度值为多少？

在药物的合成、精制及提取过程中，常常要使用有机溶剂。不少有机溶剂对人体有害，残留在药物中势必影响用药的安全。有机溶剂按其对人体及环境的影响分为四类，如表10-12所示。

表10-12　有机溶剂类别

溶剂类别	对人体的影响	常用溶剂
第一类溶剂（应避免使用）	毒性较大，可致癌并对环境有害	苯、四氯化碳、1,2-二氯乙烷、1,1-二氯乙烯、1,1,1-三氯乙烷
第二类溶剂（应限制使用）	对人有一定毒性	乙腈、氯苯、三氯甲烷、环己烷、吡啶等
第三类溶剂（药品GMP或其他质量要求限制使用）	对人的健康危害较小	醋酸、丙酮、正丁醇、乙醇、乙酸乙酯等
第四类（尚无足够毒理学资料）	药品生产企业在使用时应提供该类溶剂在制剂中残留水平的合理性论证报告	1,1-二乙氧基丙烷、1,1-二甲氧基甲烷、2,2-二甲氧基丙烷、异辛烷等

《中国药典》（2020年版通则0861）规定残留溶剂的检查方法为气相色谱法（通则0521），可采用填充柱，也可以采用毛细管柱，检测器通常使用火焰离子化检测器（FID），对含卤素元素的残留溶剂如三氯甲烷等，采用ECD检测器，易得到高的灵敏度。

（一）第一法：毛细管柱顶空进样等温法

当需要检查的有机溶剂数量不多，且极性差异较小时，可采用此法。

1. 色谱条件　柱温应根据待测溶剂及配制供试液的溶剂的沸点决定。

为避免溶剂在柱内凝结，提高保留的重现性，柱温不宜太低，通常在40~100℃间适当选定；常以氮气为载气，流速为每分钟1.0~2.0ml；以水为溶剂时顶空瓶平衡温度为70~85℃，顶空瓶平衡时间为30~60分钟；进样口温度一般为200℃；如采用FID检测器，温度为250℃。

2. 测定法　取对照品溶液和供试品溶液，分别连续进样不少于2次，测定待测峰的峰面积。

（二）第二法：毛细管柱顶空瓶进样系统程序升温法

当需要检查的有机溶剂数量较多，且极性差异较大时，可采用此法。

1. 色谱条件　柱温一般先在40℃维持8分钟，再以8℃/min的速度升至120℃，维持10分钟；以氮气为载气，流速为每分钟2.0ml；以水为溶剂时，顶空瓶平衡温度为70~85℃，顶空瓶平衡时间为30~60分钟；进样口温度为200℃；如采用FID检测器，温度为250℃。

具体到某个品种的残留溶剂检查时，可根据该品种项下残留溶剂的组成调整升温程序。

2. 测定法　取对照品溶液和供试品溶液，分别连续进样不少于2次，测定待测峰的峰面积。

（三）第三法：溶液直接进样法

1. 适用范围　法主要适用于企业对生产工艺中特定的残留溶剂的控制，可采用填充柱，亦可采用适宜极性的毛细管柱。

2. 测定法　取对照品溶液和供试品溶液，分别连续进样2~3次，每次1~2μl，测定待测峰的峰面积。

以上方法，均可用于检查残留溶剂的限度和含量。具体操作如下。

请你想一想

如何对肝素钠中甲醇含量进行检查？

（1）限度检查　除另有规定外，按各品种项下规定的供试品溶液浓度测定。以内标法测定时，供试品溶液所得被测溶剂峰面积与内标峰面积之比不得大于对照品溶液的相应比值。以外标法测定时，供试品溶液所得被测溶剂峰面积不得大于对照溶液的相应峰面积。

（2）含量测定　按内标法或外标法计算各残留溶剂的量。

实训二十四　肝素钠中残留溶剂的检查

一、实训目的

1. 掌握残留溶剂测定的原理、操作方法及限量计算方法。

2. 学会记录和判定。

二、检查依据

《中国药典》2020 年版二部。

【检查】残留溶剂　取本品约 2.0g，精密称定，置 10ml 量瓶中，加内标溶液（称取正丙醇适量，用水稀释制成每 1ml 中约含 80μg 的溶液）溶解并稀释至刻度，摇匀，精密量取 3ml，置预先加有氯化钠 500mg 的顶空瓶中，密封，作为供试品溶液；另取甲醇、乙醇、丙酮适量，精密称定，用内标溶液定量稀释制成每 1ml 中含甲醇 400μg、乙醇 400μg 与丙酮 80μg 的混合溶液，精密量取 3ml，置预先加有氯化钠 500mg 的顶空瓶中，密封作为对照品溶液。照残留溶剂测定法（通则 086 第二法）试验，采用 6% 氰丙基苯基 – 94% 二甲基聚硅氧烷（或极性相似）为固定液的毛细管柱为色谱柱；起始温度为 40℃，维持 4 分钟，以每分钟 3℃ 的速率升温至 58℃，再以每分钟 20℃ 的速率升温至 160℃；进样口温度为 160℃；检测器温度为 250℃；顶空瓶平衡温度为 90℃，平衡时间为 20 分钟。取对照品溶液顶空进样，记录色谱图，出峰顺序依次为甲醇、乙醇、丙酮、正丙醇，相邻各色谱峰间分离度均应符合规定。再取供试品溶液与对照品溶液分别顶空进样，记录色谱图。按内标法以峰面积计算，甲醇、乙醇与丙酮的残留量均应符合规定。

三、检查准备

1. 仪器准备　分析天平、气相色谱法仪。

2. 试剂准备　正丁醇、氯化钠、甲醇、乙醇和丙酮。

四、操作步骤

1. 内标溶液配制　称取正丙醇适量，用水定量稀释制成每 1ml 中约含 80μg 的溶液。

2. 供试品溶液配制　取本品约 2.0g，精密称定，置 10ml 量瓶中，加内标溶液溶解并稀释至刻度，摇匀，精密量取 3ml，置预先加有氯化钠 0.5g 的顶空瓶中，密封。

3. 对照品溶液配制　取甲醇、乙醇、丙酮适量，精密称定，用内标溶液定量稀释制成每 1ml 中约含甲醇 400μg、乙醇 400μg 与丙酮 80μg 的混合溶液，精密量取 3ml，置预先加有氯化钠 0.5g 的顶空瓶中，密封。

4. 色谱条件 采用 6% 氰丙基苯基 - 94% 二甲基聚硅氧烷（或极性相似）为固定液的毛细管柱为色谱柱；起始温度为 40℃，维持 4 分钟，以每分钟 3℃ 的速率升温至 58℃，再以每分钟 20℃ 的速率升温至 160℃；进样口温度为 160℃；检测器温度为 250℃；顶空瓶平衡温度为 90℃，平衡时间为 20 分钟。

5. 系统适用性要求 对照品溶液色谱图中，出峰顺序依次为甲醇、乙醇、丙酮、正丙醇，相邻各色谱峰间分离度均应符合规定。

6. 测定法 取供试品溶液与对照品溶液分别顶空进样，记录色图谱。

限度 按内标法以峰面积计算，甲醇、乙醇和丙酮的残留量均应符合规定。（含甲醇不得过 0.3%，含乙醇不得过 0.5%，含丙酮不得过 0.5%）。

7. 清场及填写记录 将实验废弃物按环保要求分类处置，仪器、设备归位，填写检验记录（参考表 10 - 1）。

五、考核标准

按表 10 - 13 的标准对实训结果进行考核。

表 10 - 13 任务考核表

序号	考核内容	分值	考核方式			权重	得分
			自评 20%	组评 30%	师评 50%		
1	仪器设备准备正确	10				0.10	
2	内标液配制正确	20				0.20	
3	供试品、对照品配制正确	20				0.20	
4	色谱条件选择正确，测定操作正确	30				0.30	
5	检验记录填写正确无误	10				0.10	
6	仪器、试剂归位，清场	10				0.10	
	合　计	100					

六、注意事项

1. 应根据供试品中残留溶剂的沸点选择顶空平衡的温度。对沸点较高的残留溶剂，通常选择较高的平衡温度；但此时用应兼顾供试品的热分解特性，尽量避免供试品产生的挥发性热分解产物对测定的干扰。

2. 顶空平衡时间一般为 30~45 分钟，以保证供试品溶液的气 - 液两相有足够的时间达到平衡。顶空平衡时间通常不宜过长，如超过 60 分钟，可能引起顶空瓶的气密性变差，导致定量准确性的降低。

3. 顶空进样时，对照品溶液和供试品溶液必须使用相同的顶空条件。

目标检测

一、选择题

（一）单选题

1. 药物中氯化物杂质检查的一般意义在于它（　　）

    A. 是有疗效的物质

    B. 是对药物疗效有不利影响的物质

    C. 是对人体健康有害的物质

    D. 可以考核生产工艺和企业管理是否正常

2. 《中国药典》（2020 年版）规定，检查氯化物杂质时，一般取用标准氯化钠溶液（$10\mu g$ Cl/ml）$5 \sim 8ml$ 的原因是（　　）

    A. 使检查反应完全

    B. 药物中含氯化物的量均在此范围

    C. 加速反应

    D. 所产生的浊度梯度明显

3. 药物中硫酸盐检查时，所用的标准对照液为（　　）

    A. 标准氯化钡　　　　　　　　B. 标准醋酸铅溶液

    C. 标准硝酸银溶液　　　　　　D. 标准硫酸钾溶液

4. 古蔡氏法检测砷时，砷化氢气体与下列哪种物质作用生成砷斑（　　）

    A. 氯化汞　　　　B. 溴化汞　　　　C. 碘化汞　　　　D. 硫化汞

5. 关于药品中重金属检查，下列说法不正确的是（　　）

    A. 在酸性溶液中，要以硫代乙酰胺作显色剂

    B. 在碱性溶液中，要以硫化钠作显色剂

    C. 调整供试液为酸性时，用醋酸盐缓冲液

    D. 比色时应将试管置黑色衬底上观察

6. 用硫代乙酰胺法检查重金属，其 pH 范围应控制在（　　）

    A. $2.0 \sim 3.5$　　　　B. $3.0 \sim 3.5$　　　　C. $6.0 \sim 6.5$　　　　D. $7.0 \sim 8.5$

7. 在古蔡氏法检测砷中，加入碘化钾及氧化亚锡试液的主要作用是还原（　　）

    A. 五价砷成砷化氢　　　　　　B. 三价砷成砷化氢

    C. 五价砷成三价砷　　　　　　D. 硫成硫化氢

8. 检砷装置中塞入醋酸铅棉花，是为了吸收（　　）

    A. 氢气　　　　B. 溴化氢　　　　C. 硫化氢　　　　D. 砷化氢

9. 检查重金属杂质，加入硫代乙酰胺试液，其作用是（　　）

    A. 稳定剂　　　　B. 显色剂　　　　C. 掩蔽剂　　　　D. 络合剂

10. 常压恒温干燥法中，《中国药典》（2020 年版）规定的干燥温度一般为 （　　　）

    A. 80℃　　　　　　B. 90℃　　　　　　C. 100℃　　　　　　D. 105℃

11. 若炽灼残渣留作重金属检查，则炽灼温度应为 （　　　）

    A. 900 ~ 1000℃　　B. 800 ~ 900℃　　C. 700 ~ 800℃　　D. 500 ~ 600℃

12. 下列各项杂质中不属于一般杂质的是 （　　　）

    A. 氯化物　　　　B. 铁盐　　　　　C. 水杨酸　　　　　D. 重金属

13. 炽灼残渣检查法是检查有机药物中的 （　　　）

    A. 各种高熔点杂质　　　　　　　　B. 各种不挥发性杂质

    C. 各种无机杂质　　　　　　　　　D. 各种挥发性杂质

14. 《中国药典》检查残留有机溶剂采用的方法为 （　　　）

    A. TLC 法　　　　B. HPLC 法　　　C. UV 法　　　　　D. GC 法

（二）多选题

1. 干燥失重测定时，常用的干燥方法有 （　　　）

    A. 常压恒温干燥法　　　　　　　　B. 加压干燥法

    C. 干燥剂干燥法　　　　　　　　　D. 减压干燥法

2. 检查重金属杂质，常用的显色剂是 （　　　）

    A. 硫化钠　　　　B. 硫酸钠　　　　C. 硫化铁　　　　　D. 硫代乙酰胺

二、思考题

1. 名词解释：重金属。

2. 重金属检查第一法中，丙管的作用是什么？

3. 氯化物检查中加入稀硝酸有何作用？硫酸盐检查中，加入盐酸有何作用？

书网融合……

微课1　　　　微课2　　　　微课3　　　　自测题

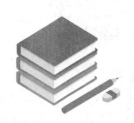

项目十一　药物的特性检查

学习目标

知识要求

1. **掌握**　药物特性检查的方法和原理。
2. **熟悉**　药物的特性检查项目与内容。

能力要求

能按质量标准要求进行药品的特性检查，并规范填写检验记录表。

《中国药典》有关药品的特性检查法包括溶液颜色检查法、澄清度检查法、不溶性颗粒检查法、可见异物检查法、崩解时限检查法、片剂脆碎度检查法、溶出度与释放度检查法、含量均匀度检查法等。

任务一　溶液颜色检查

实例分析

PPT

实例　谷氨酸钠注射液溶液颜色检查：取本品，与黄色1号标准比色液（通则0901第一法）比较，不得更深。

讨论　1. 溶液颜色检查方法有几种？

　　　　2. 如何判断该检查项是否符合规定？

一、检查方法

药物溶液的颜色及其与规定颜色的差异能在一定程度上反映药物的纯度，对溶液颜色进行检查，可控制药物中有色杂质的含量。

《中国药典》中通则0901介绍的溶液颜色检查方法有三种。第一法：目视比色法；第二法：紫外-可见分光光度法；第三法：色差计法。

1. 目视比色法　除另有规定外，取各药品项下规定量的供试品，加水溶解，置于一个25ml纳氏比色管中，加水稀释至10ml。另取规定色调和色号的标准比色液（表11-1、11-2）10ml，置于另一25ml纳氏比色管中，两管同置白色背景上，自上向下透视，或同置白色背景前，平视观察，供试品管呈现的颜色与对照管比较，不得更深。如供试品管呈现的颜色与对照管的颜色深浅非常接近或色调不完全一致，使目视观察无法辨别两者的深浅时，应改用第三法（色差计法）测定，并将其测定结果作为判定依据。

表 11 -1　各种色调标准贮备液的配制

色调	比色用氯化钴/ml	比色用重铬酸钾液/ml	比色用硫酸铜液/ml	水/ml
绿黄色	—	27	15	58
黄绿色	1.2	22.5	7.2	68.8
黄色	4.0	23.3	0	72.7
橙黄色	10.6	19.0	4.0	66.4
橙红色	12.0	20.0	0	68.0
棕红色	22.5	12.5	20.0	45.0

表 11 -2　各种色调色号标准比色液的配制表

色号	0.5	1	2	3	4	5	6	7	8	9	10
贮备液/ml	0.25	0.5	1.0	1.5	2.0	2.5	3.0	4.5	6.0	7.5	10.0
加水量/ml	9.75	9.5	9.0	8.5	8.0	7.5	7.0	5.5	4.0	2.5	0

2. 紫外 – 可见分光光度法　除另有规定外，取规定量的供试品，加水溶解使成 10ml，必要时滤过（除去不溶性杂质对吸收度测定的干扰），滤液照紫外 – 可见分光光度法于规定波长处测定，吸收度不得超过规定值。

3. 色差计法　本法是通过色差计直接测定溶液的色差值，对其颜色进行定量表述和分析的方法。当目视比色法较难判定供试品与标准比色液之间的差异时，应考虑采用本法进行测定与判断。本法测定颜色，不但能够精确、定量地测定颜色和色差，而且比目测法更为科学客观，且不随时间、地点、人员变化而发生变化。

二、检查流程

以第一法为例，检查流程参见图 11 -1。

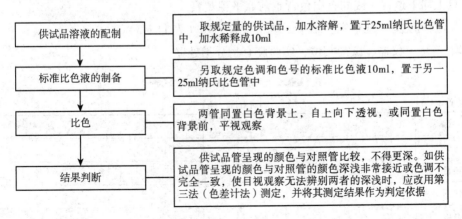

图 11 -1　溶液颜色检查第一法流程图

实训二十五 甘油的溶液颜色检查

一、实训目的

1. 掌握甘油的溶液颜色检查方法。
2. 学会记录和判定。

二、检查依据

《中国药典》2020 年版二部。

【检查】溶液颜色检查 取本品 50ml，置 50ml 纳氏比色管中，与对照液（取比色用重铬酸钾液 0.2ml，加水稀释至 50ml 制成）比较，不得更深。

三、检查准备

1. **器材准备** 分析天平、恒温干燥箱、纳氏比色管（用 50ml 纳氏比色管，要求玻璃质量、色泽、刻度标线一致）、白色背景（要求不反光，一般用白纸或白布）。

2. **试剂准备** 甘油、基准重铬酸钾。

四、操作步骤

1. **比色用重铬酸钾液的制备** 精密称取在 120℃ 干燥至恒重的基准重铬酸钾 0.4000g，置 500ml 量瓶中，加适量水溶解并稀释至刻度，摇匀，即得。每 1ml 溶液中含 0.800mg 的 $K_2Cr_2O_7$。

2. **供试品溶液颜色检查** 取本品 50ml，置 50ml 纳氏比色管中，再取比色用重铬酸钾液 0.2ml 置于 50ml 纳氏比色管中，加水稀释至 50ml 制成对照液。两管同置白色背景上，自上向下透视，或同置白色背景前，平视观察。

3. **结果观察** 观察实验结果，填写检验记录（表 11-3）。

4. **清场** 仪器、试剂归位，实验废弃物分类处置。

表 11-3 溶液颜色检查原始记录表

温度（℃）：   相对湿度（%）：

检品名称		规格	
批号		生产单位	
检验项目			
检验依据			
试剂名称		试剂批号	
仪器名称		仪器编号	

续表

操作步骤	1. 取本品50ml，置50ml纳氏比色管中。 2. 精密称取在120℃干燥至恒重的基准重铬酸钾0.4000g置500ml量瓶中，加适量水溶解并稀释至刻度，摇匀，制得比色用重铬酸钾液。 3. 取比色用重铬酸钾液0.2ml置于50ml纳氏比色管中，加水稀释至50ml制成对照液。 4. 两管同置白色背景上，自上向下透视，或同置白色背景前，平视观察。 5. 观察实验结果
实测结果	
标准规定	
结论	□符合规定　□不符合规定

检验者：　　　　　　　校对者：　　　　　　　　　审核者：
日期：　　　　　　　　日期：　　　　　　　　　　日期：

五、考核标准

按表11-4的标准对实训结果进行考核。

表11-4　任务考核表

序号	考核内容	分值	考核方式			权重	得分
			自评 20%	组评 30%	师评 50%		
1	比色用重铬酸钾液制备操作正确	30				0.30	
2	供试品颜色检查操作正确	30				0.30	
3	结果判断正确	15				0.15	
4	检验记录填写正确无误	10				0.10	
5	仪器、试剂归位，清场	15				0.15	
	合　计	100					

六、注意事项

1. 所用纳氏比色管均应洁净、干燥。

2. 检查时要求光线良好。

3. 若供试品中的颜色与对照管中颜色接近时，将比色管互换位置后再进行观察。

任务二　可见异物检查法

PPT

实例分析

实例　头孢他啶可见异物检查：取本品5份，每份各3.0g，分别加1%碳酸钠溶液（经0.45μm滤膜滤过）溶解，依法检查（通则0904），应符合规定。（供无菌分装用）

讨论　1. 可见异物检查用到哪些仪器？

2. 如何根据检测结果判断药品是否符合规定？

可见异物是指存在于注射剂、眼用液体制剂和无菌原料药中，在规定条件下目视可以观测到的不溶性物质，其粒径或长度通常大于 50μm。

一、检查方法

可见异物检查法有灯检法和光散射法。一般常用灯检法，也可采用光散射法。灯检法不适用的品种，如用深色透明容器包装或液体色泽较深（一般深于各标准比色液 7 号）的品种可选用光散射法；混悬型、乳状液型注射液和滴眼液不能使用光散射法。

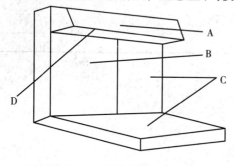

图 11-2 灯检装置示意图

A. 带有遮光板的日光灯光源；B. 不反光的黑色背景；

C. 不反光的白色背景和底部（供检查有色异物）；

D. 反光的白色背景（指遮光板内侧）

实验室检测时应避免引入可见异物。当制备注射用无菌粉末和无菌原料药供试品溶液时，或供试品的容器不适于检查（如透明度不够、不规则形状容器等），需转移至适宜容器中时，均应在 B 级的洁净环境（如层流净化台）中进行。用于本试验的供试品，必须按规定随机抽样。

1. 灯检法

（1）检查装置　如图 11-2 所示。

（2）检查法　取各品种项下的规定量（表 11-5），除去容器标签，擦净容器外壁，必要时将药液转移至洁净透明的适宜容器内，将供试品置遮光板边缘处，在明视距离（指供试品至人眼的清晰观测距离，通常为 25cm），手持容器颈部，轻轻旋转和翻转容器（但应避免产生气泡），使药液中可能存在的可见异物悬浮，分别在黑色和白色背景下目视检查，重复观察，总检查时限为 20 秒。供试品装量每支（瓶）在 10ml 及 10ml 以下的，每次检查可手持 2 支（瓶）。50ml 或 50ml 以上大容量注射液按直、横、倒三步法旋转检视。供试品溶液中有大量气泡产生影响观察时，需静置足够时间至气泡消失后检查。

用无色透明容器包装的无色供试品溶液，检查时被观察供试品所在处的光照度应为 1000~1500lx；用透明塑料容器包装、棕色透明容器包装的供试品或有色供试品溶液，光照度应为 2000~3000lx；混悬型供试品或乳状液，光照度应增加至约 4000lx。

表 11-5　各品种可见异物检查取用量

序号	供试品品种	取用量	备注
1	注射液	取供试品 20 支（瓶）	
2	注射用无菌制剂	取供试品 5 支（瓶）	
3	无菌原料药	按抽样要求称取各品种制剂项下的最大规格量 5 份	
4	眼用液体制剂	取供试品 20 支（瓶）	

（3）结果判定　供试品中不得检出金属屑、玻璃屑、长度超过 2mm 的纤维、最大粒径超过 2mm 的块状物以及静置一定时间后轻轻旋转时肉眼可见的烟雾状微粒沉积物、无法计数的微粒群或摇不散的沉淀，以及在规定时间内较难计数的蛋白质絮状物

等明显可见异物。

供试品中如检出点状物、2mm 以下的短纤维和块状物等微细可见异物，生化药品或生物制品若检出半透明的小于约 1mm 的细小蛋白质絮状物或蛋白质颗粒等微细可见异物，除另有规定外，应分别符合表 11 - 6、表 11 - 7 中的规定。

表 11 - 6　非生物制品注射液、滴眼剂结果判定

类别		微细可见异物限度	
		初试 20 支（瓶）	初、复试 40 支（瓶）
注射剂	静脉用	如 1 支（瓶）检出，复试 如 2 支（瓶）或以上检出，不符合规定	超过 1 支（瓶）检出， 不符合规定
	非静脉用	如 1~2 支（瓶）检出，复试 如 2 支（瓶）以上检出，不符合规定	超过 2 支（瓶）检出， 不符合规定
滴眼剂		如 1 支（瓶）检出，符合规定 如 2~3 支（瓶）检出，复试 如 3 支（瓶）以上检出，不符合规定	超过 3 支（瓶）检出， 不符合规定

表 11 - 7　注射用无菌制剂结果判定

类别		每支（瓶）中微细可见异物限度
生物制品	复溶体积 50ml 及以下	≤3 个
	复溶体积 50ml 以上	≤5 个
非生物制品	冻干	≤3 个
	非冻干	≤5 个

2. 光散射法　当一束单色激光照射溶液时，溶液中存在的不溶性物质使入射光发生散射，散射的能量与不溶性物质的大小有关。本方法通过对溶液中不溶性物质引起的光散射能量的测量，并与规定的阈值比较，以检查可见异物。

不溶性物质的光散射能量可通过被采集的图像进行分析。设不溶性物质的光散射能量为 E，经过光电信号转换，即可用摄像机采集到一个锥体高度为 H，直径为 D 的相应立体图像。散射能量 E 为 D 和 H 的一个单调函数，即 $E = f(D, H)$。同时，假设不溶性物质的光散射强度为 q，摄像曝光时间为 T，则又有 $E = g(q, T)$。由此可以得出图像中的 D 与 q、T 之间的关系为 $D = w(q, T)$，也为一个单调函数关系。在测定图像中的 D 值后，即可根据函数曲线计算出不溶性物质的光散射能量。

（1）仪器装置　由旋瓶装置、激光光源、图像采集器、数据处理系统和终端显示系统组成。

供试品被放置在检测装置后，旋瓶装置使供试品沿垂直中轴线高速旋转一定时间后迅速停止，同时激光光源发出的均匀激光束照射在供试品上；当药液涡流基本消失，瓶内药液因惯性继续旋转，图像采集器在特定角度对旋转药液中悬浮的不溶性物质引起的散射光能量进行连续摄像，采集图像不少于 75 幅；数据处理系统对采集的序列图像进行处理，然后根据预先设定的阈值自动判定超过一定大小的不溶性物质的有无，或在终端显示器上显示图像供人工判定，同时记录检测结果。

仪器校准　仪器应具备自动校准功能，在检测供试品前，可采用标准粒子进行校准。

除另有规定外，分别用粒径为40μm和60μm的标准粒子溶液对仪器进行标定。根据标定结果得到曲线方程并计算出与粒径50μm相对应的检测像素值。

当把检测像素参数设定为与粒径50μm相对应的数值时，对60μm的标准粒子溶液测定3次，应均能检出。

（2）检查法　溶液型供试品除另有规定外，取供试品20支（瓶），除去不透明标签，擦净容器外壁，置仪器检测装置上，从仪器提供的菜单中选择与供试品规格相应的测定参数，并根据供试品瓶体大小对参数进行适当调整后，启动仪器，将供试品检测3次并记录检测结果。凡仪器判定有1次不合格者，可用灯检法确认。用深色透明容器包装或液体色泽较深等灯检法检查困难的品种不用灯检法确认。

注射用无菌粉末除另有规定外，取供试品5支（瓶），用适宜的溶剂及适当的方法使药物全部溶解后，按上述方法检查。

无菌原料粉末除另有规定外，取各品种制剂项下的最大规格量5份，分别置洁净透明的适宜玻璃容器内，采用适宜的溶剂及适当的方法使药物全部溶解后，按上述方法检查。

设置检测参数时，一般情况下取样视窗的左右边线和底线应与瓶体重合，上边线与液面的弯月面成切线；旋转时间应能使液面漩涡到底，以能带动固体物质悬浮并消除气泡；旋瓶停止至摄像启动的时间应尽可能短，但应避免液面漩涡以及气泡的干扰，同时保证摄像启动时固体物质仍在转动。

二、检查流程

以第一法为例，检查流程参见图11-3。

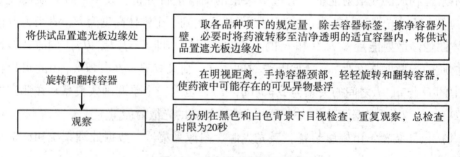

图11-3　灯检法检查流程图

实训二十六　维生素 B_1 注射液可见异物检查

一、实训目的

1. 掌握灯检法检测维生素 B_1 注射液可见异物的操作方法。

2. 学会记录和判定。

二、检查依据

《中国药典》2020 年版二部。

【其他】 应符合注射剂项下有关的各项规定（通则 0102）。

三、检查准备

1. 器材准备　伞棚灯。

2. 试剂准备　维生素 B_1 注射液（2ml：0.1g）。

四、操作步骤

1. 取供试品，除去容器标签，擦净安瓿（瓶）外壁污痕，放室温静置一定时间。

2. 在避光室内或暗处，手持瓶颈部于伞棚边缘处，在明视距离（指供试品至人眼的距离，通常为 25cm），分别在黑色和白色背景下，轻轻旋转和翻转容器使药液中可能存在的可见异物悬浮（注意不使药液产生气泡）。

3. 用目检视，检查时限为 20 秒。本实验取供试品 20 支进行检查。

4. 观察实验结果，填写检验记录（表 11-8）。检测可见异物超出限度的应不得超过 1 支。如检出可见异物超出限度的有 2 支，应另取 20 支同法复试，均不得检出。初试和复试均不得检出玻璃屑、纤维、色点、色块及其他外来异物。

表 11-8　溶液颜色测定原始记录表

温度（℃）：　　　　　　　　　　相对湿度（%）：

检品名称		规格	
批号		生产单位	
检验项目			
检验依据			
仪器名称		仪器编号	
操作步骤	1. 取供试品，除去容器标签，擦净安瓿（瓶）外壁污痕，放室温静置一定时间。 2. 在避光室内或暗处，手持瓶颈部于伞棚边缘处，在明视距离（指供试品至人眼的距离，通常为 25cm），分别在黑色和白色背景下，轻轻旋转和翻转容器使药液中可能存在的可见异物悬浮（注意不使药液产生气泡） 3. 用目检视，检查时限为 20 秒。本实验取供试品 20 支进行检查，如需复试，应另取供试品 20 支。 4. 观察实验结果，填写检验记录		
实测结果			
标准规定			
结论	□符合规定　□不符合规定		
检验者： 日期：	校对者： 日期：	审核者： 日期：	

五、考核标准

按表 11–9 的标准对实训结果进行考核。

表 11–9　任务考核表

序号	考核内容	分值	考核方式			权重	得分
			自评 20%	组评 30%	师评 50%		
1	供试品处理操作正确	10				0.10	
2	供试品异物检查操作正确	60				0.60	
3	检查结果判断正确	10				0.10	
4	检验记录填写正确无误	10				0.10	
5	仪器、试剂归位，清场	10				0.10	
	合　计	100					

六、注意事项

1. 检查人员条件：远距离和近距离视力测验，均为 4.9 及以上（矫正后视力应为 5.0 及以上）；应无色盲。

2. 供试品装量每支（瓶）在 10ml 以下的每次检查拿取 2 支（瓶）；10ml 以上的每次检查拿取 1 瓶（支）。

3. 日光灯光源的光照度可在 1000～4000lx 范围内调节。用于无色溶液检查，光照度应为 1000～1500lx；用于透明塑料容器或有色溶液检查，光照度应为 2000～3000lx。混悬型供试品仅检查色块、纤毛等明显可见异物，光照度为 4000lx。

你知道吗

注射液可见异物控制的必要性

在大容量注射剂生产过程中，可见异物的来源与种类多种多样，大容量注射剂中常见的可见异物有白点、白块、色点、色块、纤维、玻璃屑与脱片等。由于注射剂的给药途径是经过静脉滴注或肌内注射，人体微循环血管的直径仅为 7～12μm，若这些可见异物随着输液过程进入机体会引起发热、虚脱、血管炎、血栓、微血管阻塞等病症，严重危害人体健康。

任务三　崩解时限检查法

实例分析　　　　　　　　　　　　　　　　　　　　　　PPT

实例　小李和小王一起检查某批硫酸阿托品片（未包衣）的崩解时限。他们在检查中发现，6 片中有 1 片不能在规定时间内完全崩解，于是，他们进行复试，复试时仍有 1 片不能在规定时间内完全崩解。小李认为应该下不合格的结论，小王认为应该再进行第三次检查。

　　讨论　你认为谁的观点是正确的？

　　药物在体内的吸收速度常常由溶解的快慢决定，固体制剂中的药物在被吸收前，必须经过崩解和溶解然后转为溶液的过程，如果药物不易从制剂中释放出来或药物的溶解速度极为缓慢，则该制剂中药物的吸收速度或程度就有可能存在问题；另一方面，某些药理作用剧烈，安全指数小，吸收迅速的药物如果溶出速度太快，可能产生明显的不良反应，维持药效的时间也将缩短，在这种情况下，制剂中药物的溶出速率应予以控制。

　　崩解系指片剂在一定条件下破碎成碎粒、溶化或软化的过程（现象）。崩解时限系指固体制剂在规定方法和液体介质中，崩解溶散到小于 2.0mm 碎粒（或溶化、软化）所需时间的限度。

一、检查方法

　　本法用于检查口服固体制剂在规定条件下的崩解情况。

　　1. 片剂检查法　将吊篮通过上端的不锈钢轴悬挂于金属支架上，浸入 1000ml 烧杯中，并调节吊篮位置使其下降时筛网距烧杯底部 25mm，烧杯内盛有温度在 37℃ ±1℃ 的水，调节水位高度使吊篮上升时筛网在水面下 15mm 处，支架上下移动的距离为 55mm ±2mm，往返速度为每分钟 30 ~ 32 次。

　　结果判断：除另有规定外，取药片 6 片，分别置上述吊篮的玻璃管中，每管各加 1 片，启动崩解仪进行检查，各片均应在 15 分钟内全部崩解。如有一片不能完全崩解，应另取 6 片，复试，均应符合规定（表 11 – 10）。

表 11 – 10　各种片剂崩解时限规定

剂型	崩解时限
素片	15 分钟（水温为 37℃ ±1℃）
薄膜衣片	30 分钟（水温为 37℃ ±1℃）
糖衣片	60 分钟（水温为 37℃ ±1℃）
含片	10 分钟（水温为 37℃ ±1℃）
舌下片	5 分钟（水温为 37℃ ±1℃）
可溶片	3 分钟（水温为 20℃ ±5℃）
泡腾片	5 分钟（水温为 20℃ ±5℃）
肠溶衣片	先在盐酸溶液（9→1000）中检查 2 小时，每片均不得有裂缝、崩解或软化现象，洗涤后在磷酸盐缓冲液（pH 6.8）中检查，1 小时内应全部崩解

　　除另有规定外，凡规定检查溶出度、释放度或分散均匀性的制剂，不再进行崩解时限检查。

2. 胶囊剂检查法　硬胶囊或软胶囊，除另有规定外，取供试品 6 粒，按片剂的装置与方法（化药胶囊如漂浮于液面，可加挡板；中药胶囊加挡板）进行检查。

不同的胶囊崩解时限要求存在区别，硬胶囊应在 30 分钟内全部崩解，软胶囊应在 1 小时内全部崩解，以明胶为基质的软胶囊可改在人工胃液中进行检查。如有 1 粒不能完全崩解，应另取 6 粒复试，均应符合规定（表 11–11）。

表 11–11　各种胶囊剂崩解时限规定

剂型	崩解时限
硬胶囊	30 分钟
软胶囊	60 分钟
肠溶胶囊	先在盐酸溶液（9→1000）中检查 2 小时，每片均不得有裂缝、崩解或软化现象，将吊篮取出，用少量水洗涤后，加入挡板在人工肠液中检查，1 小时内应全部崩解

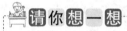

请你想一想

为什么泡腾片检查崩解时限，水温是 20℃±5℃ 而不是 37℃±1℃？

二、崩解时限测定仪

《中国药典》采用升降式崩解仪（图 11–4）来检查制剂的崩解时限，其主要结构为一能升降的金属支架与下端镶有筛网的吊篮，并附有挡板。升降的金属支架上下移动距离为 55mm±2mm，往返频率为每分钟 30～32 次。

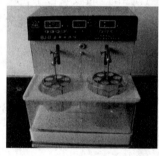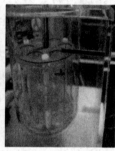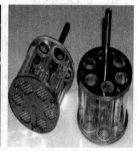

图 11–4　崩解仪及主要部件

实训二十七　维生素 A 软胶囊崩解时限的检查

一、实训目的

1. 掌握检测维生素 A 软胶囊崩解时限的操作方法。
2. 学会记录和判定。

二、检查依据

《中国药典》（2020 年版）通则 0921。

【崩解时限】 除另有规定外，照崩解时限检查法（通则 0921）检查，均应符合规定。

三、检查准备

1. 仪器及用具 升降式崩解仪、吊篮、挡板、1000ml 烧杯。

2. 试药与试液 维生素 A 软胶囊、稀盐酸、胃蛋白酶。

四、检查过程

1. 人工胃液的配制 取稀盐酸 16.4ml，加水约 800ml 和胃蛋白酶 10g，摇匀后，加水稀释成 1000ml。临用前制备。

2. 崩解操作 将吊篮通过上端的不锈钢轴悬挂于金属支架上，浸入 1000ml 烧杯中，并调节吊篮位置使其下降时筛网距杯底 25mm，烧杯内盛有温度为 37℃±1℃ 的人工胃液。调节液面高度使吊篮上升时筛网在液面下 15mm 处，吊篮顶部不可浸没于溶液中。取供试品 6 粒，分别置吊篮的玻璃管中（若供试品漂浮于液面，应加挡板），立即启动崩解仪进行检查。

3. 数据记录及判定 记录各粒供试品完全崩解的时间，并填写检验记录（表 11-12）。要求各粒均应在 1 小时内全部崩解。如有 1 粒不能完全崩解，应另取 6 粒复试，均应符合规定。

表 11-12 崩解时限检查记录表

仪器型号：　　　　　　　　　介质名称：　　　　　　　　　温度：　　℃

序号		崩解时间	判定（合格者√）
初试	1		
	2		
	3		
	4		
	5		
	6		
结论：			
复试	1		
	2		
	3		
	4		
	5		
	6		
结论：			

检验者：　　　　　　　　　湿度：　　%

核对者：　　　　　　　　　室温：　　℃　　　　　　　年　月　日

4. 清场　仪器、试剂归位，实验废物分类处置。

五、考核标准

按表 11 – 13 的标准对实训结果进行考核。

表 11 – 13　任务考核表

序号	考核内容	分值	考核方式			权重	得分
			自评 20%	组评 30%	师评 50%		
1	人工胃液配制操作正确	10				0.10	
2	崩解时限检查操作正确	60				0.60	
3	检查结果判断正确	10				0.10	
4	检验记录填写正确无误	10				0.10	
5	仪器、试剂归位，清场	10				0.10	
	合　计	100					

六、注意事项

1. 在测试过程中，烧杯内的水温（或介质温度）应保持在 37℃ ±1℃。

2. 每测试一次后，应清洗吊篮的玻璃管内壁及筛网、挡板等，并重新更换水或规定的溶液。

3. 崩解时限检查法测试时，若需加入挡板，应使挡板 V 型槽呈正方向。

4. 若升降式崩解仪长期不用，应放干水箱里的水。

你知道吗

片剂的崩解机制

1. **毛细管作用**　片剂中具有许多毛细管和孔隙，与水接触后水即从这些亲水性通道进入片剂内部，强烈的吸水性使片剂润滑而崩解。淀粉及其衍生物和纤维素类衍生物的崩解作用多与此相关。

2. **膨胀作用**　崩解剂吸水后充分膨胀，自身体积显著增大，使片剂的黏结力瓦解而崩散。羧甲基淀粉及其钠盐的崩解作用主要在于其强大的膨胀作用。

3. **产气作用**　泡腾崩解剂遇水产生气体，借助气体的膨胀而使片剂崩解。

4. **溶解热**　物料在水中产生溶解热时，使片剂内部残留的空气膨胀，促使片剂崩解。

任务四　脆碎度检查法

PPT

实例分析

实例　某药厂生产一批对乙酰氨基酚片，现对其进行质量检验，在进行片剂脆碎度检查过程中，检测出断裂片，且减失重量未超过 1%。

讨论 请判断该项目是否符合规定？

一、脆碎度检查法 🔲 微课1

片剂在生产、运输等过程中受到震动或摩擦作用，可能造成片剂的破损，影响应用。片剂脆碎度是反映片剂抗震耐磨能力的指标，用于检查非包衣片的脆碎情况及其他物理强度，如压碎强度等。《中国药典》使用片剂脆碎度检查仪测定（图 11-5）。

检查法 片重为 0.65g 或以下者取若干片，使其总重约为 6.5g；片重大于 0.65g 者取 10 片。用吹风机吹去片剂脱落的粉末，精密称重，置圆筒中，转动 100 次。取出，同法除去粉末，精密称重。

结果判定 未检出断裂、龟裂或粉碎片，且其减失重量未超过 1% 时，判为符合规定；减失重量超过 1%，但未检出断裂、龟裂或粉碎片的供试品，应另取供试品复检 2次。3 次的平均减失重量未超过 1% 时，且未检出断裂、龟裂或粉碎片，判为符合规定；3 次的平均减失重量超过 1% 时，判为不符合规定；如检出断裂、龟裂或粉碎片的供试品，即判为不符合规定。

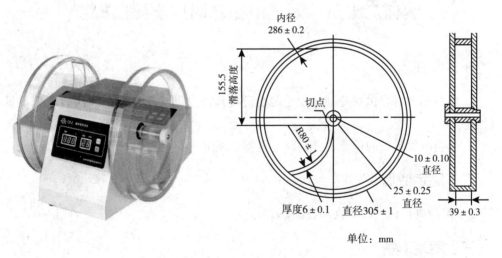

单位：mm

图 11-5 片剂脆碎度检查仪

如供试品的形状或大小使片剂在圆筒中形成不规则滚动时，可调节圆筒的底座，使与桌面成约 10° 的角，则试验时片剂不再聚集，能顺利下落。

对于形状或大小在圆筒中形成严重不规则滚动或特殊工艺生产的片剂，不适于本法检查，可不进行脆碎度检查。

请你想一想

如何计算出减失重量？

对易吸水的制剂，操作时应注意防止吸湿（通常控制相对湿度小于 40%）。

二、检查流程

检查流程参见图 11 -6。

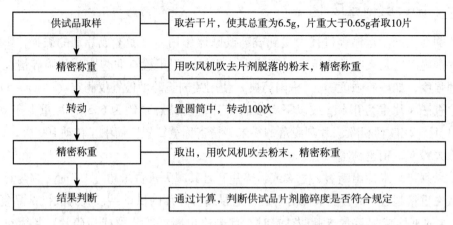

图 11 -6　片剂脆碎度检查流程图

实训二十八　对乙酰氨基酚片脆碎度检查

一、实训目的

1. 能按标准对非包衣片剂在规定的脆碎度检查仪圆筒中滚动 100 次后减失重量进行检查。

2. 学会减失重量的计算，并判断是否符合规定。

二、测定依据

《中国药典》（2020 年版）通则 0923。

三、测定准备

1. 仪器准备　片剂脆碎度检查仪、吹风机、分析天平。

2. 试剂准备　对乙酰氨基酚片。

四、测定过程

1. 供试品的取用量　取对乙酰氨基酚片若干，使其总重量约为 6.5g；用吹风机吹去表面的粉末。

2. 在已去皮重的天平盘内精密称定干净药片。

3. 将上述称定重量后的供试品放进脆碎度仪的圆盘中，开动电动机转动 100 次。

4. 试验结束后，将供试品取出检查，供试品不得出现断裂、龟裂或粉碎现象。

5. 取试验后的供试品，再用吹风机吹去粉末后，精密称定，两次称量之差值即为试验后供试品减失的重量。

6. 分别记录试验前后供试品的重量，并计算出减失重量占试验前供试品重量的百分率（表11-14）。

7. **清场** 仪器设备归位，实验废弃物分类处置。

五、注意事项

1. 由于供试品的形状或大小的影响，使片剂在圆筒中形成不规则滚动时，可调节仪器的基部，使与水平面（左、右）约成10°的角，以保证试验时片剂不再聚集，能顺利下落。

2. 对易吸湿的片剂，操作时实验室的相对湿度应控制在40%以下。

3. 对于形状或大小在圆筒中形成严重不规则滚动或特殊工艺生产的片剂，不适于本法检查，可不进行脆碎度检查。

表 11-14 片剂脆碎度检查原始记录表

温度（℃）：   相对湿度（%）：

检品名称		规格	
批号		生产单位	
检验项目			
检验依据			
仪器名称		仪器编号	
操作步骤	1. 供试品的取用量：取供试品若干片使其总重量约为6.5g，用吹风机吹去表面的粉末。 2. 在已去皮重的天平盘内精密称定干净药片，即为 m_1 _____。 3. 将上述称定重量后的供试品放进脆碎度仪的圆盘中，开动电动机转动100次。 4. 试验结束后，将供试品取出检查，供试品不得出现断裂、龟裂或粉碎现象。 5. 取试验后的供试品，再用吹风机吹去粉末后，精密称定，记为 m_2 _____，两次称量之差值即为试验后供试品减失的重量。 6. 分别记录试验前后供试品的重量，并计算出减失重量占试验前供试品重量的百分率			
计算公式	减失重量% $= \dfrac{m_1 - m_2}{m_1} \times 100\%$			
实测结果			
标准规定			
结论	□符合规定　□不符合规定			

检验者：   校对者：   审核者：
日期：   日期：   日期：

<u>你知道吗</u>

片剂脆碎度的影响因素

片剂脆碎度大小会影响到片剂的剂量。影响片剂脆碎度的因素有很多，其中比较常见的包括人员操作的影响；不同设备的影响；物料性质的影响，如原辅料的晶型、原辅料的粒度、原辅料的压缩成型性；不同工艺的影响，不同生产工艺参数如黏合剂的使用，湿混合时间，水分控制，润滑剂用量也会影响片剂的脆碎度。

任务五　溶出度与释放度测定

PPT

实例分析

实例　谷氨酸片溶出度检查：取本品，照溶出度与释放度测定法，通过紫外-可见分光光度法测定，并以实验结果计算出每片的溶出量。限度为标示量的70%，应符合规定。

讨论　1. 什么是溶出度？
　　　　2. 溶出度的测定方法有哪些？

溶出度系指药物从片剂、胶囊剂或颗粒剂等普通固体制剂中在规定条件下溶出的速度和程度。在缓释制剂、控释制剂、肠溶制剂等制剂中也称释放度。

固体制剂中的药物只有溶解之后，才能被机体吸收，而崩解只是药物溶出的最初阶段，还不能客观反映药物在体内溶出的全过程。药物在体内吸收的速度通常由溶解的快慢决定，因此，溶出度是控制固体制剂内在质量的重要指标之一，是观察生物利用度的一种体外试验方法。

一、检查方法

《中国药典》（2020年版）规定溶出度测定方法有七种：第一法（篮法）、第二法（桨法）、第三法（小杯法）、第四法（桨碟法）、第五法（转筒法）、第六法（流池法）及第七法（往复筒法），所用设备可见图11-7、图11-8所示。

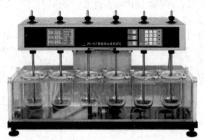

图11-7　溶出仪

1. 篮法　除另有规定外，量取经脱气处理的溶剂900ml，注入每个操作容器内，加温使溶剂温度保持在37℃±0.5℃，调整转速使其稳定。取供试品6片（个），分别投入6个转篮内，将转篮降入容器中，立即开始计时，至规定的取样时间，吸取溶出液适量，取样位置应在转篮或桨叶顶端至液面的中点，距溶出杯内壁10mm处，立即用适当的微孔滤膜滤过，自取样至滤过应在30秒钟内完成。取滤液，照各药品项下规定的方法测定，算出每片（个）的溶出量。

2. 桨法 除另有规定外，量取经脱气处理的溶剂 900ml，注入每个操作容器内，加温使溶剂温度保持在37℃ ±0.5℃。取供试品6片（粒、袋），分别投入6个操作容器内，立即启动旋转并开始计时，至规定的取样时间，吸取溶出液适量，取样位置应在转篮或桨叶顶端至液面的中点，距溶出杯内壁10mm 处，立即用适当的微孔滤膜滤过，自取样至滤过应在30秒钟内完成。取滤液，照各药品项下规定的方法测定，算出每片（个）的溶出量。

3. 小杯法 除另有规定外，量取经脱气处理的溶剂 100~250ml 注入每个操作容器内，以下操作同第二法（桨法）。取样位置应在桨叶顶端至液面的中点，距溶出杯内壁6mm 处。

$$溶出度 = \frac{溶出量}{标示量} \times 100\%$$

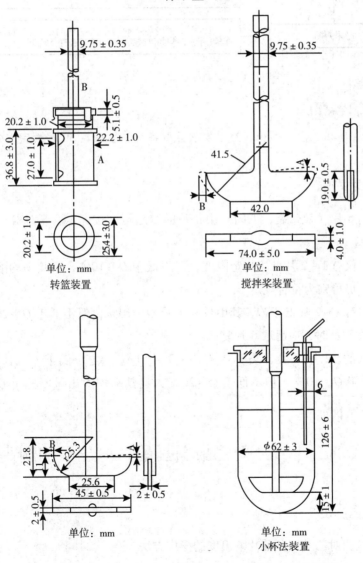

单位：mm
转篮装置

单位：mm
搅拌桨装置

单位：mm
小杯法装置

图 11 - 8 溶出度测定装置

二、检查流程

以第一法为例,检查流程参见图 11-9。

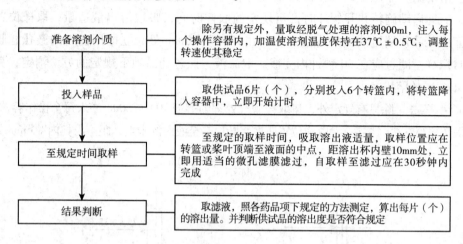

| 准备溶剂介质 | → | 除另有规定外,量取经脱气处理的溶剂900ml,注入每个操作容器内,加温使溶剂温度保持在37℃±0.5℃,调整转速使其稳定 |

| 投入样品 | → | 取供试品6片(个),分别投入6个转篮内,将转篮降入容器中,立即开始计时 |

| 至规定时间取样 | → | 至规定的取样时间,吸取溶出液适量,取样位置应在转篮或桨叶顶端至液面的中点,距溶出杯内壁10mm处,立即用适当的微孔滤膜滤过,自取样至滤过应在30秒钟内完成 |

| 结果判断 | → | 取滤液,照各药品项下规定的方法测定,算出每片(个)的溶出量。并判断供试品的溶出度是否符合规定 |

图 11-9 溶出度(篮法)检查流程图

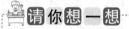请你想一想

溶出度与释放度实验中,为何要求自取样至滤过应在30秒内完成?

三、结果判断

普通制剂6片(粒、袋,下同)中每片的溶出量,按标示含量计算,均应不低于规定限度(Q)。

如6片中仅有1~2片低于规定限度,但不低于$Q-10\%$,且其平均溶出量不低于规定限度时,仍可判为符合规定。

如6片中有1~2片低于Q,其中仅有1片$Q-10\%$,但不低于$Q-20\%$,且其平均溶出量不低于Q时,应另取6片复试。

初、复试的12片(粒、袋)中有1~3片(粒、袋)低于Q,其中仅有1片(粒、袋)低于$Q-10\%$,但不低于$Q-20\%$,且其平均溶出量不低于Q,判为符合规定。

实训二十九 对乙酰氨基酚片溶出度的测定

一、实验目的

1. 掌握检测对乙酰氨基酚片溶出度的操作方法。
2. 学会记录和判定。

二、测定依据

《中国药典》（2020 年版）通则 0931 溶出度与释放度测定。

【检查】溶出度　照溶出度与释放度（通则 0931 第一法）测定。

取本品，照溶出度测定法（第一法），以稀盐酸 24ml 加水至 1000ml 为溶出介质，转速为每分钟 100 转，依法操作，经 30 分钟时，取溶液 5ml，滤过，精密量取续滤液 1ml，加 0.04% 氢氧化钠溶液稀释至 50ml，摇匀，照紫外－可见分光光度法，在 257nm 的波长处测定吸光度，按 $C_8H_9NO_2$ 的吸收系数（$E_{1cm}^{1\%}$）为 715 计算每片的溶出量。限度为标示量的 80%，应符合规定。

三、测定准备

1. 实验器材　溶出仪、紫外－可见分光光度计、移液管（1ml）、量瓶（50ml）、注射器（20ml）。

2. 实验试药　对乙酰氨基酚片、盐酸、氢氧化钠等。

四、测定过程

1. 调试仪器　如图 11－10 所示，先使机头置于水平位置，将 6 根转杆倒置，由上向下插入机头的各轴孔中，从下面伸出，指向杯口。使转杆与溶出杯中心同心；利用中心盖检查每个溶出杯是否与转杆同心，若不同心，则可用杯口旁边的三个偏心轮调整溶出杯在杯孔中的水平位置，使之同心，并固定偏心轮。取测量钩（25mm）放入各杯内底使网篮底部接触测量钩的定高环的顶部，顺时针旋紧离合器上部轮母，使离合器能夹住转杆，此时网篮底部距溶出杯底为药典规定高度（25mm ±2mm）。

2. 调整水浴的温度　用 △ 或 ▽ 键调整温度使显示窗为预置温度 37.0℃，应使溶出杯内溶剂的温度保持在 37.0℃ ±0.5℃。

3. 配制溶出介质　将稀盐酸 24ml 加水至 1000ml，经超声波脱气处理后作为溶剂，置 1000ml 溶出杯内。

4. 调节转速　用 △ 或 ▽ 键调整为每分钟 100 转操作。

5. 溶出　取供试品 6 片，分别放在 6 个干燥的转篮内，待转速平稳后，将转篮降入溶出杯中，自供试品接触溶出介质起，立即计时。

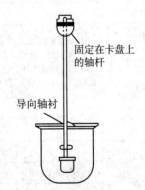

固定在卡盘上的轴杆

导向轴衬

图 11－10　溶出转轴的安装示意图

6. 取样　经 30 分钟时，在转篮上端到溶剂液面中间，离容器壁 10mm 处取样点取样 5ml，滤过（自取样至滤过应在 30 秒内完成）。

7. 稀释　用移液管精密量取滤液 1ml，加 0.04% 氢氧化钠溶液稀释至 50ml，摇匀。

8. 测定吸收度 照分光光度法，在 257nm 的波长处测定吸收度（可在 257nm ± 1nm 的波长处测定吸收度），按 $C_8H_9NO_2$ 的吸收系数（$E_{1cm}^{1\%}$）为 715 计算出每片的溶出量。限度为标示量的 80%，应符合规定。

9. 计算溶出量

$$溶出量\% = \frac{A \times 1\% \times 稀释倍数 \times V}{E_{1cm}^{1\%} \times L \times 标示量} \times 100\% = \frac{A \times 500}{715 \times 标示量} \times 100\%$$

$$溶出量（第一片）\% = \frac{A_1 \times 500}{715 \times 标示量} \times 100\%$$

$$溶出量（第二片）\% = \frac{A_2 \times 500}{715 \times 标示量} \times 100\%$$

$$\cdots\cdots$$

$$平均溶出量 = \frac{每片溶出量之和}{6}$$

10. 清场，仪器设备归位，按环保要求分类处理实验废弃物。填写检验记录表 11 - 15。

表 11 - 15 溶出度测定原始记录表

温度（℃）：　　　　　　　　　　　　　　相对湿度（%）：

检品名称			规格	
批号			生产单位	
检验项目				
检验依据				
仪器名称			仪器编号	
试剂名称			试剂批号	
操作步骤	取本品，照溶出度测定法（第一法），以稀盐酸 24ml 加水至 1000ml 为溶出介质，转速为每分钟 100 转，依法操作，经 30 分钟时，取溶液 5ml，滤过，精密量取续滤液 1ml，加 0.04% 氢氧化钠溶液稀释至 50ml，摇匀，照紫外 - 可见分光光度法，在 257nm 的波长处测定吸光度，按 $C_8H_9NO_2$ 的吸收系数为 715 计算每片的溶出量				
计算公式	$溶出量\% = \frac{A \times 1\% \times 稀释倍数 \times V}{E_{1cm}^{1\%} \times L \times 标示量} \times 100\% = \frac{A \times 500}{715 \times 标示量} \times 100\%$				

实测结果		1	2	3	4	5	6
	吸收度 A						
	溶出量/%						
	平均溶出量/%						

标准规定	
结论	□符合规定　□不符合规定

检验者：　　　　　　　　　　　校对者：　　　　　　　　　　　审核者：
日期：　　　　　　　　　　　　日期：　　　　　　　　　　　　日期：

五、考核标准

按表 11 - 16 的标准对实训结果进行考核。

表 11 - 16 任务考核表

序号	考核内容	分值	考核方式			权重	得分
			自评 20%	组评 30%	师评 50%		
1	溶出仪使用操作正确	20				0.20	
2	吸光度测定操作正确	50				0.50	
3	检查结果判断正确	10				0.10	
4	检验记录填写正确无误	10				0.10	
5	仪器、试剂归位，清场	10				0.10	
	合　　计	100					

六、注意事项

1. 滤膜吸附的检查。实验前，必须进行干扰试验，方法如下：用对照品溶液按规定的方法测定吸光度或响应值，然后用滤膜滤过后再测定吸光度或响应值。滤膜吸附应在 2% 以下，如果滤膜的吸附较大，可以将滤膜在水中煮沸 1 小时以上。如果吸附仍很大，应该用其他滤膜或滤材。必要时可将微孔滤膜滤过改为离心操作，取上清液测定。

2. 测定前，应调整仪器装置。第一法（篮法）使转篮底部距溶出杯的内底部 25mm ± 2mm；第二法（桨法）使桨叶底部距溶出杯的内底部 25mm ± 2mm；第三法（小杯法）使桨叶底部距溶出杯的内底部 15mm ± 2mm。

3. 溶出介质的制备。溶出介质要求脱气处理。可采用的脱气方法：取溶出介质，在缓慢搅拌下加热至约 41℃，并在真空条件下不断搅拌 5 分钟以上；或采用煮沸、超声、抽滤等其他有效的除气方法。如果溶出介质为缓冲液，当需要调节 pH 时，一般调节 pH 至规定 pH ± 0.05 之内。

4. 实际量取的体积与规定体积的偏差应不超过 ±1%，如超过总体积的 1% 时，应及时补充相同体积相同温度的溶出介质，或在计算时加以校正。

5. 沉降篮的使用。只有在品种各论中规定要求使用沉降篮时，方可使用。加沉降篮的目的是为了防止被测样品上浮或贴壁，致使溶出液的浓度不均匀，或因贴壁致使部分样品的活性成分难以溶出。

6. 使用 0.1 分度的温度计，逐一在溶出杯中测量，6 个溶出杯之间的差异应在 0.5℃ 之内。

7. 实际取样时间与规定时间的差异不得过 ±2%；自取样至滤过应在 30 秒内完成；自 6 杯中完成取样，时间一般控制在 1 分钟以内。滤膜应浸在蒸馏水中，至少浸泡 1 天以上。

8. 空胶囊的干扰试验。进行胶囊剂溶出度检查时，应取不少于6粒胶囊，除尽内容物，置一个溶出杯内，按该品种项下规定的分析方法测定空胶囊的平均值，作必要的校正。如校正值不大于标示量的2%，可忽略不计；如校正值低于标示量的25%，可进行校正；如校正值大于标示量的25%，试验无效。

9. 实验结束后，应用水冲洗篮轴、篮体或搅拌桨。转篮必要时可用水或其他溶剂超声处理、洗净。尤其是使用0.1mol/L盐酸溶液作为溶出介质时，更应注意。

10. 溶出槽的水保持清洁，定期更换。

你知道吗

谷氨酸片溶出度的测定

谷氨酸片质量标准——《中国药典》（2020年版）二部：取本品，照溶出度测定法（通则0931第二法），以磷酸盐缓冲液（pH 7.2）1000ml为溶出介质，转速为每分钟100转，依法操作，经45分钟时，取溶液10ml滤过，取续滤液加磷酸盐缓冲液（pH 7.2）稀释成每1ml中约含0.3mg的溶液，作为供试品溶液；另取谷氨酸对照品适量，精密称定，加磷酸盐缓冲液（pH 7.2）溶解并定量稀释制成每1ml中约含0.3mg的溶液，作为对照品溶液。精密量取供试品溶液和对照品溶液各1ml，分别置50ml量瓶中，精密加入0.5%茚三酮溶液与磷酸盐缓冲液（pH 7.2）各1ml，摇匀，置水浴中加热20分钟，取出，放冷，用磷酸盐缓冲液（pH 7.2）稀释至刻度，摇匀，照紫外分光光度法（通则0401），在567nm的波长处测定吸光度，计算每片的溶出量。限度为标示量的70%，应符合规定。

取本品6片，照检查项下溶出度测定法，样品溶液测得的吸光度分别为0.438、0.436、0.428、0.440、0.440和0.435，对照品溶液测得的吸光度为0.496。对照品的质量是29.26mg。计算每片的溶出量，并判断该片剂溶出度是否符合规定？（规格：0.3g）

解：本品分析方法为对照品比较法。

$$c_X = \frac{A_X}{A_R} \times c_R$$

式中，c_X为供试品溶液的浓度；A_X为供试品溶液的吸光度；c_R为对照品溶液的浓度；A_R为对照品溶液的吸光度。

$$溶出量\% = \frac{A_X \times m_R}{A_R \times 100 \times 标示量} \times 100\%$$

式中，m_R为对照品的质量（mg）。

按上式计算出6片的溶出量分别为86.1%、85.7%、84.1%、86.5%、86.5%和85.5%。每片的溶出量都不低于规定限度，故溶出度符合规定。

PPT

任务六 含量均匀度检查

实例分析

实例 某制药企业生产一批地西泮片，需测定其含量均匀度。

讨论 1. 什么是含量均匀度？

2. 含量均匀度的测定方法有哪些？

本法用于检查单剂量的固体、半固体和非均相液体制剂含量符合标示量的程度。除另有规定外，片剂、硬胶囊剂、颗粒剂或散剂等，每一个单剂标示量小于 25mg 或主药含量小于每一个单剂重量 25% 者；药物间或药物与辅料间采用混粉工艺制成的注射用无菌粉末；内充非均相溶液的软胶囊；单剂量包装的口服混悬液、透皮贴剂和栓剂等品种项下规定含量均匀度应符合要求的制剂，均应检查含量均匀度。复方制剂仅检查符合上述条件的组分，多种维生素或微量元素一般不检查含量均匀度。

凡检查含量均匀度的制剂，一般不再检查重（装）量差异；当全部主成分均进行含量均匀度检查时，复方制剂一般亦不再检查重（装）量差异。

一、检查方法

除另有规定外，取供试品 10 个，照各品种项下规定的方法，分别测定每一个单剂以标示量为 100 的相对含量 x_i，求其均值 $\overline{X}$ 和标准差 S 以及标示量与均值之差的绝对值 A。

$$A = |100 - \overline{X}| \quad S = \sqrt{\frac{\sum (X_i - \overline{X})^2}{n - 1}}$$

二、结果判断

根据初试结果判断（表 11 – 17），若 $A + 2.2S > L$，且 $A + S \leqslant L$，则应另取 20 片（个）复试。根据初、复试结果，计算 30 片（个）的均值 $\overline{X}$、标准差 S 和标示量与均值之差的绝对值 A，然后按表 11 – 18、11 – 19 标准判断。

表 11 – 17 初试判断标准

计算结果	$A + 2.2S \leqslant L$	$A + S > L$ $A + 2.2S > L$	$A + S \leqslant L$
判断	符合规定	不符合规定	不确定，应复试

1. 当 $A \leqslant 0.25L$

表 11 – 18 复试判断标准

计算结果	$A^2 + S^2 \leqslant 0.25$	$A^2 + S^2 > 0.25 L^2$
判断	符合规定	不符合规定

2. 当 $A > 0.25L$ 时

表 11 -19　复试判断标准

计算结果	$A + 1.7S \leq L$	$A + 1.7S > L$
判断	符合规定	不符合规定

三、注意事项

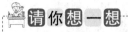

地西泮片是否要检查重量差异？为什么？

如该品种项下规定含量均匀度的限度为 ±20% 或其他数值时，应将上述判断式中的 L = 15.0 改为 L = 20.0 或其他相应的数值，但各判断式中的系数不变。

实训三十　地西泮片含量均匀度测定

一、实训目的

1. 掌握地西泮片含量均匀度测定的操作方法。
2. 学会记录和判定。

二、测定依据

《中国药典》（2020 年版）通则 0941。

取本品，依照《中国药典》（2020 年版）测定地西泮片的含量均匀度。

三、测定准备

1. 实验器材　紫外 - 可见分光光度计、量瓶、滤纸等。

2. 实验试药　地西泮片、甲醇、硫酸。

四、测定过程

1. 取本品 10 片，分别置 100ml 量瓶中，加水 5ml，振摇，使药片崩解后，加 0.5% 硫酸的甲醇溶液约 60ml，充分振摇使地西泮溶解，用加 0.5% 硫酸的甲醇溶液稀释至刻度，摇匀。

2. 滤过，精密量取续滤液 10ml，置 25ml 量瓶中，用 0.5% 硫酸的甲醇溶液稀释至刻度，摇匀。

3. 照紫外 - 可见分光光度法，在 284nm 的波长处测定吸光度，按 $C_{16}H_{13}ClN_2O$ 的吸收系数（$E_{1cm}^{1\%}$）为 454 计算含量，应符合规定。

4. 清场，仪器设备归位，按环保要求分类处理实验废弃物。填写检验记录

表 11 – 20。

表 11 – 20 含量均匀度测定原始记录表

温度（℃）：　　　　　　　　　　相对湿度（%）：

检品名称		规格	
批号		生产单位	
检验项目			
检验依据			
仪器名称		仪器编号	
操作步骤	取本品 1 片，置 100ml 量瓶中，加水 5ml，振摇，使药片崩解后，加 0.5% 硫酸的甲醇溶液约 60ml，充分振摇使地西泮溶解，加 0.5% 硫酸的甲醇溶液稀释至刻度，摇匀，滤过，精密量取续滤液 10ml，置 25ml 量瓶中，用 0.5% 硫酸的甲醇溶液稀释至刻度，摇匀，照紫外 – 可见光分光度法（通则 0401），在 284nm 的波长处测定吸光度，按 $C_{16}H_{13}ClN_2O$ 的吸收系数（$E_{1cm}^{1\%}$）为 454 计算含量，应符合规定（通则 0941）			
计算公式	$A = \left| 100 - \overline{X} \right|$ $S = \sqrt{\dfrac{\sum (X_i - \overline{X})^2}{n-1}}$			
实测结果			
标准规定			
结论	□符合规定　□不符合规定			

检验者：　　　　　　　　校对者：　　　　　　　　审核者：
日期：　　　　　　　　　日期：　　　　　　　　　日期：

五、考核标准

按表 11 – 21 的标准对实训结果进行考核。

表 11 – 21 任务考核表

序号	考核内容	分值	考核方式			权重	得分
			自评 20%	组评 30%	师评 50%		
1	供试品配制操作正确	20				0.20	
2	吸光度测定操作正确	50				0.50	
3	检查结果判断正确	10				0.10	
4	检验记录填写正确无误	10				0.10	
5	仪器、试剂归位，清场	10				0.10	
	合　计	100					

六、注意事项

1. 供试品的主药必须完全溶解后方可用于测定，必要时可用研钵研磨或超声处理促使溶解。

2. 测定时溶液必须澄清，如过滤后溶液仍不澄清，可用离心机离心后取澄清液测定。

3. 用紫外光谱法测定含量均匀度时，所用溶剂必须一次性配制。

你知道吗

地西泮片含量均匀度的测定

取本品 10 片，照检查项下含量均匀度测定法，样品溶液测得的吸光度分别为 0.452、0.448、0.441、0.454、0.439、0.455、0.453、0.457、0.460、0.462。按 $C_{16}H_{13}ClN_2O$ 的吸收系数 $(E_{1cm}^{1\%})$ 为 454 计算含量，应符合规定。（规格：2.5mg）

解：标示量% $= \dfrac{A \times 1\% \times D \times V}{E_{1cm}^{1\%} \times 标示量} \times 100\%$

式中，A 为吸光度；$E_{1cm}^{1\%}$ 为百分吸收系数；D 为稀释倍数；V 为配制的第一个溶液体积。

$$标示量\% = \frac{A \times 1\% \times \dfrac{25}{10} \times 100 \times 1000}{454 \times 2.5} \times 100\% = 220.3A\%$$

所得数据记录于表 11-22。

表 11-22 数据表

吸收度 A	标示量/%	平均含量/% $\overline{X}$	$X-\overline{X}$	$(X-\overline{X})^2$	$\sum(X-\overline{X})$
0.452	99.58		-0.01	0.00	
0.448	98.69		-0.9	0.81	
0.441	97.15		-2.44	5.95	
0.454	100.0		0.41	0.17	
0.439	96.71	99.59	-2.88	8.29	24.47
0.455	100.2		0.43	0.18	
0.453	99.80		0.21	0.04	
0.457	100.7		1.11	1.23	
0.460	101.3		1.71	2.92	
0.462	101.8		2.21	4.88	

$$A = |100 - \overline{X}| = |100 - 99.59| = 0.41$$

$$S = \sqrt{\frac{\sum(X-\overline{X})^2}{n-1}} = \sqrt{\frac{24.47}{10-1}} = 1.65$$

$$A + 2.2S = 0.41 + 2.2 \times 1.65 = 4.04$$

即 $A + 2.2S \leq 15.0$，含量均匀度符合规定。

目标检测

一、选择题

(一) 单选题

1. 脆碎度的检查适用于 (　　)

　　A. 糖衣片　　　　　B. 肠溶衣片　　　　C. 包衣片　　　　　D. 非包衣片

2. 反映片剂成型性的检查指标是 (　　)

　　A. 片重差异　　　　　　　　　　　B. 硬度和脆碎度

　　C. 崩解度　　　　　　　　　　　　D. 溶出度或释放度

3. 凡规定检查溶出度、释放度或分散均匀性的制剂,不再进行 (　　)

　　A. 片重差异检查　　　　　　　　　B. 崩解时限检查

　　C. 硬度和脆碎度检查　　　　　　　D. 含量均匀度检查

4. 《中国药典》规定片剂的脆碎度检查,取样正确的是 (　　)

　　A. 片重为 0.65g 取样 10 片

　　B. 片重大于 0.65g 取样 10 片

　　C. 片重小于 0.65g 取样 10 片

　　D. 片重大于 0.65g 者取若干片使总重量约为 6.5g

5. 片剂脆碎度检查法中,若检出断裂、龟裂或粉碎片,则判定 (　　)

　　A. 符合规定　　　B. 不符合规定　　　C. 需复试　　　D. 以上都不对

6. 在结果判定时,除另有规定外,如有 1 片(粒)不能完全崩解,应另取 (　　)片(粒)复试,均应符合规定

　　A. 3　　　　　　B. 4　　　　　　　C. 5　　　　　　D. 6

7. 崩解时限检查中,调节液面高度使吊篮上升时筛网在液面下 (　　)mm 处

　　A. 5　　　　　　B. 10　　　　　　C. 15　　　　　　D. 20

8. "可见异物" 属于 (　　) 检查项

　　A. 口服液　　　　B. 酊剂　　　　　C. 胶囊　　　　　D. 注射剂

9. "可见异物" 的粒径和长度通常大于 (　　)

　　A. 50μm　　　　　B. 20μm　　　　　C. 20nm　　　　　D. 10μm

10. 适用于无色注射液的光照度为 (　　)

　　A. 500 ~ 1500lx　　　　　　　　　B. 1000 ~ 1500lx

　　C. 2000 ~ 3000lx　　　　　　　　 D. 4000lx

11. 通过目视比色法检查溶液颜色,需要将按规定处理的供试品与 (　　) 比较

　　A. 比色用硫酸铜溶液　　　　　　　B. 比色用重铬酸钾溶液

　　C. 比色用氯化钴溶液　　　　　　　D. 规定的标准比色液

12. 溶液颜色检查法是用于检查药物中的 (　　)

A. 挥发性杂质　　B. 信号杂质　　　C. 有色杂质　　　D. 毒性杂质

13. 通过分光光度法检查溶液颜色是采用以下哪一种杂质限量检查法（　　　）

A. 对照法　　　　B. 灵敏度法　　　C. 比较法　　　　D. 归一化法

14. 溶液颜色检查法中，品种项下规定的"无色"系指（　　　）

A. 供试品溶液的颜色相同于水或所用溶剂

B. 系指供试品溶液的颜色不深于相应色调0.5号标准比色液

C. 系指供试品溶液的颜色不深于相应色调1号标准比色液

D. 系指供试品溶液的颜色不深于相应色调2号标准比色液

15. 硫酸阿托品片的含量均匀度检查，取样数是（　　　）片

A. 20　　　　　　B. 10　　　　　　C. 6　　　　　　　D. 5

16. 凡检查含量均匀度的制剂，一般不再检查（　　　）

A. 重（装）量差异　　　　　　　　B. 崩解时限检查

C. 硬度和脆碎度检查　　　　　　　D. 含量均匀度检查

17. 下列制剂中需检查含量均匀度的是（　　　）

A. 布洛芬缓释胶囊（规格0.3g）　　B. 维生素C片（规格100mg）

C. 己烯雌酚片（规格1mg）　　　　D. 阿莫西林颗粒（规格0.25g）

18. 测定溶出度的第一法是（　　　）

A. 桨法　　　　　B. 转篮法　　　　C. 小杯法　　　　D. 程序升温法

19. 片剂溶出度的检查操作中，溶出液的温度应恒定在（　　　）

A. 30℃±0.5℃　　　　　　　　　　B. 36℃±0.5℃

C. 37℃±0.5℃　　　　　　　　　　D. 39℃±0.5℃

（二）多选题

1. 《中国药典》2020年版规定了胶囊剂包括（　　　）

A. 硬胶囊剂　　　　　　　　　　　B. 软胶囊剂

C. 肠溶胶囊剂　　　　　　　　　　D. 滴丸剂

2. 《中国药典》2020年版中可见异物检查法包括（　　　）

A. 光阻法　　　　B. 显微计数法　　C. 灯检法　　　　D. 光散射法

3. 明显可见异物是指（　　　）

A. 金属屑、玻璃屑、长度超过2mm的纤维

B. 静置一定时间后轻轻旋转时肉眼可见的烟雾状微粒沉积物、无法计数的微粒群或摇不散的沉淀

C. 最大粒径超过2mm的块状物

D. 在规定时间内较难计数的蛋白质絮状物

4. 溶液颜色检查方法包括（　　　）

A. 目视比色法　　B. 分光光度法　　C. 色差计法　　　D. 浊度仪法

二、计算题

1. 某学生测定硫酸阿托品片的含量均匀度，取 10 片，分别测定每片以标示量为 100 的相对含量 X，分别为 99.5、98.8、99.2、100.1、97.8、98.5、99.6、99.4、98.9、99.3，请判断含量均匀度是否符合规定？

2. 取标示量为 100mg 的异烟肼片 6 片，按《中国药典》测定溶出度，溶剂体积 1000ml，稀释 10 倍后在 263nm 波长处测定吸收度，分别为 0.201、0.189、0.196、0.193、0.187、0.190，其 $E_{1cm}^{1\%}$ 为 307，限度为标示量的 60%，求每片的溶出量和 6 片的平均溶出量，判断溶出度是否符合规定？

3. 取标示量为 0.25g 碳酸锂片 6 片，按《中国药典》方法测定溶出度，溶剂体积为 900ml，溶出 30 分钟时，取溶液 25ml 滤过，精密量取续滤液 20ml，用盐酸滴定液（0.01021mol/L）滴定，终点时分别消耗滴定液 11.52ml、11.81ml、11.43ml、10.02ml、9.98ml、14.20ml。计算每片的溶出量，判断该片剂的溶出度是否符合规定（限度为 65%）？（每 1ml 盐酸滴定液 0.01mol/L 相当于 0.3695mg 的 Li_2CO_3）

三、思考题

1. 片剂崩解的机制都有哪些？

2. 用紫外 - 可见分光光度法测定时要滤过，为什么？初滤液为什么要舍弃？

书网融合……

微课 1 微课 2 自测题

5
模块五

药物的含量测定

药物的含量测定是指运用化学、物理或生物学的方法和技术测定药物中的有效成分或指标成分的含量，用来确定药物含量是否符合质量标准的规定，是评价药物质量的重要指标之一。含量测定需要在鉴别和检查项目都符合规定的基础上进行。药物含量测定的方法包括理化测定法（又称含量测定）和生物学测定法（又称效价测定）。本模块主要介绍《中国药典》中药物含量测定常用的方法，包括化学分析法的重量分析法、容量分析法，仪器分析法的光谱分析法、色谱分析法等。

根据测定药物存在形式的差异，药物含量的表示方法不同。

（1）原料药　一般以百分含量表示，指样品中被测成分（一般为活性物质）的百分含量。一般按干燥品计算。

药典凡例规定，"按干燥品（或无水物，或无溶剂）计算"时，除另有规定外，应取未经干燥（或未去水，或未去溶剂）的供试品进行试验，并将计算中的取用量按检查项下测得的干燥失重（或水分，或溶剂）扣除。

$$含量\% = \frac{实测重量（g）}{供试品重量（g）} \times 100\%$$

（2）药物制剂　一般用相当于标示量的百分数来表示，指一个制剂单位中平均含有某药物成分的量占制剂标准"规格"量即标示量的百分数。

$$标示量\% = \frac{单位制剂的量}{标示量} \times 100\%$$

固体制剂（如片剂）基础计算公式：

$$标示量\% = \frac{实测重量（g）\times 平均片重（g/片）}{供试品重量（g）\times 标示量（g/片）} \times 100\%$$

半固体制剂（如乳膏剂）基础计算公式：

$$标示量\% = \frac{实测重量（mg）}{供试品重量（g）\times 标示量（mg/g）} \times 100\%$$

液体制剂（如注射液）基础计算公式：

$$标示量\% = \frac{实测浓度（g/ml）}{标示量（g/ml）} \times 100\%$$

在实际含量测定的数据处理过程中，因为分析方法的不同，在以上公式的基础上，还需要进行公式的转换和演变。

含量测定通常需要平行测定两份样品，平行实验结果在允许的相对偏差限度范围内，以算术平均值作为测定结果，如一份合格，一份不合格，不能按平均值计算，应重新测定。

PPT

项目十二 化学分析法测定药物含量

学习目标

知识要求

1. **掌握** 化学分析法测定药物含量及数据处理的方法。
2. **熟悉** 直接滴定法和剩余滴定法含量测定、数据处理及结果判断方法。

能力要求

1. 能根据药物质量标准的要求，用容量分析法测定药物的含量、快速准确记录测定数据，灵活使用计算公式得出结果，以解决实际问题。
2. 能按操作规程正确取样、制备样品溶液，使用滴定管等玻璃仪器。

化学分析法即滴定分析法，是用滴定管将已知浓度的滴定液滴加到被测药物的溶液中，直至滴定液与被测药物按化学计量关系反应完全，然后根据消耗滴定液的浓度和体积计算被测药物含量的分析方法。

《中国药典》中常用的化学分析法按化学反应的类型可分为非水溶液滴定法、酸碱滴定法、配位滴定法、氧化还原滴定法、沉淀滴定法等，按滴定方式可分为直接滴定法、剩余滴定法（返滴定法或回滴法）、置换滴定法。

1. 容量分析法的特点

（1）仪器设备价廉易得，操作简便快速。

（2）测量结果比较准确，一般情况下相对误差在 0.2% 以下。

（3）影响测定的实验条件与环境因素少，方法耐用性高。

（4）容量分析法灵敏度低，通常只适用于常量组分的分析。

（5）对结构相近杂质的干扰选择性差，方法的专属性不高。

（6）化学原料药含量测定的首选方法，较少用于药物制剂的含量测定。

2. 容量分析法计算基础

（1）滴定度（T） 指每 1ml 规定浓度的滴定液相当于被测药物的质量。《中国药典》中一般直接给出，用 mg 表示。例如，用酸碱滴定法测定布洛芬含量时，规定"每 1ml 氢氧化钠滴定液（0.1mol/L）相当于 20.63mg 的 $C_{13}H_{18}O_2$"。

（2）滴定度的计算 在容量分析中，被测药物（B）与滴定液（A）之间按一定的摩尔比进行反应时，滴定反应可表示为：

$$aA + bB \rightarrow cC + dD$$

滴定度可按式（12-1）计算：

$$T = \frac{b}{a} \times M \times B \quad (mg/ml)$$ (12-1)

式中，M 为滴定液的摩尔浓度；b 为被测物质的摩尔数；a 为滴定液的摩尔数；B 为被测药物的分子量。

（3）浓度校正因数（F）　在实际测定过程中，所配制的滴定液的物质量浓度与药典中规定的物质量浓度不一定完全相同，此时就不能直接用药典上给出的滴定度（T），需要乘以滴定度校正因数（F），将规定的滴定度（T）换算成实际的滴定度（T'），即

$$T' = T \times F$$

式中，$F = \dfrac{\text{实际物质量浓度}}{\text{规定物质量浓度}}$。

任务一　直接滴定法　e 微课

实例分析

实例　《中国药典》2020 年版中甲芬那酸含量测定方法：取本品约 0.5g，精密称定，加微温的无水中性乙醇（对酚磺酞指示液呈中性）100ml，振摇使溶解，加酚磺酞指示液 3 滴，用氢氧化钠滴定液（0.1mol/L）滴定，每 1ml 氢氧化钠滴定液（0.1mol/L）相当于 24.13mg 的 $C_{15}H_{15}NO_2$。

讨论　1. 《中国药典》（2020 年版）甲芬那酸含量测定方法属于化学分析法还是仪器分析法？

2. 这种分析方法进行含量测定有什么特点？

3. 这种含量测定方法属于哪种滴定方式，哪种滴定类型？

4. 滴定度是多少？如何得到滴定液消耗的体积？滴定液实际浓度是不是一定是（0.1mol/L），如何知道滴定液实际浓度？

一、检查方法

直接滴定法是用滴定液直接滴定被测药物，根据被测药物试剂消耗滴定液的体积、浓度，以及滴定度，计算被测药物的重量，在实际测定过程中，有时候为了消除其他干扰因素对测定的干扰，需要用空白实验进行校正。原料药物的百分含量可按式（12-2）进行计算。

$$\text{含量\%} = \frac{TVF}{m_s \times 1000} \times 100\% \quad (\text{不做空白试验校正})$$ (12-2)

$$\text{含量\%} = \frac{T(V - V_0)F}{m_s \times 1000} \times 100\% \quad (\text{做空白试验校正})$$ (12-3)

式中，T 为滴定度，mg/ml；V 为供试品溶液消耗的滴定液体积，ml；V_0 为空白实验消耗的滴定液体积，ml；F 为滴定液浓度校正因数；m_S 为供试品的取样量，g；1000 为单位换算，1g = 1000mg。

间接滴定法是指某些待测组分不能直接与滴定剂反应，可通过其他的化学反应生成一个中间产物，然后再用滴定液滴定中间产物，通过中间产物确定滴定液与待测组分的化学计量关系，间接测定被测组分的含量的方法，其数据处理的方法与直接滴定法相同。比如泛影酸的含量测定，泛影酸为有机碘，不能与硝酸银滴定液直接反应，需先将有机碘转化为无机碘再用硝酸银来滴定。

二、应用实例解析

例 12 – 1：甲芬那酸的含量测定 精密称取本品 0.3150g，加水 50ml，振摇使溶解，加酚酞指示液 3 滴，用氢氧化钠滴定液（0.1013mol/L）滴定至终点，消耗氢氧化钠滴定液（0.1013mol/L）12.92ml，每 1ml 氢氧化钠滴定液（0.1mol/L）相当于 24.13mg 的 $C_{15}H_{15}NO_2$。《中国药典》2020 年版规定，本品按干燥品计算，含 $C_{15}H_{15}NO_2$ 不得少于 99.0%。已知本品的干燥失重为 0.4%，试计算甲芬那酸的含量并判断是否符合规定？

解：含量% $= \dfrac{TVF}{m_S \times (1 - 干燥失重\%) \times 1000} \times 100\%$

$$= \dfrac{24.13 \times 12.92 \times \dfrac{0.1013}{0.1}}{0.3150 \times (1 - 0.4\%) \times 1000} \times 100\%$$

$$\approx 100.7\%$$

答：本品含量为 100.7%，符合规定。

例 12 – 2：富马酸亚铁的含量测定 精密称取本品 0.2955g，加稀硫酸 15ml，加热溶解后，放冷，加新沸过的冷水 50ml 与邻二氮菲指示液 2 滴，立即用硫酸铈滴定液（0.09980mol/L）滴定至终点，消耗硫酸铈滴定液（0.09980mol/L）18.47ml，滴定结果用空白实验校正，空白溶液消耗硫酸铈滴定液（0.09980mol/L）1.16ml，每 1ml 硫酸铈滴定液（0.1mol/L）相当于 16.99mg 的 $C_4H_2FeO_4$。《中国药典》2020 年版规定，本品按干燥品计算，含 $C_{15}H_{15}NO_2$ 不得少于 93.0%。已知本品的干燥失重为 1.2%，试计算富马酸亚铁的含量并判断是否符合规定？

解：含量% $= \dfrac{T(V - V_0)F}{m_S \times (1 - 干燥失重\%) \times 1000} \times 100\%$

$$= \dfrac{16.99 \times (18.47 - 1.16) \times \dfrac{0.09980}{0.1}}{0.2955 \times (1 - 1.2\%) \times 1000} \times 100\%$$

$$\approx 99.5\%$$

答：本品含量为 99.5%，符合规定。

例 12 – 3：泛影酸的含量测定 精密称取本品 0.4125g，加氢氧化钠试液 30ml 与锌粉 1.0g，加热回流 30 分钟，放冷，冷凝管用少量水洗涤，滤过，烧瓶与滤器用水洗涤

3次，每次15ml，合并洗液与滤液，加冰醋酸5ml与曙红钠指示液5滴，用硝酸银滴定液（0.1021mol/L）滴定至终点，消耗硝酸银滴定液（0.1021mol/L）18.82ml，每1ml硝酸银滴定液（0.1mol/L）相当于20.46mg的$C_{11}H_9I_3N_2O_4$。《中国药典》2020版规定，本品按干燥品计算，含$C_{11}H_9I_3N_2O_4$不得少于98.5%。已知本品的干燥失重为4%，试计算泛影酸的含量并判断是否符合规定？

解：
$$含量\% = \frac{TVF}{m_S \times (1-干燥失重\%) \times 1000} \times 100\%$$

$$= \frac{20.46 \times 18.82 \times \frac{0.1021}{0.1}}{0.4125 \times (1-4\%) \times 1000} \times 100\%$$

$$\approx 99.3\%$$

答：本品含量为99.3%，符合规定。

请你想一想

用直接滴定法测定片剂、注射液、软膏剂等制剂含量的时候，没有做空白对照实验的时候如何计算标示百分含量？做了空白对照实验的时候如何计算标示百分含量？

实训三十一 布洛芬的含量测定

一、实训目的

1. 按标准完成布洛芬的含量测定。
2. 学会正确填写检验记录。
3. 学会计算药物的含量。

二、检查依据

《中国药典》（2020年版）第二部。

【含量测定】取本品约0.5g，精密称定，加中性乙醇50ml溶解后，加酚酞指示液3滴，用氢氧化钠滴定液（0.1mol/L）滴定。每1ml氢氧化钠滴定液（0.1mol/L）相当于20.63mg的$C_{13}H_{18}O_2$。

三、检查准备

1. 器材准备 分析天平、锥形瓶、玻璃棒、50ml量筒、碱式滴定管或两用滴定管。

2. 试剂准备 中性乙醇、布洛芬、酚酞指示液、氢氧化钠滴定液。

四、操作步骤

1. 精密称定本品约 0.5g，置洗净干燥的锥形瓶中。

2. 加中性乙醇（对酚酞指示液显中性）50ml 溶解。

3. 加酚酞指示液 3 滴。

4. 用氢氧化钠滴定液（0.1mol/L）滴定至终点。每 1ml 氢氧化钠滴定液（0.1mol/L）相当于 20.63mg 的 $C_{13}H_{18}O_2$。

5. 清场，仪器设备归位，实验废弃物按环保要求处理。

6. 填写检验记录（表 12-1）。

表 12-1 布洛芬的含量测定原始记录表

温度（℃）：　　　　　　　　　　相对湿度（%）：

实训项目			
仪器		试剂	
天平型号		天平编号	
操作步骤及数据记录	1. 称取供试品，并记录样品质量，分别为 m_1、m_2。 2. 分别在样品溶液中加中性乙醇（对酚酞指示液显中性）50ml 溶解样品。 3. 分别在样品溶液中加酚酞指示液 3 滴。 4. 分别用 NaOH 滴定液（0.1mol/L）滴定样品溶液，记录消耗的滴定液的体积 V_1、V_2。		
计算公式	含量% $= \dfrac{TVF}{m_S \times (1 - 干燥失重\%) \times 1000} \times 100\%$		
质量标准	按干燥品计算，含 $C_{13}H_{18}O_2$ 不得少于 98.5%。		
结果及计算			

检验者：　　　　　　　　校对者：　　　　　　　　审核者：
日期：　　　　　　　　　日期：　　　　　　　　　日期：

五、考核标准

按表 12-2 的标准对实训结果进行考核。

表 12-2 任务考核表

序号	考核内容	分值	考核方式			权重	得分
			自评 20%	组评 30%	师评 50%		
1	仪器、试剂准备正确	10				0.10	
2	检查、调节分析天平操作正确	10				0.10	
3	含量测定操作正确	40				0.40	
4	结果计算正确	20				0.20	
5	检验记录填写正确无误	10				0.10	
6	仪器、试剂归位，清场	10				0.10	
	合　计	100					

六、注意事项

1. 使用千分之一的分析天平进行称量，称量之前要对分析天平进行清洁和检查，调节天平至水平。

2. 玻璃仪器应洗净干燥。如果器壁透明，不挂水珠，说明仪器已洗净。否则，应重洗。

3. 滴定时，滴定管尖端和外壁的水必须除去。

4. 每次滴定从零刻度开始，以使每次测定的结果能抵消滴定管的刻度误差。

5. 多次测定，终点指示的颜色应相近，以减少滴定误差。

你知道吗

容量分析法的偏差

为确保分析结果的准确可靠，《中国药品检验标准操作规范》2019 年版对各种分析方法的偏差做出了规定。容量分析含量测定至少应平行测定两份样品。非水碱量法，相对偏差不得过 0.2%；非水酸量法、中和法、高锰酸钾法、铈量法、络合滴定法、重氮化法、银量法等相对偏差不得过 0.3%；碘量法、重量法、氧瓶燃烧法、氮测定法（常量法）相对偏差不得过 0.5%；氮测定法（半微量法）相对偏差不得过 1.0%。

任务二　剩余滴定法

实例分析

实例　《中国药典》2020 年版中氯贝丁酯含量测定方法：取本品 2g，精密称定，置锥形瓶中，加中性乙醇（对酚酞指示液显中性）10ml 与酚酞指示液数滴，滴加氢氧化钠滴定液（0.1mol/L）至显粉红色，再精密加氢氧化钠滴定液（0.5mol/L）20ml，加热回流 1 小时至油珠完全消失，放冷，用新沸过的冷水洗涤冷凝管，洗液并入锥形瓶，加酚酞指示液数滴，用盐酸滴定液（0.5mol/L）滴定，并将滴定的结果用空白实验校正，每 1ml 氢氧化钠滴定液（0.5mol/L）相当于 121.4mg 的 $C_{12}H_{15}ClO_3$。

讨论　1. 测定过程中有两次加氢氧化钠滴定液，这两次加碱分别有什么作用？

2. 如何制备中性乙醇？为什么要用中性乙醇做溶剂来溶解样品呢？

3. 1 分子氯贝丁酯消耗几分子氢氧化钠呢？

4. 本方法的空白实验怎么做？本方法中是供试品溶液还是空白溶液消耗盐酸滴定液（0.5mol/L）的体积更大呢？

一、检查方法

1. 剩余滴定法　剩余滴定法是先在供试品溶液中加入定量过量的第一种滴定液 A，使其与被测药物定量反应，待反应完全后，再用另一种滴定液 B 来回滴反应中剩余的滴定液 A。此法常需做空白实验进行校正。原料药物的百分含量可按式（12-4）进行计算。

$$含量\% = \frac{T(V_0 - V)F}{m_S \times 1000} \times 100\% \tag{12-4}$$

式中，T 为滴定度，mg/ml；V 为供试品溶液消耗的滴定液体积，ml；V_0 为空白实验消耗的滴定液 B 的体积，ml；F 为滴定液浓度校正因数；m_S 为供试品的取样量，g；1000 为单位换算，1g=1000mg。

2. 置换滴定法 置换滴定法是指待测组分与滴定剂不按一定的计量关系反应或反应的完全度不够，需要待测物或滴定剂与另一种物质"置换"出新的待测物或滴定剂，使反应按照可知的计量关系进行，然后再测定被测组分含量的方法，其数据处理的方法与剩余滴定法相同。比如，盐酸去氧肾上腺素的含量测定，整个含量测定过程中涉及一个置换反应，即剩余的溴置换碘化钾中的碘成单质碘，然后再用硫代硫酸钠滴定。

二、应用实例解析

例 12-4：氯贝丁酯含量测定 精密称取本品 2.0631g，置锥形瓶中，加中性乙醇（对酚酞指示液显中性）10ml 与酚酞指示液数滴，滴加氢氧化钠滴定液（0.1mol/L）至显粉红色，再精密加氢氧化钠滴定液（0.5mol/L）20ml，加热回流 1 小时至油珠完全消失，放冷，用新沸过的冷水洗涤冷凝管，洗液并入锥形瓶，加酚酞指示液数滴，用盐酸滴定液（0.5mol/L，$F=0.995$）滴定，消耗盐酸滴定液 3.36ml，滴定的结果用空白实验校正，消耗了盐酸滴定液（0.5mol/L，$F=0.995$）20.34ml。每 1ml 氢氧化钠滴定液（0.5mol/L）相当于 121.4mg 的 $C_{12}H_{15}ClO_3$。《中国药典》2020 年版规定，本品含 $C_{12}H_{15}ClO_3$ 不得少于 98.5%。试计算一下氯贝丁酯的含量，并判断是否符合规定？

解：$含量\% = \dfrac{T(V_0 - V)F}{m_S \times 1000} \times 100\%$

$\qquad = \dfrac{121.4 \times (21.34 - 3.36) \times 0.995}{2.0631 \times 1000} \times 100\%$

$\qquad \approx 105.2\%$

答：本品含量 105.2%，不符合规定。

例 12-5：盐酸去氧肾上腺素的含量测定 精密称取本品 0.1042g，置碘瓶中，加水 20ml 溶解，精密加溴滴定液（0.05mol/L）50ml，再加盐酸 5ml，立即密塞，放置 15 分钟并时时振摇，注意微开瓶塞，加碘化钾试液 10ml，立即密塞，振摇后用硫代硫酸钠滴定液（0.1mol/L）滴定，至近终点时，滴加淀粉指示液，继续滴定至蓝色消失，消耗硫代硫酸钠滴定液（0.1mol/L，$F=0.998$）1.16ml，滴定的结果用空白实验校正，消耗了硫代硫酸钠滴定液（0.1mol/L，$F=0.998$）28.37ml。每 1ml 溴滴定液（0.05mol/L）相当于 3.395mg 的 $C_9H_{13}NO_2 \cdot HCl$。《中国药典》2020 年版规定，本品按干燥品计算，含 $C_9H_{13}NO_2 \cdot HCl$ 不得少于 98.5%~102.0%。已知本品的干燥失重为 0.8%，试计算一下盐酸去氧肾上腺素的含量并判断是否符合规定？

解：含量% $= \dfrac{T(V_0 - V)F}{m_S \times (1 - 干燥失重\%) \times 1000} \times 100\%$

$= \dfrac{3.395 \times (31.87 - 2.76) \times 0.998}{0.0982 \times (1 - 0.8\%) \times 1000} \times 100\%$

$\approx 101.2\%$

答：本品含量 101.2%，符合规定。

请你想一想

　用剩余滴定法或置换滴定法测定片剂、注射液、软膏剂药物含量的时候，应该如何计算标示百分含量？

实训三十二　氯贝丁酯的含量测定

一、实训目的

1. 按标准用剩余滴定法完成氯贝丁酯的含量测定。

2. 学会正确填写检验记录。

3. 学会计算药物的含量。

二、检查依据

《中国药典》（2020 年版）二部。

【含量测定】取本品 2g，精密称定，置锥形瓶中，加中性乙醇 10ml 与酚酞指示液数滴，滴加 NaOH 滴定液（0.1mol/L），至显粉红色，再精密加 NaOH 滴定液（0.5mol/L）20ml，加热回流 1 小时至油珠完全消失，放冷，用新沸过的冷水洗净冷凝管，洗液并入锥形瓶中，加酚酞指示液数滴，用 HCl 滴定液（0.5mol/L）滴定，并将滴定结果用空白试验校正。每 1ml NaOH 滴定液（0.5mol/L）相当于 121.4mg 的 $C_{12}H_{15}ClO_3$。

三、检查准备

1. 器材准备　分析天平、锥形瓶、玻璃棒、10ml 量筒、碱式滴定管或两用滴定管、酸式滴定管、20ml 移液管、烧瓶、冷凝管、酒精灯、石棉网、铁架台及配件。

2. 试剂准备　氯贝丁酯、中性乙醇、酚酞指示液、氢氧化钠滴定液（0.1mol/L）、氢氧化钠滴定液（0.5mol/L）、盐酸滴定液（0.5mol/L）。

四、操作步骤

1. 精密称取本品约 2g，置洗净干燥的锥形瓶中。

2. 加中性乙醇（对酚酞指示液显中性）10ml 溶解。

3. 加酚酞指示液 3 滴。

4. 滴加氢氧化钠滴定液（0.1mol/L）至显粉红色。

5. 精密加氢氧化钠滴定液（0.5mol/L）20ml，加热回流 1 小时至油珠完全消失，放冷。

6. 用新沸过的冷水洗涤冷凝管，洗液并入锥形瓶，加酚酞指示液 3 滴。

7. 用盐酸滴定液（0.5mol/L）滴定，并将滴定的结果用空白实验校正。每 1ml 氢氧化钠滴定液（0.5mol/L）相当于 121.4mg 的 $C_{12}H_{15}ClO_3$。

8. 清场。仪器设备归位，实验废弃物按环保要求分类处理。

9. 填写检验记录（表 12-3）。

表 12-3　氯贝丁酯的含量测定原始记录表

温度（℃）：　　　　　　　　　　　　相对湿度（%）：

实训项目			
仪器		试剂	
天平型号		天平编号	
操作步骤及数据记录	1. 精密称取供试品，并记录样品质量，分别为 m_1、m_2。 2. 分别在样品溶液、空白溶液中加中性乙醇 10ml 溶解样品。 3. 分别在样品溶液、空白溶液中加酚酞指示液 3 滴。 4. 分别用 NaOH 滴定液（0.1mol/L）滴定样品溶液、空白溶液至溶液显粉红色。 5. 精密加氢氧化钠滴定液（0.5mol/L）20ml，加热回流 1 小时至油珠完全消失，放冷。 6. 用新沸过的冷水洗涤冷凝管，洗液并入锥形瓶，再分别加酚酞指示液 3 滴。 7. 用盐酸滴定液（0.5mol/L）滴定，并将滴定的结果用空白实验校正。分别记录消耗的滴定液的体积 V_1、V_2、V_0。		
计算公式	含量% $= \dfrac{T(V_0 - V)F}{m_S \times 1000} \times 100\%$		
质量标准	《中国药典》2020 年版规定，本品含 $C_{12}H_{15}ClO_3$ 不得少于 98.5%		
结果及计算			

检验者：　　　　　　　　　　校对者：　　　　　　　　　　审核者：
日期：　　　　　　　　　　　日期：　　　　　　　　　　　日期：

五、考核标准

按表 12-4 的标准对实训结果进行考核。

表 12-4　任务考核表

序号	考核内容	分值	考核方式			权重	得分
			自评 20%	组评 30%	师评 50%		
1	仪器、试剂准备正确	10				0.10	
2	检查、调节分析天平操作正确	10				0.10	
3	含量测定操作正确	40				0.40	
4	结果计算正确	20				0.20	
5	检验记录填写正确无误	10				0.10	
6	仪器、试剂归位，清场	10				0.10	
	合　计	100					

六、注意事项

1. 金属夹应套上橡胶套以后再夹冷凝管，应夹在中部偏上的位置。

2. 冷凝管进水口的位置在下，出水口的位置在上，装置连接好以后，应先通冷水再加热。

3. 烧瓶中必须加入沸石，防止暴沸。

4. 终点颜色变化是褪色，近终点的时候应注意减慢滴定速度，边滴边摇，恰好褪色即为滴定终点。

你知道吗

重量分析法测定药物含量

重量分析法也是一种化学分析方法，一般是先采用适当的手段，使被测组分与试样中其他组分分离开，然后经过称量得到被测组分的质量，并计算其百分含量。因为重量分析法是直接用天平称量而获得分析结果，不需要标准试样或基准物质进行比较，所以其准确度较高，在校对其他分析方法时，也常用重量法的测定结果作为标准，因此仍有一定的应用价值。但是，此法操作繁琐、耗时较长，也不适用于微量和痕量组分的测定，已逐渐被其他分析方法所代替。《中国药典》2020 年版二部中只有个别药物采用了这种含量测定的方法，比如磷酸哌嗪片含量的测定、枸橼酸哌嗪糖浆、炔孕酮片的含量测定。

目标检测

一、单选题

1. 下列不属于药物分析含量测定理化测定法的是（   ）

   A. 重量分析法　　　　　　　　B. 容量分析法

   C. 色谱分析法　　　　　　　　D. 生物学测定法

2. 滴定度（T）是指（   ）

   A. 每 1ml 规定浓度的相当于被测药物的质量

   B. 规定的浓度与实际浓度的比值

   C. 滴定反应的速度和程度

   D. 样品中被测成分（一般为活性物质）的百分含量

3. 药物制剂的含量一般用（   ）来表示

   A. 每 1ml 规定浓度的相当于被测药物的质量

   B. 规定的浓度与实际浓度的比值

   C. 相当于标示量的百分数

D. 样品中被测成分（一般为活性物质）的百分含量

4. 先在供试品溶液中加入定量过量的第一种滴定液 A，使其与被测药物定量反应，待反应完全后，再用另一种滴定液 B 来回滴反应中剩余的滴定液 A 的容量分析方法，是（   ）

    A. 直接滴定法　　　　　　　　　　B. 间接滴定法

    C. 剩余滴定法　　　　　　　　　　D. 置换滴定法

5. 用氢氧化钠滴定液（0.1013mol/L）滴定甲芬那酸，每 1ml 氢氧化钠滴定液（0.1013mol/L）相当于多少毫克 $C_{15}H_{15}NO_2$（   ）

    A. 24.13　　　　　　　　　　　　　B. 24.44

    C. 25.85　　　　　　　　　　　　　D. 28.98

6. 阿司匹林的含量测定；取阿司匹林供试品约 0.4g，加中性乙醇 20ml 溶解，加酚酞指示液 3 滴，用氢氧化钠滴定液（0.1mol/L）滴定。每 1ml 氢氧化钠滴定液（0.1mol/L）相当于 18.02mg 的 $C_9H_8O_4$（分子量 180.16）。按干燥品计算，含 $C_9H_8O_4$ 不得少于 99.5%。根据方法描述，判断一下，阿司匹林的含量测定采用的是哪种容量分析方法（   ）

    A. 重量分析法　　　　　　　　　　B. 直接滴定法

    C. 剩余滴定法　　　　　　　　　　D. 置换滴定法

7. 取标示量为 0.3g 的阿司匹林片进行含量测定，称得平均片重为 0.3600g。研细，精密称取约相当于阿司匹林 0.3g 的供试品，则取样范围应为（   ）

    A. 0.27～0.33g　　　　　　　　　B. 0.20～0.40g

    C. 0.324～0.396g　　　　　　　D. 0.28～0.32g

8. 司可巴比妥钠胶囊含量测定：精密称取内容物 0.1385g，置碘量瓶中，加水 10ml，振摇使溶解，精密加溴滴定液（0.05mol/L）25ml，再加盐酸 5ml，立即密塞并振摇 1 分钟，暗处静置 15 分钟后，加碘化钾试液 10ml，立即密塞，摇匀，用硫代硫酸钠滴定液（0.1mol/L，$F = 0.992$）滴定，至近终点时加淀粉指示液，继续滴定至蓝色消失，并将滴定结果用空白试验校正。已知：样品消耗硫代硫酸钠滴定液（0.1mol/L）17.05ml，空白试验消耗 25.22ml，每 1ml 溴滴定液（0.05mol/L）相当于 13.01mg 的司可巴比妥钠。本品相当于标示量的百分含量为（规格 0.1g，20 粒胶囊内容物重 2.7506g）（   ）

    A. 102.5%　　　　　　　　　　　B. 103.5%

    C. 104.5%　　　　　　　　　　　D. 105.5%

二、多选题

1. 《中国药典》中常用的容量分析法按化学反应的类型分类的有（   ）

    A. 非水溶液滴定法　　　　　　　　B. 酸碱滴定法

    C. 氧化还原滴定法　　　　　　　　D. 直接滴定法

2. 《中国药典》2020 年版规定，富马酸亚铁按干燥品计算，含 $C_4H_2FeO_4$ 不得少于

93.0%，下列测定结果符合规定的是（　　）

A. 93. 1%　　　　　B. 94. 1%　　　　　C. 100. 1%　　　　　D. 101. 1%

书网融合……

 微课　　　　　自测题

▶▶ 项目十三 光谱分析法测定药物含量

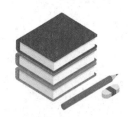

学习目标

知识要求

1. **掌握** 光谱分析法测定药物含量的方法及数据处理方法。

2. **熟悉** 紫外－可见分光光度法和荧光分光光度法含量测定的方法、数据处理及结果判断方法。

能力要求

1. 能根据药物质量标准的要求，用光谱分析法测定药物的含量、快速准确记录测定数据，灵活使用计算公式解决实际问题，根据计算结果准确进行结果的判断。

2. 能按操作规程正确操作光谱仪器。

当物质与辐射能相互作用时，物质内部发生能级跃迁。记录由能级跃迁所产生的的辐射能随波长变化的图谱称为光谱，利用物质的光谱进行定性和定量分析的方法称为光谱分析法，简称光谱法。如紫外－可见分光光度法、荧光分光光度法、原子吸收分光光度法等。

🔍 任务一 紫外－可见分光光度法 📱微课

👉 实例分析

实例 《中国药典》2020 年版中吡罗昔康肠溶片含量测定方法：取本品 20 片，除去包衣，精密称定，研细，精密称取适量（约相当于吡罗昔康 10mg），置 100ml 的量瓶中，加 0.1mol/L 盐酸甲醇溶液使吡罗昔康溶解并稀释至刻度线，摇匀，滤过，精密量取续滤液 5ml，置 100ml 量瓶中，用 0.1mol/L 盐酸甲醇溶液稀释至刻度，摇匀，照紫外－可见分光光度法在 334mm 波长处测定吸光度，按吸收系数为 856 计算。（本品含吡罗昔康 $C_{15}H_{13}N_3O_4S$ 应为标示量的 90% ~110%）

讨论 1. 《中国药典》（2020 年版）吡罗昔康肠溶片含量测定方法属于化学分析法还是仪器分析法？

2. 这种分析方法需要进行空白实验吗？为什么呢？

3. 精密称取约相当于吡罗昔康 10mg，应该是多少？它的称量范围如何确定？

4. 肠溶片在称量之前为什么要除去包衣？如何除去包衣呢？溶解以后为什么要过滤后再稀释？稀释倍数是多少呢？

一、检查方法

（一）概述

紫外－可见分光光度法是在 190～800nm 波长范围内测定物质的吸光度，用于鉴别、杂质检查和含量测定的方法。用于含量测定时，在最大吸收波长处测定一定浓度样品溶液的吸光度，并与一定浓度对照溶液的吸光度进行比较，或采用吸收系数法求算样品溶液的浓度。

该法具有以下特点：

1. 灵敏度高，可以测定 10^{-7}～10^{-4} g/ml 的微量组分。

2. 准确度高，相对误差为 2%～5%。

3. 仪器价格低廉，操作简单，易于普及。

4. 应用范围广，但专属性较差。

（二）朗伯－比尔定律

朗伯－比尔定律为光的吸收定律，它是紫外－可见分光光度法进行定量分析的基础，其数学表达式为：

$$A = \lg \frac{1}{T} = E_{1cm}^{1\%} CL$$

式中，A 为吸光度；T 为透光率；$E_{1cm}^{1\%}$ 为百分吸收系数；C 为溶液浓度，g/100ml；L 为液层的厚度，cm，未另外规定时，均为 1cm。

（三）测定方法

测定时，除另有规定外，应以配制供试品溶液的同批溶剂为空白对照，采用 1cm 的吸收池，在规定的吸收峰波长 ±2nm 以内测试几个点的吸光度，或由仪器在规定波长附近自动扫描测定，以核对供试品的吸收峰波长位置是否正确。除另有规定外，吸收峰波长应在该品种项下规定的波长 ±2nm 以内，并以吸光度最大的波长为测定波长。一般供试品溶液的吸光度读数，以在 0.3～0.7 之间为宜。紫外－可见分光光度法含量测定的方法常用两种方法，一种是吸收系数法，一种是对照品比较法。两份供试品测定结果的相对平均偏差应在 ±0.3% 以内，否则应重新测定。

1. 吸收系数法　按各品种项下规定的方法配制供试品溶液，在规定的波长处测定吸光度，再以该品种在规定条件下的吸收系数计算含量。用本法测定时，吸收系数通常应大于 100，并注意仪器的校正和检定（紫外－可见分光光度计仪器的校正和检定方法见《中国药典》2020 版四部通则 0401）。

根据朗伯－比尔定律 $A = E_{1cm}^{1\%} CL$，可计算供试品溶液中被测组分的浓度 C（g/100ml），即

$$C = \frac{A}{E_{1cm}^{1\%} L} \qquad (13-1)$$

在计算过程中，通常将 g/100ml 表示的浓度换算成 g/ml，式（13-1）可转化为：

$$C = \frac{A \times 1\%}{E_{1cm}^{1\%} L} \qquad (13-2)$$

计算出浓度后，就可以求算出实际测得的被测组分的质量：

$$m_x = \frac{A \times 1\% \times D \times V}{E_{1cm}^{1\%} \times L} \qquad (13-3)$$

吸收系数法含量测定的数据处理可分别用以下公式进行计算。

原料药百分含量计算公式：

$$含量\% = \frac{A \times 1\% \times D \times V}{m_S \times E_{1cm}^{1\%} \times L} \times 100\% \qquad (13-4)$$

片剂标示百分含量的计算公式：

$$标示量\% = \frac{A \times 1\% \times D \times V \times 平均片重（g）}{E_{1cm}^{1\%} \times L \times m_S（g） \times 标示量（g）} \times 100\% \qquad (13-5)$$

注射液标示百分含量的计算公式：

$$标示量\% = \frac{A \times 1\% \times D}{E_{1cm}^{1\%} \times l \times 标示量（g/ml）} \times 100\% \qquad (13-6)$$

软膏剂标示百分含量的计算公式：

$$标示量\% = \frac{A \times 1\% \times D \times V}{E_{1cm}^{1\%} \times L \times m_S \times 标示量（g/g）} \times 100\% \qquad (13-7)$$

以上公式中，D 为稀释倍数。

2. 对照品比较法 按各品种项下规定的方法，分别配制供试品溶液和对照品溶液，对照品溶液所含被测组分的量应为供试品溶液中被测组分标示量的90%～110%，用同一溶剂，在规定的波长处测定供试品溶液和对照品溶液的吸光度后，可根据供试品溶液和对照品溶液的吸光度及对照品溶液的浓度，根据同一物质在相同的测定下，吸光度之比等于浓度之比计算供试品溶液中被测组分的浓度，即：

$$C_x = \frac{A_x \times C_R}{A_R} \qquad (13-8)$$

式中，A_x 为供试品溶液的吸光度；C_x 为供试品溶液的浓度；A_R 为对照品溶液的吸光度；C_R 为对照品溶液的浓度。

计算出浓度后，就可以求算出实际测得的被测组分的质量：

$$m_x = \frac{A_x \times C_R \times D \times V}{A_R} \qquad (13-9)$$

吸收系数法含量测定的数据处理可分别用以下公式进行计算。

原料药百分含量计算公式：

$$含量\% = \frac{A_X \times C_R \times D \times V}{A_R \times m_S} \times 100\% \qquad (13-10)$$

片剂标示百分含量的计算公式：

$$标示量\% = \frac{A_x \times C_R \times D \times V \times 平均片重（g）}{A_R \times m_S(g) \times 标示量（g）} \times 100\% \qquad (13-11)$$

注射液标示百分含量的计算公式：

$$标示量\% = \frac{A_x \times C_R \times D}{A_R \times 标示量（g/ml）} \times 100\% \qquad (13-12)$$

软膏剂标示百分含量的计算公式：

$$标示量\% = \frac{A_x \times C_R \times D \times V}{A_R \times m_S \times 标示量（g/g）} \times 100\% \qquad (13-13)$$

二、应用实例解析

例 13-1：吡罗昔康片的含量测定　取标示量为 10mg 的吡罗昔康片 20 片（糖衣片除去包衣），精密称定其总重量为 3.0527g，研细，精密称取细粉 $m_1 = 0.1480g$，$m_2 = 0.1487g$，分别放于 100ml 的量瓶中，加 0.1mol/L 盐酸甲醇溶液使吡罗昔康溶解并稀释至刻度线，摇匀，滤过，精密量取续滤液 5ml，置 100ml 量瓶中，用 0.1mol/L 盐酸甲醇溶液稀释至刻度，摇匀，照紫外-可见分光光度法在 334mm 波长处测定吸光度分别为 $A_1 = 0.390$，$A_2 = 0.393$。按吸收系数为 856 计算，求两次测定的吡罗昔康片的标示百分含量分别是多少？能否用平均值作为标示百分含量？标示百分含量是否符合规定？（本品含吡罗昔康 $C_{15}H_{13}N_3O_4S$ 应为标示量的 90%~110%）

解：$$标示量1\% = \frac{A \times 1\% \times D \times V \times 平均片重（g）}{E_{1cm}^{1\%} \times L \times m_S（g） \times 标示量（g）} \times 100\%$$

$$= \frac{0.390 \times 1\% \times 20 \times 100 \times \dfrac{3.0527}{20}}{856 \times 0.1480 \times 10 \times 10^{-3}} \times 100\% = 93.98\%$$

$$标示量2\% = \frac{0.393 \times 1\% \times 20 \times 100 \times \dfrac{3.0527}{20}}{856 \times 0.1487 \times 10 \times 10^{-3}} \times 100\% = 94.25\%$$

$$平均值 = \frac{93.98\% + 94.25\%}{2} = 94.12\%$$

$$相对偏差1\% = \frac{|93.98\% - 94.12\%|}{94.12\%} \times 100\% = 0.15\%$$

$$相对偏差2\% = \frac{|94.25\% - 94.12\%|}{94.12\%} \times 100\% = 0.14\%$$

答：两次测定结果相对偏差均小于 2%，因此，吡罗昔康片的百分标示量为94.12%，符合规定。

例 13-2：吡罗昔康软膏的含量测定　精密称取本品两份（标示量为 10g：0.1g），$m_1 = 0.9948g$，$m_2 = 1.0007g$，分别放于 100ml 的烧杯中，加 0.1mol/L 盐酸甲醇溶液30ml，在 70℃ 水浴上搅拌，提取 10 分钟，置冰浴中冷却，使基质凝固，滤过，滤液置100ml 量瓶中，残渣再依法处理 2 次，合并提取液，用 0.1mol/L 盐酸甲醇溶液稀释至刻度，摇匀，精密量取 5ml，置 100ml 量瓶中，用 0.1mol/L 盐酸甲醇溶液稀释至刻度，摇匀。照紫外 – 可见分光光度法在 334mm 波长处测定吸光度分别为 $A_1 = 0.424$，$A_1 = 0.427$。按吸收系数为 856 计算吡罗昔康软膏的标示百分含量？标示百分含量是否符合规定？（本品含吡罗昔康 $C_{15}H_{13}N_3O_4S$ 应为标示量的 90% ~ 110%）

解：标示量 1% $= \dfrac{A \times 1\% \times D \times V}{E_{1cm}^{1\%} \times L \times m_S \times 标示量(g/g)} \times 100\%$

$$= \dfrac{0.424 \times 1\% \times \dfrac{100}{5} \times 100}{856 \times 0.9948 \times \dfrac{0.1}{10}} \times 100\% = 99.58\%$$

标示量 2% $= \dfrac{0.427 \times 1\% \times \dfrac{100}{5} \times 100}{856 \times 1.0007 \times \dfrac{0.1}{10}} \times 100\% = 99.07\%$

平均值 $= \dfrac{99.58\% + 99.07\%}{2} = 99.32\%$

相对偏差 1% $= \dfrac{|99.58\% - 99.32\%|}{99.32\%} \times 100\% = 0.26\%$

相对偏差 2% $= \dfrac{|99.07\% - 99.32\%|}{99.32\%} \times 100\% = 0.25\%$

答：两次测定的相对偏差均小于 2.0%，因此，吡罗昔康软膏的百分标示量为 99.32%，符合规定。

例 13 – 3：盐酸美西律注射液的含量测定　精密量取本品 2ml 两份（标示量为 2ml：100mg），分别置于 200ml 量瓶中，用 0.01mol/L 盐酸溶液稀释至刻度，摇匀，配成供试品溶液。另精密称取盐酸美西律对照品 0.0504g，置 100ml 量瓶中，加 0.01mol/L 盐酸溶液稀释至刻度，摇匀，配成对照品溶液。取供试品溶液和对照品溶液在 261nm 处测定吸光度，分别为 $A_{x_1} = 0.324$，$A_{x_2} = 0.331$，$A_R = 0.335$，试计算盐酸美西律注射液标示百分含量是多少？是否符合规定。（本品含盐酸美西律 $C_{11}H_{17}NO \cdot HCl$ 应为标示量的 95.0% ~ 105.0%）

解：标示量 1% $= \dfrac{A_x \times C_R \times D}{A_R \times 标示量(g/ml)} \times 100\%$

$$= \dfrac{0.329 \times \dfrac{0.0504}{100} \times \dfrac{200}{2}}{0.335 \times \dfrac{100}{2} \times 10^{-3}} \times 100\% = 98.99\%$$

标示量 2% $= \dfrac{0.331 \times \dfrac{0.0504}{100} \times \dfrac{200}{2}}{0.335 \times \dfrac{100}{2} \times 10^{-3}} \times 100\% = 99.60\%$

平均值 $= \dfrac{98.99\% + 99.60\%}{2} = 99.30\%$

$$相对偏差1\% = \frac{|98.89\% - 99.30\%|}{99.30\%} \times 100\% = 0.41\%$$

$$相对偏差2\% = \frac{|99.60\% - 99.30\%|}{99.30\%} \times 100\% = 0.30\%$$

答：两次测定的相对偏差均小于 2.0%，故本品的百分标示含量为 99.30%。百分标示含量符合规定。

请你想一想

紫外 - 可见分光光度法进行药物分析时，是否都需要进行空白试验？如何配置空白溶液？作用是什么呢？这样处理是基于物质对光吸收的什么性质？

实训三十三 盐酸氯丙嗪片的含量测定

一、实训目的

1. 掌握盐酸氯丙嗪片含量测定的方法、基本原理。
2. 熟悉紫外 - 可见分光光度计的保养、维护、仪器的正确使用及样品的取样、前处理办法。
3. 能及时正确记录实验数据、计算含量并进行结果的判断。

二、检查依据

《中国药典》（2020 年版）二部。

【含量测定】避光操作。取本品 10 片，除去包衣后，精密称定，研细，精密称取适量（约相当于盐酸氯丙嗪 10mg），置 100ml 量瓶中，加溶剂［盐酸溶液（9→1000）］70ml，使盐酸氯丙嗪溶解，用溶剂稀释至刻度，摇匀，滤过，精密量取续滤液 5ml，置 100ml 量瓶中，加溶剂稀释至刻度，摇匀，照紫外 - 可见分光光度法（通则 0401），在 254nm 的波长处测定吸光度，按 $C_{17}H_{19}ClN_2S \cdot HCl$ 的吸收系数（$E_{1cm}^{1\%}$）为 915 计算，即得。

三、检查准备

1. **器材准备** 紫外 - 可见分光光度计，电子天平（万分之一），1cm 石英吸收池，漏斗，量瓶（100ml），量筒（100ml），刻度吸管（5ml），洗耳球，烧杯，研钵，玻璃棒，药匙，洗瓶，胶头滴管，小刀片。耗材：称量纸，滤纸。
2. **试剂准备** 盐酸氯丙嗪片，盐酸溶液（9→1000）等。

四、操作步骤

1. **紫外 - 可见分光光度计的准备及调试**
（1）开机自检，预热。

（2）设置测定波长：254nm。

（3）空白调零：在吸收池中盛装空白溶液，调节吸光度为"零"，或透光率为"100%"。

2. 配制供试品溶液 取盐酸氯丙嗪片（标示量：25mg）10片，除去包衣后，精密称定，研细，精密称取适量（约相当于盐酸氯丙嗪10mg）置于100ml量瓶中，加溶剂盐酸溶液（9→1000）70ml，振摇使盐酸氯丙嗪溶解，加溶剂稀释至刻度，摇匀，滤过，精密量取续滤液5ml，置于100ml量瓶中，用溶剂稀释至刻度，摇匀。

3. 样品测定 在吸收池中盛装供试品溶液，照紫外－可见分光光度法（《中国药典》2020年版通则0401），在254nm的波长处测定吸收度。

4. 数据记录及计算 记录实验数据，填写检验记录表13-1。按 $C_{17}H_{19}ClN_2S \cdot HCl$ 的吸收系数为915计算标示百分含量。《中国药典》2020年版规定本品含盐酸氯丙嗪（$C_{17}H_{19}ClN_2S \cdot HCl$）应为标示量的93.0%~107.0%。

5. 清场 仪器关机，罩上仪器防尘罩，填写仪器使用记录。试剂、仪器清洗归位，实验废弃物按环保要求分类处理。

表13-1 盐酸氯丙嗪片含量测定原始记录表

温度（℃）：　　　　　　　　　　　相对湿度（%）：

检品名称		规格	
批号		生产单位	
检验项目			
检验依据			
仪器名称		仪器编号	
天平型号		天平编号	
操作步骤	1. 取盐酸氯丙嗪片10片，除去包衣。 2. 精密称定10片总重量，记录读数为 $m_总$。 3. 将10片除去包衣的盐酸氯丙嗪片置于研钵中，研细成粉末，精密称取约相当于盐酸氯丙嗪10mg的细粉两份，记录读数为 m_1、m_2。 4. 称取的细粉置于洁净干燥的烧杯中，加溶剂盐酸溶液（9→1000）溶解，用玻璃棒转移至100ml量瓶中，合并洗液，继续加溶剂盐酸溶液（9→1000），定容稀释至刻度，摇匀。 5. 过滤。 6. 精密量取续滤液5ml，置于100ml量瓶中，用溶剂稀释至刻度，摇匀。 7. 用溶剂盐酸溶液（9→1000）做空白，分别测定两份样品溶液的吸光度，记录为 A_1、A_2。 8. 按紫外－可见分光光度法的吸收系数法进行数据处理，计算标示百分含量			
计算公式	标示量% = $\dfrac{A \times 1\% \times D \times V \times 平均片重（g）}{E_{1cm}^{1\%} \times L \times m_S（g） \times 标示量（g）} \times 100\%$		
结果及计算			
标准规定			
结论	□符合规定 □不符合规定		

检验者：　　　　　　　　　　校对者：　　　　　　　　　　审核者：
日期：　　　　　　　　　　　日期：　　　　　　　　　　　日期：

五、考核标准

按表 13 - 2 的标准对实训结果进行考核。

表 13 - 2　任务考核表

序号	考核内容	分值	考核方式			权重	得分
			自评 20%	组评 30%	师评 50%		
1	仪器、试剂准备正确	10				0.10	
2	检查、调节分析天平操作正确	10				0.10	
3	紫外分光光度计使用正确	20				0.20	
4	含量测定操作正确	20				0.20	
5	结果计算正确	20				0.20	
6	检验记录填写正确无误	10				0.10	
7	仪器、试剂归位，清场	10				0.10	
	合　计	100					

六、注意事项

1. 空白溶液与供试品溶液必须澄清，不得有浑浊。如有浑浊，应预先过滤，并弃去初滤液。

2. 测定时，除另有规定外，应以配制供试品溶液的同瓶溶剂为空白对照，采用 1cm 的石英吸收池。

3. 在测定时或改测其他检品时，应用待测溶液冲洗吸收池 3 ~ 4 次，用干净绸布或擦镜纸擦净吸收池的透光面至不留斑痕（切忌把透光面磨损），放入样品室每次方向应一致。

4. 取吸收池时，应拿毛玻璃两面，切忌用手拿捏透光面，以免粘上油污。使用完后及时用测定溶剂冲净，再用纯化水冲净，用干净绸布或擦镜纸擦干，晾干后，放入吸收池盒中，防尘保存。若吸收池内外壁沾污，用脱脂棉缠在细玻璃棒上蘸上乙醇，轻轻擦拭，再用纯化水冲净。

5. 仪器经过搬动请及时检查并纠正波长精度，并应经常校准波长精度。

<u>你知道吗</u>

新品种吸收系数的测定方法

新品种吸收系数的测定方法：取精制样品两份，精密称取适量配制溶液，使溶液的吸光度在 0.6 ~ 0.8 之间，置 1cm 的吸收池中，在已核对的最大吸收波长处测定吸光度，然后再用同批溶剂将溶液稀释 1 倍，使吸光度在 0.3 ~ 0.4 之间，在最大吸收波长处测定吸光度，计算相对平均偏差应不超过 ±0.3%。测定是应先按仪器正常灵敏度测试，然后再减小狭缝宽度，直到吸光度不再增大为止，取吸光度不再改变的数值。再用 4 台不同型号的仪器复测，根据朗伯 – 比尔定律计算吸收系数。

任务二 荧光分光光度法

实例分析

实例 《中国药典》2020 年版中利血平片含量测定方法：避光操作。

取本品 20 片（糖衣片除去糖衣），精密称定，研细，精密称取适量（约相当于利血平 0.5mg），置 100ml 棕色量瓶中，加热水 10ml，摇匀，加三氯甲烷 10ml，振摇，用乙醇稀释至刻度，摇匀，滤过，精密量取续滤液，用乙醇定量稀释成每 1ml 中约含利血平 2μg 的溶液，摇匀。

精密称取利血平对照品 10mg，置 100ml 棕色量瓶中，加三氯甲烷 10ml，用乙醇定量稀释至刻度，摇匀。精密量取 2ml，置 100ml 棕色量瓶中，用乙醇定量稀释至刻度，摇匀。

精密量取供试品溶液和对照品溶液各 5ml，分别置具塞试管中，加五氧化二钒试液 2.0ml，激烈振摇后，在 30℃放置 1 小时，在激发光波长 400nm、发射光波长 500nm 处分别测定荧光强度，计算。（本品含利血平 $C_{33}H_{40}N_2O_9$ 应为标示量的 90.0% ~ 110.0%）

讨论 1.《中国药典》（2020 年版）利血平片含量测定中使用了五氧化二钒试液，它的作用是什么呢？为什么要添加它呢？

2. 这种分析方法需要进行空白实验吗？为什么呢？

3. 荧光分光光度法测定的时候受哪些因素的影响？

4. 你知道怎么将所取的续滤液定量稀释成每 1ml 中约含利血平 2μg 的溶液吗？

一、检查方法

（一）概述

某些物质受紫外光或可见光照射激发后能发射出比激发光波长更长的荧光。当激发光强度、波长、所用溶剂和温度等条件固定时，物质在一定浓度范围内，其发射光强度与该溶液中该物质的浓度成正比，可用于该物质的含量测定。上述关系可简写为：

$$F = KC$$

该法具有以下特点：

1. 灵敏度高，可达 10^{-10} ~ 10^{-12} g/ml。

2. 取样量少，方法快速。

3. 荧光分光光度法的灵敏度一般较紫外 – 可见分光光度法高，但浓度太高的溶液会发生"自熄灭"现象，而且在液面附近溶液会吸收激发光，使发射光强度下降，导致发射光强度与浓度不成正比，故荧光分光光度法应在低浓度溶液中进行。

4. 能产生荧光的物质数量不多，方法的选择性强。如果采用荧光衍生试剂，可使无荧光或弱荧光的物质衍生出强荧光性物质，从而扩大荧光分光光度法的应用范围。

5. 干扰因素多，必须做空白实验。

（二）测定方法

所用的仪器为荧光计或荧光分光光度计，按各品种项下的规定，选定激发光波长和发射光波长，并制备对照品溶液和供试品溶液。

通常荧光分光光度法是在一定条件下，测定对照品溶液荧光强度与其浓度的线性关系。当线性关系良好时，可在每次测定前，用一定浓度的对照品溶液校正仪器的灵敏度；然后在相同的条件下，分别读取对照品溶液及其试剂空白的荧光强度与供试品溶液及其试剂空白的荧光强度，用下式计算供试品浓度。

$$C_x = \frac{F_x - F_{xb}}{F_r - F_{rb}} \times C_r$$

式中，C_x 为供试品溶液的浓度；C_r 为对照品溶液的浓度；F_x 为供试品溶液的荧光强度；F_{xb} 为供试品溶液试剂空白的荧光强度；F_r 为对照品溶液的荧光强度；F_{rb} 为对照品溶液试剂空白的荧光强度。

因荧光分光光度法中的浓度与荧光强度的线性范围较窄，故 $(F_x - F_{xb})/(F_r - F_{rb})$ 应控制在 $0.5 \sim 2$ 之间为宜；如若超过，应在调节溶液浓度后再进行测定。

当浓度与荧光强度的关系明显偏离线性范围时，应改用标准曲线法进行含量测定。用荧光分光光度法含量测定时，两份供试品测定结果的相对平均偏差应在 $\pm 2.0\%$ 以内，否则应重新测定。

二、应用实例解析

例 13 - 4：利血平片的含量测定 避光操作。取规格为 $0.25mg$ 的利血平片 20 片（糖衣片除去糖衣），精密称定出总重量为 $7.6580g$，研细，精密称取细粉两份，$m_1 = 0.7648g$，$m_2 = 0.7519g$，置 100ml 棕色量瓶中，加热水 10ml，摇匀，加三氯甲烷 10ml，振摇，用乙醇稀释至刻度，摇匀，滤过，精密量取续滤液 20ml，转移至 50ml 的棕色量瓶中，用乙醇定量稀释至刻度，摇匀。按上述方法配制供试品溶液的对照溶液。精密称取利血平对照品 10mg，置 100ml 棕色量瓶中，加三氯甲烷 10ml，用乙醇定量稀释至刻度，摇匀；精密量取 2ml，置 100ml 棕色量瓶中，用乙醇定量稀释至刻度，摇匀。按对照品溶液配制的方法配制好供试品和对照品的对照溶液。

精密量取供试品溶液和对照品溶液及相应的对照溶液各 5ml，分别置具塞试管中，加五氧化二钒试液 2.0ml，激烈振摇后，在 $30\,^{\circ}\mathrm{C}$ 放置 1 小时，在激发光波长 400nm、发射光波长 500nm 处分别测定荧光强度，记录结果为 $F_{x1} = 45.6$、$F_{x2} = 45.1$、$F_{xb} = 1.6$、$F_r = 43.4$、$F_{rb} = 1.4$，试计算利血平片的标示百分含量是多少？是否符合规定。（本品

含利血平 $C_{33}H_{40}N_2O_9$ 应为标示量的 90.0% ~ 110.0%)

$$解：标示量1\% = \frac{C_r \times \dfrac{F_x - F_{xb}}{F_r - F_{rb}} \times D \times V \times 平均片重(g)}{m_S(g) \times 标示量(g)} \times 100\%$$

$$= \frac{\dfrac{10}{100 \times 50} \times \dfrac{42.6 - 1.6}{43.4 - 1.4} \times \dfrac{50}{20} \times 100 \times \dfrac{7.6580}{20}}{0.7648 \times 0.25} \times 100\% = 97.75\%$$

$$标示量2\% = \frac{\dfrac{10}{100 \times 50} \times \dfrac{42.1 - 1.6}{43.4 - 1.4} \times \dfrac{50}{20} \times 100 \times \dfrac{7.6580}{20}}{0.7519 \times 0.25} \times 100\% = 98.21\%$$

$$平均值 = \frac{97.75\% + 98.21\%}{2} = 98.48\%$$

$$相对偏差1\% = \frac{\left| 97.75\% - 98.48\% \right|}{98.48\%} \times 100\% = 0.16\%$$

$$相对偏差2\% = \frac{\left| 98.21\% - 98.48\% \right|}{98.48\%} \times 100\% = 0.27\%$$

答：两次测定的相对偏差均小于 2.0% ，故本品的标示百分含量为 98.48% ，符合规定。

请你想一想

荧光熄灭法为什么比直接荧光法更灵敏、更有选择性呢？

实训三十四　利血平片的含量测定

一、实训目的

1. 掌握荧光分光光度法对照品比较法含量测定的方法、原理及数据处理的方法。

2. 熟悉荧光分光光度计仪器设备的保养、维护、仪器的正确使用及样品的取样、前处理办法。

3. 能及时正确记录实验数据、计算含量并进行结果的判断。

二、检查依据

《中国药典》（2020 年版）第二部。

【含量测定】 照荧光分析法（通则 0405）测定。避光操作。精密量取供试品溶液与对照品溶液各 5ml，分别置具塞试管中，加五氧化二钒试液 2.0ml，剧烈振摇后，在 30℃ 放置 1 小时，在激发光波长 400nm、发射光波长 500nm 处分别测定荧光强度，计算。

三、检查准备

1. **器材准备**　荧光分光光度计、分析天平、100ml 棕色量瓶、量筒、50ml 的棕色量瓶、移液管、漏斗、铁架台、玻璃棒、烧杯、垂熔玻璃漏斗、具塞试管。

2. 试剂准备 利血平片、热水、三氯甲烷、乙醇、利血平对照品、五氧化二钒。

四、操作步骤

1. 荧光分光光度计的准备

（1）开机自检，预热。

（2）设置测定波长。

2. 盐酸利血平片的含量测定

（1）供试品溶液配制 取本品 20 片（糖衣片除去糖衣），精密称定，研细，精密称取适量（约相当于利血平 0.5mg），置 100ml 棕色量瓶中，加热水 10ml，摇匀，加三氯甲烷 10ml，振摇，用乙醇稀释至刻度，摇匀，滤过，精密量取续滤液，用乙醇定量稀释成每 1ml 中约含利血平 2μg 的溶液，摇匀。

（2）对照品溶液配制 精密称取利血平对照品 10mg，置 100ml 棕色量瓶中，加三氯甲烷 10ml，用乙醇定量稀释至刻度，摇匀，精密量取 2ml，置 100ml 棕色量瓶中，用乙醇定量稀释至刻度，摇匀。

（3）空白溶液配制 取三氯甲烷 10ml，置 100ml 棕色量瓶中，用乙醇定量稀释至刻度，摇匀，精密量取 2ml，置 100ml 棕色量瓶中，用乙醇定量稀释至刻度，摇匀。

（4）五氧化二钒试液配制 取五氧化二钒适量，加磷酸激烈振摇 2 小时后得到五氧化二钒饱和溶液，用垂熔玻璃漏斗滤过，取滤液 1 份加水 3 份，混匀。

（5）精密量取供试品溶液和对照品溶液及相应的空白对照溶液各 5ml，分别置具塞试管中，加五氧化二钒试液 2.0ml，激烈振摇后，在 30℃ 放置 1 小时，在激发光波长 400nm、发射光波长 500nm 处分别测定荧光强度。

3. 数据记录及处理 《中国药典》2020 年版规定本品含利血平 $C_{33}H_{40}N_2O_9$ 应为标示量的 90.0% ~ 110.0%。

4. 清场及填写记录 仪器设备归位，实验废弃物按环保要求分类处理。填写检验记录表 13 - 3。

表 13 - 3 盐酸利血平片含量测定原始记录表

温度（℃）：　　　　　　　　相对湿度（%）：

检品名称		规格	
批　　号		生产单位	
检验项目			
检验依据			
仪器名称		仪器编号	
天平型号		天平编号	

操作步骤及数据记录	1. 取利血平片 20 片,除去糖衣。 2. 精密称定 20 片总重量,记录读数为 $m_总$。 3. 将 20 片除去糖衣的利血平片置于研钵中,研细成粉末,精密称取约相当于利血平 0.5mg 的细粉两份,记录读数为 m_1、m_2。称取的细粉置于 100ml 棕色量瓶中,加热水 10ml,摇匀,加三氯甲烷 10ml,振摇,用乙醇稀释至刻度,摇匀,滤过,精密量取续滤液,用乙醇定量稀释成每 1ml 中约含利血平 $2\mu g$ 的溶液,摇匀,配成供试品溶液。不加供试品,与供试品相同的方法配得供试品溶液的空白对照溶液。 4. 精密称取利血平对照品 10mg,置 100ml 棕色量瓶中,加三氯甲烷 10ml,用乙醇定量稀释至刻度,摇匀,精密量取 2ml,置 100ml 棕色量瓶中,用乙醇定量稀释至刻度,摇匀,配成对照品溶液。 5. 取三氯甲烷 10ml,置 100ml 棕色量瓶中,用乙醇定量稀释至刻度,摇匀,精密量取 2ml,置 100ml 棕色量瓶中,用乙醇定量稀释至刻度,摇匀,配得对照品溶液的空白对照溶液。 6. 精密量取供试品溶液和对照品溶液及相应的空白对照溶液各 5ml,分别置具塞试管中,加五氧化二钒试液 2.0ml,剧烈振摇后,在 30℃ 放置 1 小时,在激发光波长 400nm、发射光波长 500nm 处分别测定荧光强度。记录为 F_{x1}、F_{x2}、F_{xb}、F_r、F_{rb}。 7. 按荧光分光光度法的对照品比较法进行数据处理,计算标示百分含量
计算公式	$$标示量\% = \frac{C_r \times \dfrac{F_x - F_{xb}}{F_r - F_{rb}} \times D \times V \times 平均片重(g)}{m_S(g) \times 标示量(g)} \times 100\%$$
结果及计算	
标准规定	
结论	□符合规定　□不符合规定

检验者:　　　　　　　　　校对者:　　　　　　　　　审核者:
日期:　　　　　　　　　　日期:　　　　　　　　　　日期:

五、考核标准

按表 13 - 4 的标准对实训结果进行考核。

表 13 - 4　任务考核表

序号	考核内容	分值	考核方式			权重	得分
			自评 20%	组评 30%	师评 50%		
1	试剂准备正确	10				0.10	
2	检查、调节分析天平操作正确	10				0.10	
3	荧光分光光度计使用正确	20				0.20	
4	含量测定操作正确	20				0.20	
5	结果计算正确	20				0.20	
6	检验记录填写正确无误	10				0.10	
7	仪器、试剂归位,清场	10				0.10	
	合　计	100					

六、注意事项

1. 温度对荧光强度有较大的影响。一般来说，大多数荧光物质随着温度的降低其荧光强度增强。在测定时，应控制测定温度一致，可用恒温池保持溶液温度的恒定。

2. 所用的比色皿应保持洁净，不含荧光性物质，不可与其他仪器混用，使用前后应注意清洗并保持洁净。

3. 溶液中的混悬物对光有散射作用，必要时，应使用垂熔玻璃漏斗或用离心法除去。

你知道吗

对易被光分解或弛豫时间较长的品种，为使仪器灵敏度定标准确，避免因激发光多次照射而影响荧光强度，可选择一种激发光和发射光波长与供试品近似而对光稳定的物质配成适当浓度的溶液，作为基准溶液。在测定供试品溶液时选择适当的基准溶液代替对照品溶液校正仪器的灵敏度。例如蓝色荧光可用硫酸奎宁的稀硫酸溶液，黄绿色荧光可用荧光素钠水溶液，红色荧光可用罗丹明 B 水溶液等。

目标检测

一、单选题

1. 紫外 – 可见分光光度法含量测定，供试品溶液的吸光度读数最佳范围是（　　）
   A. 0.3 ~ 0.7　　　B. 0.3 ~ 0.5　　　C. 0.5 ~ 0.8　　　D. 0.2 ~ 0.8

2. 荧光分光光度法中的浓度与荧光强度的线性范围较窄，$(F_x - F_{xb})/(F_r - F_{rb})$ 最佳范围是（　　）
   A. 0.3 ~ 0.7　　　B. 0.3 ~ 0.5　　　C. 0.5 ~ 1　　　D. 0.5 ~ 2

3. 精密称取对乙酰氨基酚 0.0401g，按药典规定用适当溶剂配成 250ml 溶液，再取 5ml 稀释为 100ml，用紫外分光光度法测定。稀释液在 257nm 波长处的吸收度为 0.560，按 $C_8H_9NO_2$ 的吸收系数（$E_{1cm}^{1\%}$）为 715 计算，其百分含量为（　　）
   A. 101.8%　　　B. 100.1%　　　C. 99.3%　　　D. 97.6%

4. 《中国药典》2020 年版利血平片的含量测定采用的是荧光分光光度法的（　　）
   A. 对照品比较法　　B. 标准曲线法　　C. 标准加入法　　D. 吸收系数法

5. 取标示量为 10mg 的吡罗昔康片 20 片，除去包衣，精密称定其总重量为 3.4527g，研细，精密称取细粉 $m_1 = 0.1680g$，$m_2 = 0.1801g$，分别放于 100ml 的量瓶中，加 0.1mol/L 盐酸甲醇溶液使吡罗昔康溶解并稀释至刻度线，摇匀，滤过，精密量取续滤液 5ml，置 100ml 量瓶中，用 0.1mol/L 盐酸甲醇溶液稀释至刻度，摇匀，照紫外 – 可见分光光度法在 334mm 波长处测定吸光度分别为 $A_1 = 0.385$，

$A_1 = 0.411$。按吸收系数为 856 计算其标示百分含量应为（　　　）

A. 91.2%　　　　B. 91.24%　　　　C. 92.24%　　　　D. 92.2%

6. 用荧光分光光度法含量测定时，两份供试品测定结果的相对平均偏差应在（　　　）

A. ±2.0% 以内　　B. ±0.3% 以内　　C. ±3.0% 以内　　D. ±0.2% 以内

二、多选题

1. 紫外分光光度法中，用对照品比较法测定药物含量时（　　　）

A. 需已知药物的吸收系数

B. 供试品溶液和对照品溶液的浓度应接近

C. 供试品溶液和对照品溶液应在相同的条件下测定

D. 可以在任何波长处测定

2. 紫外 - 可见分光光度法中，可用于含量测定的方法有（　　　）

A. 对照品比较法　　　　　　　　B. 标准曲线法

C. 吸收系数法　　　　　　　　　D. 计算分光光度法

3. 紫外 - 可见分光光度法具有下列哪些特点（　　　）

A. 灵敏度高，可以测定 $10^{-7} \sim 10^{-4}$ g/ml 的微量组分

B. 准确度高，相对误差为 2% ~5%

C. 仪器价格低廉，操作简单，易于普及

D. 应用范围广

4. 下列关于紫外 - 可见分光光度测定吸收池的使用，描述正确的是（　　　）

A. 拿取吸收池时，拿毛玻璃两面或者透光面都是可以的

B. 测定波长 257nm 时，可以选用玻璃吸收池

C. 吸收池在盛装样品溶液之前，需要用待盛装的溶液进行润洗

D. 盛装样品溶液体积至吸收池体积的 4/5 最合适

书网融合……

微课　　　　自测题

项目十四 色谱分析法测定药物含量

学习目标

知识要求

1. **掌握** 色谱分析法测定药物含量的方法及基本原理。
2. **熟悉** 高效液相色谱法和气相色谱法含量测定的操作方法、数据处理及结果判断方法。

能力要求

1. 能根据药物质量标准的要求，用色谱分析法测定药物的含量，快速准确记录测定数据，灵活使用计算公式解决实际问题，根据计算结果准确进行结果的判断。
2. 能按操作规程正确操作色谱仪器。

色谱法根据其分离原理可分为：吸附色谱法、分配色谱法、离子交换色谱法与排阻色谱法等。又可根据分离方法分为：纸色谱法、薄层色谱法、柱色谱法、气相色谱法、高效液相色谱法等。

色谱分析方法是根据混合物中各组分色谱行为的差异，先将各组分从混合物中分离再逐个进行分析的方法，是分离分析混合物最有利的手段。此法具有高灵敏度（$10^{-12} \sim 10^{-15}$ g/ml）、高选择性、高效能、高速度及应用范围广等特点。这里主要介绍高效液相色谱法和气相色谱法在药物含量测定中的应用。

任务一 高效液相色谱法 🔊 微课1

实例分析

实例 《中国药典》2020年版丙酸倍氯他索乳膏含量测定方法：取醋酸氟轻松，加甲醇溶解并稀释制成每1ml中约含0.15mg的内标溶液。

取供试品适量（约相当于丙酸倍氯他索1mg），精密称定，置50ml量瓶中，精密加内标溶液5ml，加甲醇约30ml，置60℃水浴中加热5分钟，小心振摇使丙酸倍氯他索溶解，放冷，加甲醇稀释至刻度，摇匀，置冰浴中冷却2小时以上，取出后迅速滤过，取续滤液，放至室温得到供试品溶液。

取丙酸倍氯他索对照品，精密称定，加甲醇溶解并定量稀释制成每1ml中约含0.2mg的溶液，精密量取该溶液5ml与内标溶液5ml，置50ml量瓶中，用甲醇稀释至刻度，摇匀，得到对照品溶液。

色谱条件：十八烷基硅烷键合硅胶做填充剂；甲醇－水（65：35）为流动相；检测波长为240nm；进样体积20μl。

系统适用性试验：理论板数按丙酸倍氯他索峰计算不低于2000，丙酸倍氯他索峰与内标物质峰之间的分离度应符合要求。

将供试品和对照品溶液分别注入色谱仪，测出色谱图，按内标法以峰面积计算。

讨论　1.《中国药典》（2020年版）倍氯他索峰乳膏含量测定属于正相色谱法还是反相色谱法？你是根据什么来判断的呢？

2. 倍氯他索峰乳膏含量测定选用的是哪一种检测器？这种检测器适用于测定什么样的物质呢？

3. 你知道如何进行倍氯他索峰乳膏含量测定的系统适用性试验吗？

4. 你知道如何选择内标法中加入的内标物质吗？内标物质应该具有什么特点？

一、检查方法

高效液相色谱法是指以液体为流动相，采用高压输液系统，将供试品溶液泵入装有固定相的色谱柱，在柱内将各组分分离后进入检测器检测，从而实现对试样分析的分析方法。

（一）对仪器的一般要求和色谱条件

高效液相色谱仪由高压输液泵、进样器、色谱柱、检测器、积分仪或数据处理系统组成。色谱柱内径一般为2.1～4.6nm，填充剂粒径为2～10μm。超高效液相色谱仪是耐超高压、小进样量、低死体积、高灵敏度检测的高效液相色谱仪。

1. 色谱柱

反相色谱柱：以键合非极性基团的载体为填充剂填充而成的色谱柱。常见的载体有硅胶、聚合物复合硅胶和聚合物等；常用的填充剂有十八烷基硅烷键合硅胶、辛基硅烷键合硅胶和苯基硅烷键合硅胶等。

正相色谱柱：用硅胶填充剂，或键合极性基团的硅胶填充而成的色谱柱。常见的填充剂有硅胶、氨基键合硅胶和氰基键合硅胶等。氨基键合硅胶和氰基键合硅胶也可用作反相色谱。

色谱柱的内径与长度，填充剂的形状、粒径与粒径分布、孔径、表面积、键合基团的表面覆盖度、载体表面基团残留量，填充的致密与均匀程度等均影响色谱柱的性能，应根据被分离物质的性质来选择合适的色谱柱。温度会影响分离效果，品种正文中未指明色谱柱温度时系指室温，应注意室温变化的影响。为改善分离效果可适当调整色谱柱的温度。

2. 检测器　最常用的检测器为紫外－可见分光检测器、二极管阵列检测器，其他常见的检测器有荧光检测器、蒸发光散射检测器、电雾式检测器、示差折光检测器、电化学检测器和质谱检测器等。

不同的检测器，对流动相的要求不同。紫外－可见分光检测器所用流动相应符合紫外－可见分光光度法（通则0401）项下对溶剂的要求；采用低波长检测时，还应考虑有机溶剂的截止使用波长。

3. 流动相　反相色谱系统的流动相常用甲醇－水系统或乙腈－水系统，用紫外末端波长检测时，宜选用乙腈－水系统。流动相中如需使用缓冲溶液，应尽可能使用低浓度缓冲盐。

用十八烷基硅烷键合硅胶色谱柱时，流动相中有机溶剂一般应不低于5%，否则易导致柱效下降、色谱系统不稳定。正相色谱系统的流动相常用两种或两种以上的有机溶剂，如二氯甲烷和正己烷等。

4. 调整品种正文项下规定的色谱条件　除填充剂种类、流动相组分、检测器类型不得改变外，其余如色谱柱内径与长度、填充剂粒径、流动相流速、流动相组分比例、柱温、进样量、检测器灵敏度等，均可适当调整。

（二）系统适用性试验

色谱系统的适用性试验通常包括理论板数、分离度、灵敏度、拖尾因子和重复性等五个参数。按各品种正文项下要求对色谱系统进行适用性试验，即用规定的对照品溶液或系统适用性试验溶液在规定的色谱系统进行试验，必要时，可对色谱系统进行适当调整，以符合要求。

1. 色谱柱的理论板数（n）　用于评价色谱柱的效能。采用理论板数作为衡量色谱柱效能的指标时，应指明测定物质，一般为待测物质或内标物质的理论板数。在规定的色谱条件下，注入供试品溶液或各品种项下规定的内标物质溶液，记录色谱图，按下式计算理论板数：

$$n = 5.54 \left(\frac{t_R}{W_{h/2}} \right)^2 \tag{14-1}$$

$$\text{或者 } n = 16 \left(\frac{t_R}{W} \right)^2 \tag{14-2}$$

式中，t_R 为保留时间；$W_{h/2}$ 为半高峰宽；W 为峰宽。t_R、W、$W_{h/2}$ 可用时间或长度计，但应取相同单位。

2. 分离度（R）　用于评价待测物质与被分离物质之间的分离程度，是衡量色谱系统分离效能的关键指标。除另有规定外，待测物质色谱峰与相邻色谱峰之间的分离度应不小于1.5。分离度的计算公式为：

$$R = \frac{2 \times (t_{R2} - t_{R1})}{W_1 + W_2} \tag{14-3}$$

$$\text{或者 } R = \frac{2 \times (t_{R2} - t_{R1})}{1.70 \times (W_{1,h/2} + W_{2,h/2})} \tag{14-4}$$

式中，t_{R1} 为相邻色谱峰中后一峰的保留时间；t_{R2} 为相邻两色谱峰中前一峰的保留时间；

W_1、W_2 及 $W_{1,h/2}$、$W_{2,h/2}$ 分别为此相邻两色谱峰的峰宽及半高峰宽，见图 14 - 1。

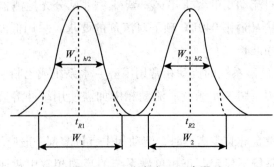

图 14 - 1　分离度 R 示意图

当对测定结果有异议时，色谱柱的理论板数（n）和分离度（R）均以峰宽（W）的计算结果为准。

3. 灵敏度　用于评价色谱系统检测微量物质的能力，通常以信噪比（S/N）来表示。建立方法时，可通过测定一系列不同浓度的供试品或对照品溶液来测定信噪比。定量测定时，信噪比应不小于 10。

4. 拖尾因子（T）　用于评价色谱峰的对称性。拖尾因子计算公式为：

$$T = \frac{W_{0.05h}}{2d_1} \tag{14 - 5}$$

式中，$W_{0.05h}$ 为 5% 峰高处的峰宽；d_1 为峰顶在 5% 峰高处横坐标平行线的投影点至峰前沿与此平行线交点的距离，见图 14 - 2。

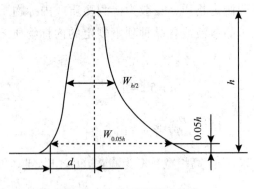

图 14 - 2　拖尾因子示意图

以峰高作定量参数时，除另有规定外，T 值应在 0.95 ~ 1.05 之间。以峰面积作定量参数时，一般的峰拖尾或前伸不会影响峰面积积分，但严重拖尾会影响基线和色谱峰起止的判断和峰面积积分的准确性。

5. 重复性　用于评价色谱系统连续进样时响应值的重复性能。除另有规定外，通常取各品种项下的对照品溶液，连续进样 5 次，其峰面积测量值的相对标准偏差应不大于 2.0%。

（三）测定方法

定量测定时，可根据供试品的具体情况采用峰面积法或峰高法，两份供试品测定结果的相对平均偏差应在 ±2.0% 以内，否则应重新测定。

测定供试品主成分含量时，常采用下列两种方法。

1. 内标法　按品种正文项下的规定，精密称（量）取对照品和内标物质，分别配成溶液，各精密量取适量，混合配成校正因子测定用的对照溶液。取一定量进样，记录色谱图。测量对照品和内标物质的峰面积或峰高，按下式计算校正因子。

$$校正因子 \ (f) = \frac{A_S/C_S}{A_R/C_R} \qquad (14-6)$$

式中，A_S 为内标物质的峰面积或峰高；A_R 为对照品的峰面积或峰高；C_S 为内标物质的浓度；C_R 为对照品的浓度；f 为内标法校正因子。

再取各品种项下含有内标物质的供试品溶液，进样，记录色谱图，测量供试品中待测成分和内标物质的峰面积或峰高，按下式计算含量。

$$含量 \ (C_x) = f \times \frac{A_x}{A_S'/C_S'} \qquad (14-7)$$

式中，A_x 为供试品的峰面积或峰高；C_x 为供试品的浓度；A_S' 为内标物质的峰面积或峰高；C_S' 为内标物质的浓度；f 为内标法校正因子。

采用内标法，可避免因样品前处理及进样体积误差对测定结果的影响。

内标法含量测定的数据处理可分别用以下公式进行计算。

原料药百分含量计算公式：

$$含量\% = \frac{f \times \dfrac{A_X}{A_S'/C_S'} \times D \times V}{m_S} \times 100\% \qquad (14-8)$$

片剂标示百分含量的计算公式：

$$标示量\% = \frac{f \times \dfrac{A_X}{A_S'/C_S'} \times D \times V \times 平均片重(g)}{m_S(g) \times 标示量(g)} \times 100\% \qquad (14-9)$$

注射液标示百分含量的计算公式：

$$标示量\% = \frac{f \times \dfrac{A_X}{A_S'/C_S'} \times D}{标示量 \ (g/ml)} \times 100\% \qquad (14-10)$$

软膏剂标示百分含量的计算公式：

$$标示量\% = \frac{f \times \dfrac{A_X}{A_S'/C_S'} \times D \times V}{m_S \times 标示量(g/g)} \times 100\% \qquad (14-11)$$

2. 外标法　按各品种项下的规定，精密称（量）取对照品和供试品，配制成溶液，分别精密取一定量，进样，记录色谱图，测量对照品溶液和供试品溶液中待测物质的峰面积（或峰高），按式（14 - 12）计算含量。

$$含量(C_x) = C_R \times \frac{A_x}{A_R} \qquad (14 - 12)$$

式中，A_x 为供试品峰面积或峰高；A_R 为对照品的峰面积或峰高；C_x 为供试品浓度；C_R 为对照品的浓度。

外标法要求进样准确、操作条件稳定。由于微量注射器不易精确控制进样量，当采用外标法测定时，以手动进样器定量环或自动进样器进样为宜。

外标法含量测定的数据处理可分别用以下公式进行计算。

原料药百分含量计算公式：

$$含量\% = \frac{C_R \times \dfrac{A_x}{A_R} \times D \times V}{m_S} \times 100\% \qquad (14 - 13)$$

片剂标示百分含量的计算公式：

$$标示量\% = \frac{C_R \times \dfrac{A_x}{A_R} \times D \times V \times 平均片重(g)}{m_S(g) \times 标示量(g)} \times 100\% \qquad (14 - 14)$$

注射液标示百分含量的计算公式：

$$标示量\% = \frac{C_R \times \dfrac{A_x}{A_R} \times D}{标示量(g/ml)} \times 100\% \qquad (14 - 15)$$

软膏剂标示百分含量的计算公式：

$$标示量\% = \frac{C_R \times \dfrac{A_x}{A_R} \times D \times V}{m_S \times 标示量(g/g)} \times 100\% \qquad (14 - 16)$$

二、应用实例解析

例 14 - 1：丙酸氯倍他索乳膏的含量测定　取醋酸氟轻松，加甲醇溶解并稀释制成 0.1504mg/ml 的内标溶液。

取标示量为 10g：2mg 的供试品两份，精密称定，$m_1 = 5.0648g$，$m_2 = 4.9519g$，置 50ml 量瓶中，精密加内标溶液 5ml，加甲醇约 30ml，置 60℃水浴中加热 5 分钟，小心振摇使丙酸倍氯他索溶解，放冷，加甲醇稀释至刻度，摇匀，置冰浴中冷却 2 小时以上，取出后迅速滤过，取续滤液，放至室温得到供试品溶液。精密称取丙酸倍氯他索对照品 $m_R = 0.0108g$，置 50ml 量瓶中，精密量取该溶液 5ml 与内标溶液 5ml，置 50ml 量瓶中，加甲醇稀释至刻度，摇匀，得到对照品溶液。

将供试品和对照品溶液分别注入色谱仪，测出色谱图，得到峰面积分别为 $A_{x_1} = 31125$，$A_{x_2} = 30021$，$A'_S = 21432$，$A_S = 21345$，$A_R = 32456$。按内标法以峰面积计算本品的标示百分含量，并判断其标示百分含量是否符合规定？《中国药典》（2020 年版）规定本品含丙酸倍氯他索（$C_{23}H_{32}ClFO_5$）应为标示量的90.0% ~ 110.0%。

解：标示量1% $= \dfrac{f \times \dfrac{A_X}{A'_S/C'_S} \times D \times V}{m_S \times 标示量（g/g）} \times 100\%$

$= \dfrac{\dfrac{A_S/C_S}{A_R/C_R} \times \dfrac{A_X}{A'_S/C'_S} \times D \times V}{m_S \times 标示量（g/g）} \times 100\%$

$= \dfrac{A_S \times C_R \times A_X \times C'_S \times D \times V}{A_R \times C_S \times A'_S \times m_S \times 标示量（g/g）} \times 100\%$

$= \dfrac{21345 \times \dfrac{0.0108}{50 \times 10} \times 31125 \times \dfrac{0.1504 \times 5}{50} \times 50}{32456 \times \dfrac{0.1504 \times 5}{50} \times 21432 \times 5.0648 \times \dfrac{2}{10} \times 10^{-3}} \times 100\%$

$= 101.8\%$

标示量2% $= \dfrac{21345 \times \dfrac{0.0108}{50 \times 10} \times 30021 \times \dfrac{0.1504 \times 5}{50} \times 50}{32456 \times \dfrac{0.1504 \times 5}{50} \times 21432 \times 4.9519 \times \dfrac{2}{10} \times 10^{-3}} \times 100\%$

$= 100.5\%$

平均值 $= \dfrac{101.8\% + 100.5\%}{2} = 101.2\%$

相对偏差1% $= \dfrac{|101.8\% - 101.2\%|}{101.2\%} \times 100\% = 0.59\%$

相对偏差2% $= \dfrac{|100.5\% - 101.2\%|}{101.2\%} \times 100\% = 0.69\%$

答：两次测定的相对偏差均小于2.0%，故本品的百分标示量为101.2%，符合规定。

例14 - 2：布洛芬糖浆的含量测定　精密量取两份规格为10ml：0.2g的供试品5ml，分别置于100ml量瓶中，用甲醇定量稀释至刻度线，摇匀，过滤，精密量取续滤液25ml，置于50ml量瓶中，用甲醇定量稀释至刻度线，摇匀，配成供试品溶液。

精密称取布洛芬对照品 $m_R = 0.0248g$，置50ml量瓶中，加甲醇稀释至刻度，摇匀，得到对照品溶液。

将供试品和对照品溶液分别注入色谱仪，测出色谱图，得到峰面积分别为 $A_{x_1} = 31125$，$A_{x_2} = 31221$，$A_R = 31456$。按外标法以峰面积计算本品的标示百分含量，并判断其标示百分含量是否符合规定？《中国药典》（2020年版）规定本品含布洛芬（$C_{13}H_{18}O_2$）应为标示量的93.0% ~ 107.0%。

解：标示量1% $= \dfrac{C_R \times \dfrac{A_x}{A_R} \times D}{标示量（g/ml）} \times 100\%$

$$= \cfrac{\cfrac{0.0248}{50} \times \cfrac{31125}{31456} \times \cfrac{100}{5} \times \cfrac{50}{25}}{\cfrac{0.2}{10}} \times 100\% = 98.16\%$$

$$标示量2\% = \cfrac{\cfrac{0.0248}{50} \times \cfrac{31221}{31456} \times \cfrac{100}{5} \times \cfrac{50}{25}}{\cfrac{0.2}{10}} \times 100\% = 98.46\%$$

$$平均值 = \cfrac{98.16\% + 98.48\%}{2} = 98.31\%$$

$$相对偏差1\% = \cfrac{|98.16\% - 98.31\%|}{98.31\%} \times 100\% = 0.15\%$$

$$相对偏差2\% = \cfrac{|98.46\% - 98.31\%|}{98.31\%} \times 100\% = 0.15\%$$

答：两次测定的相对偏差均小于 2.0%，故本品的百分标示量为 98.31%，符合规定。

请你想一想

高效液相色谱法分离度没有达到标准规定要求的时候，如何改变色谱条件能增大分离度呢？ 高效液相色谱法的色谱系统哪些是不得改变的，哪些是可以适当改变的？

实训三十五　氢化可的松的含量测定

一、实训目的

1. 掌握高效液相色谱法外标法含量测定的方法及基本原理。

2. 能熟练使用高效液相色谱仪进行样品含量测定。

3. 能在色谱图上标示其特征值（峰宽、峰高等）；能根据色谱图计算色谱柱的理论板数（n）、分离度。

4. 能及时正确记录实验数据、计算含量并进行结果的判断。

二、检查依据

《中国药典》（2020 年版）二部。

【含量测定】照高效液相色谱法（通则 0512）测定。精密量取供试品溶液与对照品溶液，分别注入液相色谱仪，记录色谱图。按外标法以峰面积计算。

三、检查准备

1. 器材准备　高效液相色谱仪、电子天平（万分之一）、超声仪、ODS 柱、微孔滤头、注射器、量筒（100ml）、微量进样器、量瓶（10ml）、烧杯、0.45μm滤膜、称量纸、砂芯抽滤漏斗、真空泵等。

2. 试剂准备　氢化可的松、氢化可的松对照品、泼尼松龙对照品、乙腈（色谱纯）、甲醇（色谱纯）等。

四、操作步骤

1. 高效液相色谱仪的准备　打开电脑、高效液相色谱仪的电源开关，待自检显示正常后，打开色谱工作站。

2. 流动相的配制　按乙腈–水（28∶72）的比例，配制1000ml。

3. 更换贮液瓶中流动相，打开高压泵面板白色阀门，按"Purge"键置换管路中流动相及排除管路中可能存在的气泡。

4. 工作站设置

（1）根据样品的性质，在工作站中或仪器中输入分析参数，如分析时间、柱温、流动相流速、比例等。

（2）检查设定的各项参数，开始运行仪器，平衡色谱柱。

（3）查看基线和柱压，并在基线和柱压稳定后将基线调零。

（4）确定色谱条件　填充剂：十八烷基硅烷键合硅胶；流动相：乙腈–水（28∶72）；检测波长：245nm；进样体积：20μl。

5. 供试品、对照品、系统适用性溶液配制

（1）供试品溶液配制　取本品适量，精密称定，加甲醇溶解并定量稀释成每1ml中约含0.1mg的溶液。

（2）氢化可的松对照品配制　取氢化可的松对照品适量，精密称定，加甲醇溶解并定量稀释成每1ml中约含0.1mg的溶液。

（3）系统适用性溶液配制　取氢化可的松和泼尼松龙对照品适量，精密称定，加甲醇溶解并定量稀释成每1ml中约含5μg的溶液。

6. 系统适用性试验　精密量取系统适用性溶液，注入色谱仪，测得系统适用性溶液的色谱图，出峰顺序依次为泼尼松龙、氢化可的松。根据泼尼松龙、氢化可的松的保留时间、峰宽及半峰宽计算分离度和各自的理论板数，应符合规定。

7. 测定　录入样品信息，精密量取供试品溶液与对照品溶液，分别注入液相色谱仪，记录色谱图。

8. 数据处理　按外标法，用峰面积计算氢化可的松的含量。《中国药典》（2020年版）规定本品按干燥品计算，含氢化可的松（$C_{21}H_{30}O_5$）应为93.0%～107.0%。

9. 关机

（1）实验结束后，先关检测器。分别更换90%水相、10%水相清洗管路和色谱柱各30分钟，并将色谱柱保存在色谱纯甲醇中。如果是反相色谱柱，实验开始前也需要用色谱纯甲醇润洗色谱柱15分钟左右，再更换流动相。

（2）关闭高效液相色谱工作站，关闭高效液相色谱仪电源、电脑。填写仪器使用记录。

10. 清场及填写记录 仪器、试剂归位，实验废弃物分类处理。填写检验记录表14-1。

表14-1 氢化可的松含量测定原始记录表

温度（℃）： 　　　　　　　　　　相对湿度（%）：

检品名称		规格	
批号		生产单位	
检验项目			
检验依据			
仪器名称		仪器编号	
天平型号		天平编号	
操作步骤	1. 取本品约0.1g，精密称定两份。记录读数为m_1、m_2。 2. 称取的样品置于洁净干燥的烧杯中，加甲醇，用玻璃棒转移至100ml量瓶中，合并洗液，继续加溶剂，定容稀释至刻度，摇匀。精密量取1ml，置于10ml量瓶中，加甲醇稀释至刻度，摇匀。 3. 精密称定氢化可的松对照品约0.1g，记录读数为m_R。称取的对照品置于洁净干燥的烧杯中，加甲醇，用玻璃棒转移至100ml量瓶中，合并洗液，继续加溶剂，定容稀释至刻度，摇匀。精密量取1ml，置于10ml量瓶中，加甲醇稀释至刻度，摇匀。 4. 精密称定取氢化可的松和泼尼松龙对照品约0.01g，置于洁净干燥的烧杯中，加甲醇，用玻璃棒转移至200ml量瓶中，合并洗液，继续加溶剂，定容稀释至刻度，摇匀。精密量取1ml，置于10ml量瓶中，加甲醇稀释至刻度，摇匀。 5. 精密量取步骤4配好的系统适用性溶液，注入色谱仪，测得系统适用性溶液的色谱图，计算分离度和各自的理论板数。 6. 精密量取供试品溶液与对照品溶液，分别注入液相色谱仪，记录色谱图。 7. 按外标法，用峰面积计算氢化可的松的含量		
计算公式	$$含量\% = \frac{C_R \times \dfrac{A_x}{A_R} \times D \times V}{m_s} \times 100\%$$ $$n = 5.54\left(\frac{t_R}{W_{h/2}}\right)^2 \quad 或者 \quad n = 16\left(\frac{t_R}{W}\right)^2$$ $$R = \frac{2 \times (t_{R2} - t_{R1})}{W_1 + W_2} \quad 或者 \quad R = \frac{2 \times (t_{R2} - t_{R1})}{1.70 \times (W_{1,h/2} + W_{2,h/2})}$$		
实测结果			
标准规定			
结论	□ 符合规定	□ 不符合规定	
检验者： 日期：	校对者： 日期：	审核者： 日期：	

五、考核标准

按表14-2的标准对实训结果进行考核。

表 14 – 2　任务考核表

序号	考核内容	分值	考核方式			权重	得分
			自评 20%	组评 30%	师评 50%		
1	仪器、试剂准备正确	10				0.10	
2	检查、调节分析天平操作正确	10				0.10	
3	高效液相色谱仪使用正确	20				0.20	
4	含量测定操作正确	20				0.20	
5	结果计算正确	20				0.20	
6	检验记录填写正确无误	10				0.10	
7	仪器、试剂归位，清场	10				0.10	
	合　计	100					

六、注意事项

1. 氘灯是易耗品，应最后开灯，不分析样品即关灯。

2. 流动相不要使用多日存放的蒸馏水（易长菌）。

3. 流速突然变大或变小会导致柱压的突然改变，时间久了柱子填料会坍陷或松动，最终柱效下降，所以泵开始和结束前要注意缓慢改变流速。

你知道吗

高效液相色谱柱的贮存液如无特殊说明，均为有机溶剂。反相柱常用甲醇、乙腈或者高比例的甲醇/乙腈 – 水溶液，正相柱常用脱水处理后的正己烷。

任务二　气相色谱法　微课 2

实例分析

实例　《中国药典》（2020 年版）维生素 E 注射液含量测定方法。

内标溶液：取正三十二烷适量，加正己烷溶解并稀释成每 1ml 含 1.0mg 的溶液。

供试品溶液：精密量取本品 2ml，置棕色具塞锥形瓶中，精密加内标溶液 5ml（1ml∶5mg 规格）或 50ml（1ml∶50mg 规格），密塞，摇匀。

对照品溶液：取维生素 E 对照品约 20mg，精密称定，置棕色具塞锥形瓶中，精密加内标溶液 10ml，密塞，摇匀使溶解。

色谱条件：硅酮（OV – 17）为固定液，涂布浓度为 2% 的填充柱，或用 100% 二甲基聚硅氧烷为固定液的毛细管柱；柱温 265℃；进样体积 1μl。

系统实用性实验：取维生素 E 与正三十二烷各适量，加正己烷溶解并稀释成每 1ml 含维生素 E 2mg 与正三十二烷 1mg 的混合溶液。系统适用性试验色谱图中，理论板数按维生素E峰计算不低于500（填充柱）或5000（毛细管柱），维生素E峰与正三十二烷峰之间的分离度应符合要求。

测定：精密量取供试品和对照品溶液分别注入气相色谱仪，测出色谱图，按内标法以峰面积计算。

讨论 1. 《中国药典》（2020年版）维生素E含量测定色谱条件中，没有检测器类型，你会选择哪种类型的检测器呢？为什么？

2. 为什么气相色谱分析多采用内标法定量呢？

3. 内标法定量相对于外标法来说，有什么优缺点？

4. 系统适用性试验中，填充柱理论板数要求为什么会远远小于毛细管柱？

气相色谱法系采用气体为流动相（载气）流经装有填充剂的色谱柱进行分离测定的色谱方法。物质或其衍生物气化后，被载气带入色谱柱进行分离，各组分先后进入检测器，用数据处理系统记录色谱信号。

（一）对仪器的一般要求

所用的仪器为气相色谱仪，由载气源、进样部分、色谱柱、柱温箱、检测器和数据处理系统等组成。进样部分、色谱柱和检测器的温度均应根据分析要求适当设定。

1. 载气 气相色谱法的流动相为气体，称为载气。根据供试品的性质和检测器种类选择载气，除另有规定外，常用载气为氮气。

2. 进样部分 进样方式一般可采用溶液直接进样、自动进样或顶空进样。溶液直接进样采用微量注射器、微量进样阀或有分流装置的气化室进样；采用溶液直接进样或自动进样时，进样口温度应高于柱温30~50℃；进样量一般不超过数微升；柱径越细，进样量应越少，采用毛细管柱时，一般应分流以免过载。顶空进样适用于固体和液体供试品中挥发性组分的分离和测定。将固态或液态的供试品制成供试液后，置于密闭小瓶中，在恒温控制的加热室中加热至供试品中挥发性组分在液态和气态达到平衡后，由进样器自动吸取一定体积的顶空气注入色谱柱中。

3. 色谱柱 色谱柱为填充柱或毛细管柱。填充柱的材质为不锈钢或玻璃，内径为2~4mm，柱长为2~4m，内装吸附剂、高分子多孔小球或涂渍固定液的载体，粒径为0.18~0.25mm、0.15~0.18mm或0.125~0.15mm。常用载体为经酸洗并硅烷化处理的硅藻土或高分子多孔小球，常用固定液有甲基聚硅氧烷、聚乙二醇等。毛细管柱的材质为玻璃或石英，内壁或载体经涂渍或交联固定液，内径一般为0.25、0.32或0.53mm，柱长5~60m，固定液膜厚0.1~5.0μm，常用的固定液有甲基聚硅氧烷、不同比例组成的苯基甲基聚硅氧烷、聚乙二醇等。

新填充柱和毛细管柱在使用前需老化处理，以除去残留溶剂及易流失的物质，色谱柱如长期未用，使用前应老化处理，使基线稳定。

4. 柱温箱 由于柱温箱温度的波动会影响色谱分析结果的重现性，因此柱温箱控

温精度应在 ±1℃，且温度波动小于每小时 0.1℃。温度控制系统分为恒温和程序升温两种。

5. 检测器　适合气相色谱法的检测器有火焰离子化检测器（FID）、热导检测器（TCD）、氮磷检测器（NPD）、火焰光度检测器（FPD）、电子捕获检测器（ECD）、质谱检测器（MS）等。除另有规定外，一般用火焰离子化检测器，用氢气作为燃气，空气作为助燃气。在使用火焰离子化检测器时，检测器温度一般应高于柱温，并不得低于 150℃，以免水汽凝结，通常为 250～350℃。

6. 数据处理系统　可分为记录仪、积分仪以及计算机工作站等。

各品种项下规定的色谱条件，除检测器种类、固定液品种及特殊指定的色谱柱材料不得改变外，其余如色谱柱内柱温、进样量、检测器的灵敏度等，均可适当改变，以适应具体品种并符合系统适用性试验的要求。一般色谱图约于 30 分钟内记录完毕。

（二）系统适用性试验

除另有规定外，与高效液相色谱法项下的规定相同。

（三）测定方法

用气相色谱法进行含量测定时，两份供试品测定结果的相对平均偏差应在 ±2.0% 以内，否则应重新测定。常用测定方法有内标法、外标法和标准加入法等。前面两种方法与高效液相色谱法相同。在这里主要介绍一下标准溶液加入法。

精密称（量）取某个杂质或待测成分对照品适量，配制成适当浓度的对照品溶液，取一定量，精密加入到供试品溶液中，根据外标法或内标法测定杂质或主成分含量，再扣除加入的对照品溶液含量，即得供试品溶液中某个杂质和主成分含量。也可按下述公式进行计算，加入对照品溶液前后校正因子应相同，即：

$$\frac{A_{is}}{A_x} = \frac{C_x + \Delta C_x}{C_x} \tag{14-17}$$

则待测组分的浓度 C_x 可通过公式（14-18）进行计算：

$$C_x = \frac{\Delta C_x}{A_{is}/A_x - 1} \tag{14-18}$$

式中，C_x 为供试品中组分 X 的浓度；A_x 为供试品中组分 X 的色谱峰面积；ΔC_x 为所加入的已知浓度的待测组分对照品的浓度；A_{is} 为加入对照品后组分 X 的色谱峰面积。

由于气相色谱法的进样量一般仅数微升，为减小进样误差，尤其当采用手工进样时，由于留针时间和室温等对进样量也有影响，故以采用内标法定量为宜；当采用自动进样器时，由于进样重复性的提高，在保证分析误差的前提下，也可采用外标法定量。当采用顶空进样时，由于供试品和对照品处于不完全相同的基质中，故可采用标准溶液加入法，以消除基质效应的影响；当标准溶液加入法与其他定量方法结果不一致时，应以标准溶液加入法结果为准。

《中国药典》（2020 年版）收载的维生素 E 及其制剂、扑米酮片等采用了气相色谱法测定含量。

请你想一想

　　用气相色谱法的标准加入法测定片剂、注射液、软膏剂的含量，应如何计算标示百分含量？

实训三十六　维生素 E 注射液的含量测定

一、实训目的

1. 掌握气相色谱法内标法含量测定的方法及基本原理。

2. 能熟练使用气相色谱仪，指出气相色谱仪的基本组成及主要色谱柱类型（选择）；能在色谱图上标示其特征值（峰宽、峰高等）；能根据色谱图计算色谱柱的理论板数、分离度。

3. 能及时正确记录实验数据、计算含量并进行结果的判断。

二、检查依据

《中国药典》（2020 年版）二部。

【含量测定】照气相色谱法（通则 0521）测定。精密量取供试品溶液与对照品溶液，分别注入气相色谱仪，记录色谱图。按内标法以峰面积计算。

三、检查准备

1. 器材准备　气相色谱仪、电子天平（万分之一）、硅酮（OV – 17）填充柱或 100% 二甲基聚硅氧烷毛细管柱、气相色谱进样针、10ml 棕色具塞瓶、微量进样器、量瓶（50ml）、10ml 移液管、2ml 移液管、烧杯等。

2. 试剂准备　正三十二烷、正己烷、维生素 E 注射液、维生素 E 对照品等。

四、操作步骤

1. 气相色谱仪的准备

（1）检查仪器各部件是否正常，各部件是否安装并连接好，检查仪器的电源开关均应处于"关"的位置。选择并安装好适合的色谱柱，并安装。

（2）打开载气的气源阀门，调节表头上的减压阀、调节载气的流速。打开电脑、气相色谱仪的电源开关，待仪器自检显示正常后，打开气相色谱工作站。

使用氢火焰离子化检测器的时候，还需要将氢气和空气的阀门打开，点火。

（3）根据样品的性质，在工作站中或仪器中输入分析参数，如分析时间、柱温、气化室温度、检测器温度等。

（4）检查设定的各项参数，开始运行仪器。

（5）待各项参数达到预设值的时候，查看基线，并在基线稳定后调零。

2. 供试品及标液的配制

（1）内标溶液配制　精密取正三十二烷适量，加正己烷溶解并稀释成每1ml含1.0mg的溶液。

（2）供试品溶液配制　精密量取本品2ml，置棕色具塞锥形瓶中，精密加内标溶液5ml（1ml∶5mg规格）或50ml（1ml∶50mg规格），密塞，摇匀。

（3）维生素E对照品溶液配制　取维生素E对照品约20mg，精密称定，置棕色具塞锥形瓶中，精密加内标溶液10ml，密塞，摇匀使溶解。

（4）系统适用性溶液配制　取维生素E与正三十二烷各适量，加正己烷溶解并稀释成每1ml含维生素E 2mg与正三十二烷1mg的混合溶液。

3. 系统适用性试验

（1）确定色谱条件　硅酮（OV–17）为固定液，涂布浓度为2%的填充柱，或用100%二甲基聚硅氧烷为固定液的毛细管柱；柱温265℃；进样体积1μl。

（2）精密量取系统适用性溶液，注入色谱仪，测得系统适用性溶液的色谱图，系统适用性试验色谱图中，理论板数按维生素E峰计算不低于500（填充柱）或5000（毛细管柱），维生素E峰与正三十二烷峰之间的分离度应符合要求。

4. 样品测定　录入样品信息，精密量取供试品和对照品溶液分别注入气相色谱仪，测出色谱图，按内标法以峰面积计算。

5. 数据处理　按内标法，用峰面积计算维生素E注射液的含量。《中国药典》（2020年版）规定，含维生素E（$C_{31}H_{52}O_3$）应为90.0%~110.0%。

6. 仪器关机

（1）实验结束后，先关加热装置（氢火焰离子化检测器，应首先关闭氢气阀）。当气化室、色谱柱及检测器等主要的加热部件降到室温的时候，关载气。

（2）关闭气相色谱工作站，关闭气相色谱仪电源、电脑，填写仪器使用记录。

7. 清场及填写记录　仪器、试剂归位，实验废弃物按环保要求处理。填写检验记录表14–3。

表14–3　维生素E注射液含量测定原始记录表

温度（℃）：　　　　　　　　　　相对湿度（%）：

检品名称		规格	
批　　号		生产单位	
检验项目			
检验依据			
仪器名称		仪器编号	
天平型号		天平编号	

续表

操作步骤及数据记录	1. 精密称取正三十二烷约 50mg，至 50ml 量瓶中，加正己烷溶解并稀释至刻度线。记录正三十二烷重量为 m。 2. 精密量取维生素 E 注射液 2ml（1ml：5mg 规格），置棕色具塞锥形瓶中，精密加内标溶液 5ml，密塞，摇匀。 3. 精密称取维生素 E 对照品约 20mg，精密称定，置棕色具塞锥形瓶中，精密加内标溶液 10ml，密塞，摇匀使溶解。记录重量为 m。 4. 取维生素 E 对照品溶液与正三十二烷溶液各 1ml 混合成每 1ml 含维生素 E 2mg 与正三十二烷 1mg 的溶液。 5. 精密量取系统适用性溶液，注入色谱仪，测得系统适用性溶液的色谱图，计算分离度和各自的理论板数。 6. 精密量取供试品溶液与对照品溶液，分别注入气相色谱仪，记录色谱图。 7. 按内标法，用峰面积计算维生素 E 注射液的标示量的百分数
计算公式	校正因子 $(f) = \dfrac{A_S/C_S}{A_R/C_R}$ 标示量% $= \dfrac{f \times \dfrac{A_X}{A'_S/C'_S} \times D}{标示量（g/ml）} \times 100\%$ $n = 5.54\left(\dfrac{t_R}{W_{h/2}}\right)^2$ 或者 $n = 16\left(\dfrac{t_R}{W}\right)^2$ $R = \dfrac{2 \times (t_{R2} - t_{R1})}{W_1 + W_2}$ 或者 $R = \dfrac{2 \times (t_{R2} - t_{R1})}{1.70 \times (W_{1h/2} + W_{2,h/2})}$
实测结果	
标准规定	
结论	□ 符合规定 □ 不符合规定

检验者: 校对者: 审核者:
日期: 日期: 日期:

五、考核标准

按表 14 - 4 的标准对实训结果进行考核。

表 14 - 4 任务考核表

序号	考核内容	分值	考核方式			权重	得分
			自评 20%	组评 30%	师评 50%		
1	试剂准备正确	10				0.10	
2	检查、调节分析天平操作正确	10				0.10	
3	气相色谱仪使用正确	20				0.20	
4	含量测定操作正确	20				0.20	
5	结果计算正确	20				0.20	
6	检验记录填写正确无误	10				0.10	
7	仪器、试剂归位，清场	10				0.10	
	合计	100					

六、注意事项

1. 安装色谱柱时要注意方向，接抽气机的一侧与检测器相连。色谱柱不用时两端应密塞，以防空气中的氧气或水进入色谱柱。拿色谱柱时应轻拿轻放。

2. 色谱柱长期使用，如出现保留时间缩短，分离效率明显下降或峰形变宽时，应更换色谱柱。

3. 用聚硅氧烷类做固定相时，氢火焰离子化检测器可能会堵塞，出现点火困难，灵敏度下降，甚至不产生信号的情况。可用通针通喷嘴，用 5% HNO_3 清洗收集极，再用水超声清洗后烘干。

你知道吗

　　内标法是一种相对测量法，待测组分与内标物质同时进样，在相同条件下记录色谱图。进样量的准确程度和操作条件略有变化，均不影响测定结果，是一种准确的定量方法。

目标检测

一、选择题

（一）单选题

1. 下列不属于药物分析含量测定理化测定法的是（　　）

A. 重量分析法　　B. 容量分析法　　C. 色谱分析法　　D. 生物学测定法

2. 滴定度（T）是指（　　）

A. 每 1ml 规定浓度的相当于被测药物的质量

B. 规定的浓度与实际浓度的比值

C. 滴定反应的速度和程度

D. 样品中被测成分（一般为活性物质）的百分含量

3. 药物制剂的含量一般用（　　）来表示

A. 每 1ml 规定浓度的相当于被测药物的质量

B. 规定的浓度与实际浓度的比值

C. 相当于标示量的百分数

D. 样品中被测成分（一般为活性物质）的百分含量

4. 先在供试品溶液中加入定量过量的第一种滴定液 A，使其与被测药物定量反应，待反应完全后，再用另一种滴定液 B 来回滴反应中剩余的滴定液 A 的容量分析方法，是（　　）

A. 直接滴定法　　B. 间接滴定法　　C. 剩余滴定法　　D. 置换滴定法

5. 紫外 – 可见分光光度法含量测定，供试品溶液的吸光度读数最佳范围是（   ）
   A. 0.3 ~ 0.7   B. 0.3 ~ 0.5   C. 0.5 ~ 0.8   D. 0.2 ~ 0.8

6. 荧光分光光度法中的浓度与荧光强度的线性范围较窄，$(F_x - F_{xb})/(F_r - F_{rb})$ 最佳范围是（   ）
   A. 0.3 ~ 0.7   B. 0.3 ~ 0.5   C. 0.5 ~ 1   D. 0.5 ~ 2

7. 除另有规定外，高效液相色谱法，待测物质色谱峰与相邻色谱峰之间的分离度应（   ）
   A. 不大于 2.0   B. 不小于 2.0   C. 不大于 1.5   D. 不小于 1.5

8. 高效液相色谱法以峰高作定量参数时，除另有规定外，T 值应在（   ）之间
   A. 0.95 ~ 1.05   B. 0.90 ~ 1.10   C. 0.85 ~ 1.15   D. 0.75 ~ 1.25

9. 某学生取标示量为 0.3g 的阿司匹林片进行含量测定，称得平均片重为 0.4000g。研细，精密称取约相当于阿司匹林 0.3g 的供试品，则取样应在（   ）范围内
   A. 0.27 ~ 0.44g   B. 0.20 ~ 0.40g   C. 0.36 ~ 0.44g   D. 0.28 ~ 0.42g

10. 用直接碘量法测定维生素 C（分子量为 176.13）的含量时，将维生素 C 用稀醋酸溶液溶解后，用碘滴定液（0.1mol/L）直接进行滴定。每 1ml 碘液（0.1mol/L）相当于维生素 C（$C_6H_8O_6$）的毫克数是（   ）
    A. 17.61   B. 8.806   C. 34.29   D. 1.761

（二）多选题

1. 色谱系统的适用性试验通常包括以下参数（   ）。
   A. 理论板数   B. 分离度   C. 灵敏度   D. 拖尾因子

2. 下列选项对高效液相色谱法色谱条件的描述，正确的是（   ）
   A. 色谱柱的内径与长度，填充剂的形状、粒径与粒径分布、孔径、表面积、键合基团的表面覆盖度、载体表面基团残留量，填充的致密与均匀程度等均影响色谱柱的性能，应根据被分离物质的性质来选择合适的色谱柱
   B. 温度会影响分离效果，品种正文中未指明色谱柱温度时系指室温，应注意室温变化的影响。为改善分离效果可适当调整色谱柱的温度
   C. 正相色谱系统的流动相常用甲醇 – 水系统或乙腈 – 水系统，用紫外末端波长检测时，宜选用乙腈 – 水系统
   D. 用十八烷基硅烷键合硅胶色谱柱时，流动相中有机溶剂一般应不高于 5%，否则易导致柱效下降、色谱系统不稳定

3. 关于色谱系统适用性试验参数的描述，正确的是（   ）
   A. 理论板数用于评价色谱柱的效能
   B. 分离度是衡量色谱系统分离效能的关键指标
   C. 灵敏度用于评价色谱系统检测微量物质的能力，通常以信噪比（S/N）来表示。定量测定时，信噪比应不小于 10

D. 拖尾因子用于评价色谱峰的对称性，以峰高作定量参数时，除另有规定外，T 值应在 0.95～1.05 之间

4. 气相色谱法常用的含量测定方法有（　　　）

A. 内标法　　　　　　　　　　　B. 外标法

C. 标准加入法　　　　　　　　　D. 加校正因子的主成分对照法

二、计算题

1. 精密称取苯甲酸钠 $m_1 = 0.1344g$，$m_2 = 0.1288g$，各加冰醋酸 20ml 溶解后，加结晶紫指示液 3 滴，用高氯酸滴定液（0.09987mol/L）滴至终点，消耗高氯酸滴定液分别为 $V_1 = 11.34ml$，$V_2 = 10.92ml$。结果用空白实验校正，消耗高氯酸滴定液（0.09987mol/L）1.61ml。每 1ml 高氯酸滴定液（0.1mol/L）相当于 13.81mg 的 $C_7H_6O_3$，求苯甲酸钠的百分含量，并判断含量测定项是否合格？（本品含 $C_7H_6O_3$ 不得少于 99.5%，已知干燥失重为 0.3%）

2. 取规格为 0.25g 的氯贝丁酯胶囊 20 粒，取装量差异项下的内容物，精密称定其总重量 $m_{总} = 11.4251g$，混匀，研细，精密称取细粉两份，$m_1 = 4.0140g$，$m_2 = 3.9875g$，置锥形瓶中，加中性乙醇（对酚酞指示液显中性）20ml，振摇使氯贝丁酯溶解，加酚酞指示液 3 滴，滴加氢氧化钠滴定液（0.1mol/L）至溶液显粉红色，再精密加氢氧化钠滴定液（0.5mol/L）20ml，置水浴上加热 15 分钟并时时振摇，迅速放冷至室温，用盐酸滴定液（0.4980mol/L）滴定，消耗盐酸滴定液 $V_1 = 5.36ml$，$V_2 = 5.51ml$。将滴定的结果用空白试验校正，空白试验消耗该盐酸滴定液 20.00ml。求氯贝丁酯胶囊的标示百分含量是多少？每 1ml 氢氧化钠滴定液（0.5mol/L）相当于 121.4mg 的 $C_{12}H_{15}ClO_3$。本品含氯贝丁酯（$C_{12}H_{15}ClO_3$）应为标示量的 90.0%～110.0%。

3. 取标示量为 10mg 的吡罗昔康片 20 片（糖衣片除去包衣），精密称定其总重量为 3.4527g，研细，精密称取细粉 $m_1 = 0.1680g$，$m_2 = 0.1787g$，分别放于 100ml 的量瓶中，加 0.1mol/L 盐酸甲醇溶液使吡罗昔康溶解并稀释至刻度线，摇匀，滤过，精密量取续滤液 5ml，置 100ml 量瓶中，用 0.1mol/L 盐酸甲醇溶液稀释至刻度，摇匀，照紫外–可见分光光度法在 334mm 波长处测定吸光度分别为 $A_1 = 0.390$，$A_1 = 0.412$。按吸收系数为 856 计算，求两次测定的吡罗昔康片的标示百分含量分别是多少？能否用平均值作为标示百分含量？标示百分含量是否符合规定？（本品含吡罗昔康 $C_{15}H_{13}N_3O_4S$ 应为标示量的 90%～110%）

4. 取甲睾酮，加流动相溶解并稀释制成 0.1245mg/ml 的内标溶液。另取标示量为 10g∶2.5mg 的丙酸倍氯米松乳膏供试品两份，精密称定，$m_1 = 4.8648g$，$m_2 = 4.9519g$，置 50ml 量瓶中，加甲醇约 30ml，置 80℃ 水浴中加热 2 分钟，振摇使丙酸倍氯米松溶解，放冷，精密加内标溶液 5ml，加甲醇稀释至刻度，摇匀，置冰浴中冷却 2 小时以上，取出后迅速滤过，取续滤液，放至室温，得到供试品溶液。

取丙酸倍氯米松对照品 0.0125g，精密称定，置 100ml 量瓶中，加甲醇 74ml 使溶解，用水稀释至刻度，摇匀；精密量取该溶液 10ml 与内标溶液 5ml，置 50ml 量瓶中，

用流动相稀释至刻度，摇匀，得到对照品溶液。

将供试品和对照品溶液分别注入色谱仪，测出色谱图，得到峰面积分别为 $A_{x_1}=30125$，$A_{x_2}=30021$，$A'_S=21222$，$A_S=21145$，$A_R=31456$。按内标法以峰面积计算本品的标示百分含量，并判断其标示百分含量是否符合规定？《中国药典》（2020 年版）规定本品含丙酸倍氯米松（$C_{28}H_{37}ClO_2$）应为标示量的 97.0% ~ 103.0%。

书网融合……

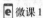 微课1　　　 微课2　　　 自测题

6
模块六

典型药物分析

典型药物分析，包括了药品生产过程中涉及的各种样品的分析检验，如原料药分析、辅料分析及制剂分析等。依据药品质量标准的相关规定，对药物进行性状、鉴别、杂质检查和含量测定等项目的分析检验。

▶▶ 项目十五　原料药的分析

学习目标

知识要求

1. **掌握**　原料药分析的工作内容，包括鉴别和含量测定的基本原理和方法。
2. **熟悉**　芳酸类药物、抗生素类药物理化检验的方法和原理。
3. **了解**　芳酸类药物、抗生素类药物的结构特征和理化性质。

能力要求

1. 能熟练查阅《中国药典》（2020 年版）中的药用辅料检验的方法。
2. 能根据质量标准要求，对原料药进行质量分析。
3. 能及时处理检验过程中出现的问题。

　　原料药，是指用于生产各类制剂的原料药物，是制剂中的有效成分，由化学合成、植物提取或者生物技术等方法所制备的各种用来作为药用的粉末、结晶、浸膏等，但患者无法直接服用的物质。

　　原料药的分析内容包括性状、鉴别、检查和含量测定四个方面，本项目详细介绍芳酸类和抗生素类典型原料药的质量检验。

任务一　芳酸及其酯类药物的分析

PPT

实例分析

　　实例　某制药企业生产一个批次阿司匹林，现取样送质检中心进行质量检验。小王是负责此次质检的工作人员，要顺利进行检验，需要先了解芳酸类药物的化学结构和理化性质。

　　讨论　1. 芳酸类药物的化学结构有什么特点？

　　　　　　2. 芳酸类药物主要的化学性质有哪些？

　　羧基直接与芳香环相连的化合物称为芳酸，芳酸及其酯类药物中都含有羧基、酯键和苯环，有的药物还含有酚羟基、芳伯氨基等官能团。这些官能团是药物的理化性质和药物质量检验所用方法的基础。现以水杨酸类药物的分析为例，介绍药物质量检验的过程。

一、药物结构

《中国药典》（2020 年版）收载的水杨酸类药物有消毒防腐药水杨酸；解热镇痛药阿司匹林、贝诺酯和双水杨酯；抗结核病药对氨基水杨酸钠等（表 15 - 1）。

表 15 - 1 常用水杨酸类药物结构及性状

名称	结构和分子式	性 状
水杨酸	$C_7H_6O_3$ 138.12	白色细微的针状结晶或白色结晶性粉末；无臭或几乎无臭，水溶液显酸性反应。在乙醇或乙醚中易溶，在沸水中溶解，在三氯甲烷中略溶，在水中微溶。熔点：158～161℃
阿司匹林	$C_9H_8O_4$ 180.16	白色结晶或结晶性粉末，无臭或微带醋酸臭，遇湿气即缓缓水解。在乙醇中易溶，在三氯甲烷或乙醚中溶解，在水或无水乙醚中微溶；在氢氧化钠溶液中或碳酸钠溶液中溶解，但同时分解
贝诺酯	$C_{17}H_{15}NO_5$ 313.31	白色结晶或结晶性粉末，无臭。在沸乙醇中易溶，在沸甲醇中溶解，在甲醇或乙醇中微溶，在水中不溶。熔点：177～181℃
双水杨酯	$C_{14}H_{10}O_5$ 258.22	白色结晶性粉末；无臭。本品在乙醇或乙醚中易溶，在水中几乎不溶。熔点：140～146℃
对氨基水杨酸钠	$C_7H_{10}NNaO_5$ 211.14 · $2H_2O$	白色或类白色的结晶或结晶性粉末。在水中易溶，在乙醇中略溶

请你想一想

阿司匹林有哪些性质？通过对阿司匹林性质的分析，推测其鉴别及含量测定方法？

二、理化性质

1. 酸性 水杨酸、阿司匹林、双水杨酯因具有游离羧基而显酸性，易溶于氢氧化钠溶液及碳酸钠试液，基于本类药物具有较强酸性的特征，大多数药物的原料药均可在中性乙醇或甲醇、丙酮等有机溶剂中，用氢氧化钠直接滴定法测定含量。

2. 重氮化-偶合反应 对氨基水杨酸钠结构中具有芳香伯胺，贝诺酯水解产物结构中也具有芳香伯胺，可发生重氮化-偶合反应，生成猩红色的沉淀，可用于鉴别及含量测定。

3. 水解性 阿司匹林、双水杨酯具有酯键，均可发生水解反应。常利用其水解产物的特殊性质进行鉴别。

4. 三氯化铁反应 水杨酸、双水杨酯、对氨基水杨酸钠具有游离酚羟基，阿司匹林、贝诺酯水解后生成具有游离酚羟基的水杨酸，可与三氯化铁试液作用，生成紫色或紫堇色的配位化合物，可用于本类药物的鉴别。

5. 吸收光谱特性 本类药物分子结构中具有苯环和特征取代基，均具有紫外和红外特征光谱，紫外-可见分光光度法和红外分光光度法已被广泛应用于本类药物及其制剂的鉴别。

三、分析方法

（一）鉴别试验

1. 与三氯化铁反应

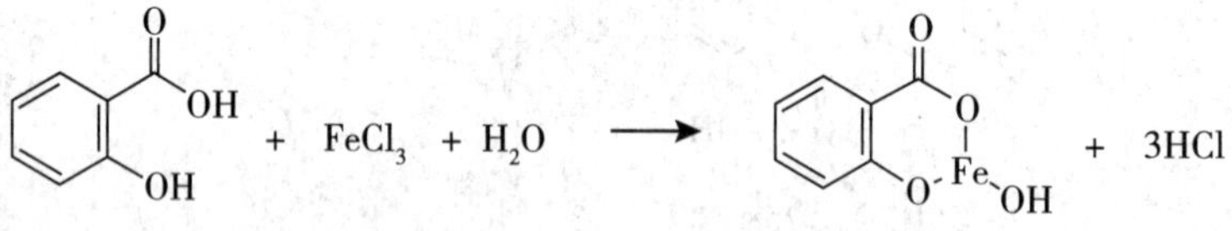

水杨酸、对氨基水杨酸钠其分子结构中均具有酚羟基，在中性或弱酸性条件下，与三氯化铁试液作用，生成紫堇色的配位化合物，可供鉴别。

对氨基水杨酸钠的鉴别：取对氨基水杨酸钠约10mg，加水10ml溶解后，加稀盐酸2滴使成酸性，加三氯化铁试液1滴，应显紫红色；放置3小时，不得产生沉淀（与5-氨基水杨酸钠的区别）。

阿司匹林加水煮沸使水解生成水杨酸后，可与三氯化铁试液反应显紫堇色；双水杨酯在氢氧化钠试液中煮沸后与三氯化铁试液反应呈紫色；贝诺酯在氢氧化钠试液中煮沸后与三氯化铁试液反应显紫堇色。

2. 水解反应　阿司匹林与碳酸钠试液共热，水解生成水杨酸钠及醋酸钠，放冷，加过量的稀硫酸酸化，即析出白色水杨酸沉淀，并发生醋酸的臭气。

$$2\ CH_3COONa + H_2SO_4 \rightarrow 2\ CH_3COOH + Na_2SO_4$$

3. 重氮化 – 偶合反应　对氨基水杨酸钠分子结构中具有芳伯氨基，在酸性溶液中与亚硝酸钠作用，生成重氮盐，再加碱性 β – 萘酚，生成猩红色的偶氮化合物沉淀。

分子结构中具有芳伯氨基或存在潜在芳伯氨基的药物，均可发生重氮化 – 偶合反应，再与碱性 β – 萘酚生成有色的偶氮化合物。

4. 紫外 – 可见分光光度法　紫外 – 可见分光光度法被广泛应用于本类药物的鉴别，常用的鉴别方法有最大吸收波长法、最大与最小吸收波长法、吸光度法及吸光度比值法等。

贝诺酯的鉴别：每 1ml 含贝诺酯约 7.5μg 的无水乙醇溶液，照紫外 – 可见分光光度法测定，在 240nm 的波长处测定吸光度，吸收系数（$E_{1cm}^{1\%}$）为 730～760。

5. 红外分光光度法　《中国药典》（2020 年版）中水杨酸、阿司匹林、对氨基水杨酸钠、贝诺酯均采用红外分光光度法进行鉴别，其红外光吸收图谱应与对照的图谱一致。

（二）杂质检查

1. 阿司匹林的杂质检查　阿司匹林的常规合成路线如下。

可以看到，合成阿司匹林的原料有水杨酸，其会产生一些中间体和副产物，如醋酸苯酯、水杨酸苯酯等，所以《中国药典》（2020 年版）中除检查"溶液的澄清度""易碳化物""干燥失重""炽灼残渣""重金属"外，还应检查以下特殊杂质。

（1）游离水杨酸　阿司匹林在生产过程中因反应不完全，或在贮藏期间水解而产生水杨酸，游离水杨酸对人体有毒性，而且其分子中所含的酚羟基在空气中易被逐渐氧化生成一系列有色醌型化合物而使阿司匹林成品变色，因此需加以控制。

水杨酸可在弱酸性溶液中与高价铁盐生成紫堇色配位化合物,而阿司匹林结构中无游离酚羟基,不发生该反应的原理。

《中国药典》(2020 年版)采用 1% 冰醋酸甲醇溶液制备供试品溶液(10mg/ml),以防阿司匹林水解,同时采用 HPLC 检查,用十八烷基硅烷键合硅胶为填充剂,以乙腈 - 四氢呋喃 - 冰醋酸 - 水(20∶5∶5∶70)为流动相,检测波长为 303nm,进样体积 10μl。供试品溶液色谱图中如有与水杨酸峰保留时间一致的色谱峰,按外标法以峰面积计算,游离水杨酸不得过 0.1%。

(2)有关物质　阿司匹林中的"有关物质"系指除"游离水杨酸"外的其他未命名的相关杂质。《中国药典》采用 RP - HPLC 法检查,使用十八烷基硅烷键合硅胶为填充剂,以乙腈 - 四氢呋喃 - 冰醋酸 - 水(20∶5∶5∶70)为流动相 A,乙腈为流动相 B,梯度洗脱,检测波长为 276nm。以供试品溶液(10mg/ml)的稀释液(0.5%)为对照溶液,除水杨酸峰外,供试品溶液色谱图中其他各杂质峰面积的和[小于灵敏度溶液(对照溶液稀释 10 倍,即 0.05%)主峰面积的色谱峰忽略不计]不得大于对照溶液主峰面积。

2. 对氨基水杨酸钠的杂质检查　对氨基水杨酸钠是用间氨基酚为原料合成,成品中可能有未反应完全的间氨基酚;同时对氨基水杨酸钠又很不稳定,遇湿、光或遇热受潮时,失去 CO_2,也生成间氨基酚。因此,对氨基水杨酸钠原料主要控制的杂质是"酸碱度"和"间氨基酚"。

(1)酸碱度　对氨基水杨酸钠在酸性溶液中易脱羧,在中性或碱性时脱羧较慢。本品可供注射用,为保证药品质量同时减少注射时的刺激性,按药典规定应控制其 pH 为 6.5 ~ 8.5。

(2)有关物质　间氨基酚的存在不仅导致产品颜色变深,且有毒性,因此药典规定检查该杂质。

《中国药典》(2020 年版)采用 HPLC 法检查,使用十八烷基硅烷键合硅胶为填充剂,以乙腈 - 10% 四丁基氢氧化铵溶液 - 0.05mol/L 磷酸二氢钠(100∶2∶900)为流动相,检测波长为 220nm。以供试品溶液(1mg/ml)的稀释液(0.1%)为对照溶液,供试品溶液色谱图中如有与间氨基酚保留时间一致的色谱峰,按外标法以峰面积计算,不得过 0.1%,其他单个杂质峰面积不得大于对照溶液主峰面积(0.1%);其他各杂质峰面积的和不得大于对照溶液主峰面积的 4 倍(0.4%),任何小于对照溶液主峰面积 0.1 倍的峰忽略不计。

(三)含量测定

1. 酸碱滴定法　水杨酸及阿司匹林结构中具有游离羧基,溶液显酸性,可与氢氧化钠直接反应。因此,《中国药典》(2020 年版)采用直接酸碱滴定法测定阿司匹林原料药的含量。

具体方法:取本品约 0.4g,精密称定,加中性乙醇(对酚酞指示液显中性)20ml 溶解后,加酚酞指示液 3 滴,用氢氧化钠滴定液(0.1mol/L)滴定。每 1ml 氢氧化钠滴定液（0.1mol/L）相当于18.02mg的$C_9H_8O_4$。

阿司匹林在水中微溶，易溶于乙醇，故使用乙醇为溶剂。因乙醇对酚酞指示剂可能显酸性，滴定过程可消耗氢氧化钠而使测定结果偏高。所以，乙醇在使用之前先用氢氧化钠中和至对酚酞指示剂显中性。

由于阿司匹林含有酯结构，其在碱性溶液中加热易水解，故也可采用剩余滴定法进行测定，即先加入过量的氢氧化钠滴定液，加热使酯水解，剩余的碱液用酸滴定液回滴，根据消耗的碱量计算阿司匹林的含量。

2. 亚硝酸钠法　具有芳香伯氨基结构的药物，能在盐酸条件下与亚硝酸钠定量发生重氮化偶合反应，生成重氮盐。因此《中国药典》（2020年版）采用亚硝酸钠滴定法测定对氨基水杨酸钠的含量。

具体方法：取本品约0.15g，精密称定，加水20ml溶解后，加50%溴化钠溶液10ml与冰醋酸25ml，照电位滴定法，快速加入亚硝酸钠滴定液（0.1mol/L）5ml后，继续用该滴定液滴定至终点。每1ml亚硝酸钠滴定液（0.1mol/L）相当于17.52mg的$C_7H_6NNaO_3$。

3. 高效液相色谱法　《中国药典》（2020年版）采用高效液相色谱法测定贝诺酯的含量。

具体方法如下所示。

色谱条件与系统适用性试验：使用十八烷基硅烷键合硅胶为填充剂，以水（磷酸调节pH至3.5）-甲醇（44:56）为流动相；乙检测波长为240nm。理论板数按贝诺酯峰计算不低于3000，贝诺酯峰与相邻杂质峰之间的分离度应符合要求。

测定法：取本品，精密称定，加甲醇溶解并定量稀释制成每1ml中约含0.4mg的溶液，摇匀，精密量取10ml注入高效液相色谱仪，记录色谱图。另取贝诺酯对照品，同法测定。按外标法以峰面积计算，即得。

实训三十七　水杨酸的分析检验

一、实训目的

1. 完成水杨酸原料药的性状、鉴别、检查和含量测定分析检验。
2. 学会正确填写检验记录和检验报告。

二、检验依据

《中国药典》（2020年版）二部。

三、检验任务

1. 水杨酸【性状】熔点。

2. 水杨酸【鉴别】（1）、（2）。

3. 水杨酸【检查】有关物质、重金属。

4. 水杨酸【含量测定】。

四、检验准备

检验用器材、设备、试药如表 15 - 2、表 15 - 3 所示。

表 15 - 2　水杨酸原料药检验用主要器材

序号	设备及器材	用途
1	毛细管	熔点测定
2	熔点测定仪	
3	试管	鉴别
4	红外光谱仪	
5	高效液相色谱仪	杂质检查
6	烧杯	配液
7	分析天平	含量测定
8	滴定管	
9	锥形瓶	

表 15 - 3　水杨酸原料药检验用试药

序号	试药名称	用途
1	液状石蜡	传温液
2	三氯化铁试液	鉴别
3	甲醇	配流动相
4	冰醋酸	配流动相
5	水杨酸对照品	杂质检查
6	乙醇	重金属检查
7	醋酸盐缓冲液（pH 3.5）	
8	中性稀乙醇	含量测定
9	0.1mol/L 氢氧化钠滴定液	
10	酚酞指示剂	

五、检验过程

1. 熔点测定 其流程如图 15 - 1 所示。

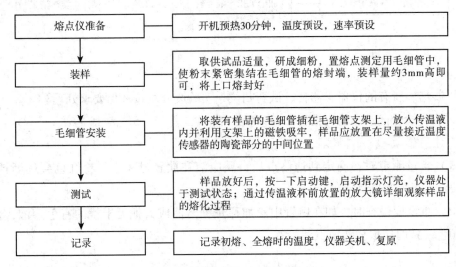

图 15 - 1 熔点测定流程图

2. 鉴别检查 其流程如图 15 - 2 所示。

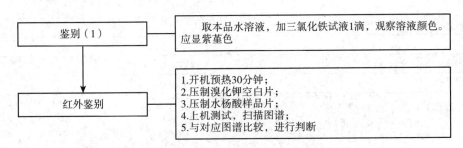

图 15 - 2 鉴别检查流程图

3. 杂质检查 其流程如图 15 - 3 所示。

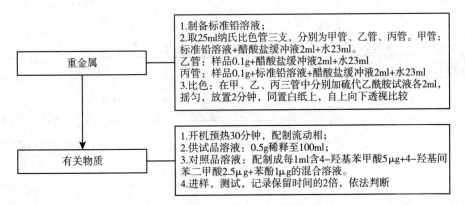

图 15 - 3 杂质检查流程图

4. 含量测定 其流程如图15-4所示。

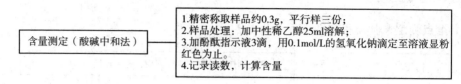

含量测定（酸碱中和法）
1. 精密称取样品约0.3g，平行样三份；
2. 样品处理：加中性稀乙醇25ml溶解；
3. 加酚酞指示液3滴，用0.1mol/L的氢氧化钠滴定至溶液显粉红色为止。
4. 记录读数，计算含量

图15-4 含量测定流程图

5. 清场 所有的仪器、器材、试药归位，实验废弃物按环保要求处理。

6. 填写检验记录、检验报告。（参考表15-4、表15-5、表15-6）

7. 注意事项

（1）含量测定时，滴定到达终点后，反应液在放置过程中，粉红色会逐渐褪去，因此要注意准确判断终点。

（2）重金属检查时，如在甲管中滴加稀焦糖溶液或其他无干扰的有色溶液，仍不能使颜色一致时应取样按第二法检查。

表15-4 ＿＿＿＿＿的检验记录表

温度（℃）：　　　　　　　　相对湿度（%）：

检品名称		规格	
批号		生产单位	
检验项目			
检验依据			
仪器名称		仪器编号	
天平型号		天平编号	
操作步骤和结果			
结论	□符合规定　□不符合规定		

检验者：　　　　　　　　校对者：　　　　　　　　审核者：
日期：　　　　　　　　　日期：　　　　　　　　　日期：

表15-5 ＿＿＿＿＿＿的含量测定检验记录表

温度（℃）：　　　　　　　　相对湿度（%）：

检品名称		规格	
批号		生产单位	
检验项目			
检验依据			
仪器名称		仪器编号	
滴定液名称		滴定液名称	
天平型号		天平编号	
测定方法			

续表

数据记录	称样: $m_1 =$　　　　　　　　　　$m_2 =$ 样品消耗体积: V_1（ml）:　　　　　　　ml 　　　　　　　　　V_2（ml）:　　　　　　　ml
计算公式	计算: 含量% $= \dfrac{VTF\,\overline{W}}{S \times 标示量} \times 100\%$
计算结果	
标准规定	
结论	□符合规定　　□不符合规定

检验者:　　　　　　　　　　校对者:　　　　　　　　　　审核者:
日期:　　　　　　　　　　　日期:　　　　　　　　　　　日期:

表 15 – 6 _____检验报告书

报告书编号:

检品名称		送检部门	
编号		数量	
批号		规格	
检验目的		取样日期	
检验项目		报告日期	
检验依据			

检验项目	标准规定	检验结果

结论:

六、考核标准

按表 15 – 7 的标准对实训结果进行考核。

表 15 – 7　任务考核表

序号	考核内容	分值	考核方式			权重	得分
			自评 20%	组评 30%	师评 50%		
1	仪器、器材、试药准备正确	10				0.10	
2	性状检查操作正确	15				0.15	
3	鉴别检查操作正确	20				0.20	
4	杂质检查操作正确	20				0.20	
5	含量测定操作正确，计算正确	20				0.20	
6	检验记录、检验报告填写正确	10				0.10	
7	仪器、试剂归位，清场	5				0.05	
	合　计	100					

你知道吗

水杨酸

虽然在阿司匹林中它作为杂质出现需要严格控制，但在护肤领域却有很多用途。

迄今为止，水杨酸是抗痤疮产品的主力成分。水杨酸抗痤疮的作用机制是让毛囊内的角质栓松解，同时有轻度的抗炎作用和抗菌作用。由于水杨酸具有角质剥脱作用，故也可用于抗衰老/痤疮双重作用的产品中。因此祛痘产品的配方很少看到不使用水杨酸的。

值得注意的是有少数人是不适合使用任何浓度的水杨酸，水杨酸是有毒性的，过高的浓度是不适合使用在脸上的。浓度在3%～6%的水杨酸可以用来去角质，高于6%的对皮肤有腐蚀性，40%高浓度的水杨酸具有强烈的角质腐蚀性质。

任务二 抗生素类药物的分析

PPT

实例分析

实例 某制药企业生产一个批次红霉素软膏，现取样送质检中心进行质量检验，其中一个检测项目为硫氰酸盐。

讨论 1. 检查硫氰酸盐限度采用什么方法？

2. 如何根据检测结果判断药品是否符合规定？

抗生素是在低微浓度下即可对某些生物（病原微生物）的生命活动有特异抑制作用的化学物质的总称，大多经微生物发酵、提取纯化、精制、化学修饰等工艺制备而成，其中常见的有β–内酰胺类、大环内酯类、喹诺酮类、氨基糖苷类、四环素类等。

一、药物结构

1. β–内酰胺类 本类抗生素分子结构中均具有β–内酰胺环，根据并合杂环结构的不同分为青霉素类（氢化噻唑环）和头孢菌素类（氢化噻嗪环）。

2. 氨基糖苷类 氨基糖苷类抗生素由碱性环己多醇（苷元）与氨基糖缩合而成。链霉素的结构为一分子链霉胍和一分子链霉双糖胺结合而成的碱性苷。

3. 四环素类 四环素类抗生素是氢化并四苯的衍生物。

4. 大环内酯类 大环内酯类抗生素的母核为14～16元的内酯环，通过羟基以苷键与1～3个糖分子相连。

二、理化性质

1. β – 内酰胺类

（1）溶解性质　青霉素和头孢菌素分子中的游离羧基具有相当强的酸性，能与无机碱或某些有机碱形成盐。它们的碱金属盐易溶于水，而有机碱盐却易溶于甲醇等有机溶剂，难溶于水。

例如头孢唑林钠在水中易溶，在甲醇中微溶，在乙醇、丙酮中几乎不溶；头孢氨苄在水溶微溶，在乙醇或乙醚中不溶。

（2）旋光性　青霉素类和头孢菌素类抗生素的母核中均含有多个手性碳原子，都具有旋光性。

例如头孢氨苄的比旋度测定方法：取本品，精密称定，加水溶解并定量稀释制成每 1ml 中约含 5mg 的溶液，依法测定（通则 0621），比旋度为 + 149°至 + 158°。

（3）紫外吸收　青霉素族分子侧链酰胺基团上多数都具有苯环等共轭体系，头孢菌素族母核上的双键和羧基共轭，同时侧链取代基很多时候也有苯环等共轭体系，使药物具有紫外吸收。

例如头孢氨苄的吸收系数测定方法：取本品，精密称定，加水溶解并定量稀释制成每 1ml 中约含 20μg 的溶液，照紫外 – 可见分光光度法（通则 0401），在 262nm 的波长处测定吸光度，吸收系数（$E_{1cm}^{1\%}$）为 220 ~ 245。

2. 氨基糖苷类

（1）溶解性质　临床上应用的主要为硫酸盐，如硫酸链霉素在水中易溶，在乙醇中不溶。

（2）旋光性　本类抗生素分子结构中含有多个氨基糖，具有旋光性。

3. 四环素类

（1）酸碱性　四环素类分子中的酚羟基和烯醇型羟基显弱酸性；二甲氨基显弱碱性。因此，四环素类抗生素是两性化合物。

（2）稳定性　四环素类抗生素在弱酸性（pH 2.0 ~ 6.0）溶液中，形成差向四环素类；在酸性条件（pH < 2）下，特别是在加热情况下，生成脱水四环素；碱性溶液中，生成无活性的具有内酯结构的异构体——异四环素。

4. 大环内酯类

（1）旋光性　大环内酯类抗生素的红霉素内酯环上有多个手型碳原子，糖基上也具有多个手性碳原子，因此大环内酯类抗生素都具有一定的光学活性。

例如红霉素的比旋度检查法：取本品，精密称定，加无水乙醇溶解并定量稀释制成每 1ml 中约含 20mg 的溶液，放置 30 分钟后依法测定（通则 0621），比旋度为 -71°至 -78°。

请你想一想

　　为什么临床上常用的 β – 内酰胺类抗生素均为粉针剂，且临用现配？

三、分析方法

（一）鉴别与杂质检查

1. β-内酰胺类

（1）鉴别

①在稀盐酸中生成沉淀　该方法利用 β-内酰胺类药物游离酸和成盐前后溶解性的差异进行鉴别。青霉素钾和青霉素钠加水溶解后，加稀盐酸 2 滴，即析出难溶于水的游离酸白色沉淀。这些沉淀能在乙醇、醋酸戊酯、三氯甲烷、乙醇或过量的盐酸中溶解。

②羟肟酸铁反应　青霉素和头孢菌素在碱性介质中与羟胺作用，β-内酰胺环破裂，生成羟肟酸；调节溶液为酸性，加入高铁离子与羟肟酸络合，不同的青霉素和头孢菌素的络合产物显示不同的颜色。

例如头孢哌酮的鉴别：取本品约 10mg，加水 2ml 与盐酸羟胺溶液 [取 34.8% 盐酸羟胺溶液 1 份，醋酸钠－氢氧化钠溶液（取醋酸钠 10.3g 与氢氧化钠 86.5g，加水溶解使成 1000ml）1 份，乙醇 4 份，混匀]，振摇溶解后，放置 5 分钟，加酸性硫酸铁铵试液 1ml，摇匀，显红棕色。

（2）杂质检查　高分子杂质检查。

青霉素族抗生素的高分子杂质有多肽类杂质和聚合物类杂质两大类。青霉素钠中青霉素大分子检查采用分子排阻色谱法。

分子排阻色谱法是根据待测组分的分子大小进行分离的一种液相色谱技术，分子排阻色谱法的分离原理为凝胶色谱柱的分子筛机制。药物分子进入色谱柱后，它们中的不同组分按其分子大小进入相应的孔内，大于所有孔径的分子不能进入填充剂颗粒内部，在色谱过程中不被保留，最早被流动相洗脱至柱外，表现为保留时间较短；小于所有孔径的分子能自由进入填充剂表面的所有孔径，在色谱柱中滞留时间较长，表现为保留时间较长；其余分子则按分子大小依次被洗脱。

2. 氨基糖苷类

（1）鉴别

①麦芽酚反应　麦芽酚反应为链霉素的特征反应。链霉素在碱性溶液中，链霉糖经分子重排使环扩大形成六元环，然后消除 N-甲基葡萄糖胺，再经消除链霉胍生成麦芽酚，麦芽酚与高铁离子在微酸性溶液中形成紫红色配位化合物。

例如硫酸链霉素鉴别试验方法：取本品约 20mg，加水 5ml 溶解后，加氢氧化钠试液 0.3ml，置水浴上加热 5 分钟，加硫酸铁铵溶液（取硫酸铁铵 0.1g，加 0.5mol/L 硫酸溶液 5ml 使溶解）0.5ml，即显紫红色。

②坂口反应　坂口反应为链霉素水解产物链霉胍的特有反应。本品水溶液加氢氧化钠试液，水解生成链霉胍。链霉胍和 8-羟基喹啉（或 α-萘酚）分别同次溴酸钠反应，其各自产物再相互作用生成橙红色化合物。

例如硫酸链霉素鉴别试验方法：取本品约 0.5mg，加水 4ml 溶解后，加氢氧化钠试液 2.5ml 与 0.1%8-羟基喹啉的乙醇溶液 1ml，放冷至约 15℃，加次溴酸钠试液 3 滴，即显橙红色。

（2）杂质检查　硫酸链霉素除进行硫酸盐、干燥失重、可见异物、细菌内毒素等检查项外，还需要进行有关物质检查。具体检查方法如下。

照高效液相色谱法（通则 0512）测定。

供试品溶液　取本品适量，加水溶解并定量稀释制成每 1ml 中约含链霉素 3.5mg 的溶液。

对照溶液（1）　精密量取供试品溶液适量，用水定量稀释制成每 1ml 中约含链霉素 35μg 的溶液。

对照溶液（2）　精密量取供试品溶液适量，用水定量稀释制成每 1ml 中约含链霉素 70μg 的溶液。

对照溶液（3）　精密量取供试品溶液适量，用水定量稀释制成每 1ml 中约含链霉素 0.14mg 的溶液。

系统适用性溶液　取链霉素标准品适量，加水溶解并稀释制成每 1ml 中约含链霉素 3.5mg 的溶液，置日光灯（3000lx）下照射 24 小时；另取妥布霉素标准品适量，用此溶液溶解并稀释制成每 1ml 中约含妥布霉素 0.06mg 的混合溶液。

色谱条件　用十八烷基硅烷键合硅胶为填充剂；以 0.15mol/L 的三氟醋酸溶液为流动相；流速为每分钟 0.5ml；用蒸发光散射检测器检测（参考条件：漂移管温度为 110℃，载气流速为每分钟 2.8L）；进样体积 10μl。

系统适用性要求　系统适用性溶液色谱图中，链霉素峰保留时间为 10~12 分钟，链霉素峰与相对保留时间约为 0.9 处的杂质峰的分离度和链霉素峰与妥布霉素峰之间的分离度应分别大于 1.2 和 1.5。对照溶液（1）~（3）色谱图中，以对照溶液浓度的对数值与相应峰面积的对数值计算线性回归方程，相关系数（r）应不小于 0.99。

测定法　精密量取供试品溶液与对照溶液（1）（2）（3），分别注入液相色谱仪，记录色谱图至主成分保留时间的 2 倍。

限度　供试品溶液色谱图中如有杂质峰（除硫酸峰外），用线性回归方程计算，单个杂质不得过 2.0%，杂质总量不超过 5.0%。

3. 四环素类

（1）鉴别

①三氯化铁反应　本类抗生素分子结构中具有酚羟基，遇三氯化铁试液即呈色。例如，盐酸四环素的鉴别方法：取本品约 0.5mg，加硫酸 2ml，即显深紫色，再加三氯化铁试液 1 滴，溶液变为红棕色。

②高效液相色谱法　《中国药典》（2020 年版）采用高效液相色谱法鉴别盐酸四环素。在含量测定项下记录的色谱图中，供试品溶液主峰的保留时间应与对照溶液主峰的保留时间一致。

③红外光谱法 《中国药典》（2020年版）采用红外光谱法鉴别盐酸四环素。红外光吸收图谱应与对照的图谱一致。

4. 杂质检查

盐酸四环素的检查项除酸度、溶液的澄清度、有关物质、干燥失重等外，还需检查杂质吸光度。具体试验方法如下。

取本品，在20~25℃时，加0.8%氢氧化钠溶液制成每1ml中含10mg的溶液，照紫外－可见分光光度法（通则0401），置4cm的吸收池中，自加0.8%氢氧化钠溶液起5分钟时，在530nm的波长处测定，吸光度不得过0.12。（供注射用）

5. 大环内酯类 以红霉素为例，2020年版《中国药典》收载的红霉素鉴别与杂质检查方法如下。

（1）鉴别

①高效液相色谱法 在红霉素组分项下记录的色谱图中，供试品溶液主峰的保留时间应与标准品溶液主峰的保留时间一致。

②红外光谱法 本品的红外光吸收图谱应与对照的图谱（光谱集167图）一致。如不一致，取本品与标准品适量，加少量三氯甲烷溶液溶解后，水浴蒸干，置五氧化二磷干燥器中减压干燥后测定，除1980cm^{-1}至2050cm^{-1}波长范围外，应与标准品的图谱一致。

（2）杂质检查 红霉素的检查项除有关物质、水分、炽灼残渣等外，还需进行硫氰酸盐检查，具体检查方法如下。

照紫外－可见分光光度法（通则0401）测定。

供试品溶液 取本品约0.1g，精密称定，置50ml棕色瓶中，加甲醇20ml溶解，再加三氯化铁试液1ml，用甲醇稀释至刻度，摇匀。

对照品溶液 取105℃干燥1小时的硫氰酸钾2份，各约0.1g，精密称定，分别置两个50ml量瓶中，加甲醇20ml溶解并稀释至刻度，摇匀，再精密量取5ml，置50ml棕色瓶中，加三氯化铁试液1ml，用甲醇稀释至刻度，摇匀。

空白溶液 量取三氯化铁试液1ml，置50ml棕色瓶中，用甲醇稀释至刻度。

测定法 取供试品溶液、对照品溶液与空白溶液，在492nm的波长处分别测定吸光度（均应在30分钟内测定），两份对照品溶液单位重量吸光度的比值应为0.985~1.015。

限度 硫氰酸盐的含量不得过0.3%。硫氰酸根与硫氰酸钾的分子量分别为58.08与97.18。

（二）含量测定

抗生素类药物的效价或含量测定常采用微生物学方法和理化方法两种。微生物学方法是以抗生素抑制细菌等微生物生长的能力作为衡量效价的标准，测定原理与临床应用的要求一致，方法有较高的灵敏度。理化方法测定抗生素含量是利用抗生素的物理、化学性质进行测定的方法。

以盐酸四环素为例介绍含量测定方法。

照高效液相色谱法（通则0512）测定。

供试品溶液　取本品约25mg，精密称定，置50ml量瓶中，加0.01mol/L盐酸溶液溶解并稀释至刻度，摇匀，精密量取5ml，置25ml量瓶中，用0.01mol/L盐酸溶液稀释至刻度，摇匀。

对照品溶液　取盐酸四环素对照品适量，精密称定，加0.01mol/L盐酸溶液溶解并定量稀释制成每1ml中约含0.1mg的溶液。

系统适用性溶液　取4-差向四环素对照品、土霉素对照品、差向脱水四环素对照品、盐酸金霉素对照品及脱水四环素对照品各约3mg与盐酸四环素对照品约48mg，置100ml量瓶中，加0.1mol/L盐酸溶液10ml使溶解后，用水稀释至刻度，摇匀。

色谱条件　用十八烷基硅烷键合硅胶为填充剂；以醋酸铵溶液［0.15mol/L醋酸铵溶液-0.1mol/L乙二胺四醋酸二钠溶液-三乙胺（100∶10∶1），用醋酸调节pH至8.5］-乙腈（83∶17）为流动相；检测波长为280nm；进样体积为10μl。

系统适用性要求　系统适用性溶液色谱图中，出峰顺序为：4-差向四环素、土霉素、差向脱水四环素、四环素、金霉素、脱水四环素，四环素峰的保留时间约为14分钟；4-差向四环素峰、土霉素峰、差向脱水四环素峰、四环素峰、金霉素峰各峰间的分离度均应符合要求，金霉素峰与脱水四环素峰之间的分离度应大于1.0。灵敏度溶液色谱图中，主成分峰峰高的信噪比应大于10。

测定法　精密量取供试品溶液与对照品溶液，分别注入液相色谱仪，记录色谱图。按外标法以峰面积计算。

实训三十八　青霉素钠的分析检验

一、实训目的

1. 完成青霉素钠原料药的鉴别、检查和含量测定分析检验。
2. 学会正确填写检验记录和检验报告。

二、检验依据

《中国药典》（2020年版）二部732页"青霉素钠"质量标准。

三、检验任务

1. 青霉素钠【鉴别】（1）、（3）。
2. 青霉素钠【检查】吸光度、有关物质。
3. 青霉素钠【含量测定】。

四、检验准备

检验用器材、设备、试药如表15-8、表15-9所示。

表 15 – 8　阿司匹林原料药检验用主要器材

序号	设备及器材	用途
1	试管	鉴别
2	红外光谱仪	
3	高效液相色谱仪	鉴别、杂质检查和含量测定
4	紫外可见分光光度计	吸光度检查
5	酸度计	酸碱度检查

表 15 – 9　阿司匹林原料药检验用试药

序号	试药名称	用途
1	磷酸氢二钠	配流动相
2	磷酸二氢钠	配流动相
3	乙醇	溶解性检查
4	液状石蜡	
5	青霉素对照品	

五、检验过程

1. 鉴别检查　其流程如图 15 – 5 所示。

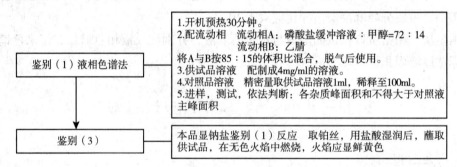

图 15 – 5　鉴别检查的流程图

2. 杂质检查　其流程如图 15 – 6 所示。

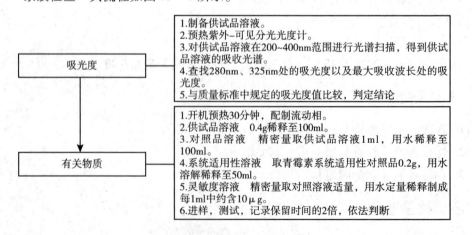

图 15 – 6　杂质检查的流程图

3. 含量测定　其流程如图 15 – 7 所示。

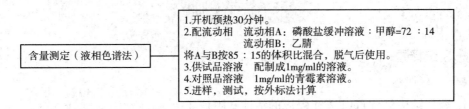

含量测定（液相色谱法）

1. 开机预热30分钟。
2. 配流动相　流动相A：磷酸盐缓冲溶液：甲醇=72：14
　　　　　　　流动相B：乙腈
将A与B按85：15的体积比混合，脱气后使用。
3. 供试品溶液　配制成1mg/ml的溶液。
4. 对照品溶液　1mg/ml的青霉素溶液。
5. 进样，测试，按外标法计算

图 15 – 7　含量测定的流程图

4. 清场及记录填写　所有的仪器、器材、试药归位，实验废弃物按环保要求处理。

5. 填写检验记录、检验报告。参考表 15 – 4、15 – 5、15 – 6。

6. 注意事项　高效液相色谱法中，供试品溶液、对照品溶液注入色谱仪之前，均应用滤膜过滤，或用固体萃取小柱进行预处理。

六、考核标准

按表 15 – 10 的标准对实训结果进行考核。

表 15 – 10　任务考核表

序号	考核内容	分值	考核方式			权重	得分
			自评 20%	组评 30%	师评 50%		
1	仪器、器材、试药准备正确	10				0.10	
2	性状检查操作正确	15				0.15	
3	鉴别检查操作正确	20				0.20	
4	杂质检查操作正确	20				0.20	
5	含量测定操作正确，计算正确	20				0.20	
6	检验记录、检验报告填写正确	10				0.10	
7	仪器、试剂归位，清场	5				0.05	
	合　计	100					

你知道吗

青霉素

19世纪20年代英国细菌学家弗莱明发现青霉素。19世纪40年代，青霉素被作为第一个 β – 内酰胺抗生素应用于临床。抗生素是一类抑制或杀灭病原微生物的药物，是在致病菌、被感染机体和药物性能三者之间相互制约下不断发展的。其中 β – 内酰胺抗生素是医学上使用最早、用量最大的一类抗生素。

目标检测

一、选择题

（一）单选题

1. 药物结构中与 $FeCl_3$ 发生反应的活性基团是（　　）

    A. 甲酮基　　　　B. 酚羟基　　　　C. 芳伯氨基　　　　D. 乙酰基

2. 三氯化铁反应鉴别游离酚羟基时，应在（　　）条件下进行

    A. 强酸性　　　　B. 弱酸性　　　　C. 强碱性　　　　D. 弱碱性

3. 水杨酸在中性或弱酸性（pH 4）介质中和三氯化铁发生呈色反应的是（　　）

    A. 所含羧基和 Fe^{3+} 成盐

    B. Fe^{3+} 氧化其所含酚羟基成醌

    C. 所含酚羟基与 Fe^{3+} 生成有色配位化合物

    D. 所含酚羟基将 Fe^{3+} 还原成 Fe^{2+}

4. 阿司匹林加水煮沸后，与三氯化铁试液作用显（　　）

    A. 紫堇色　　　　B. 蓝紫色　　　　C. 紫红色　　　　D. 紫色

5. 下列药物中可发生重氮化反应的是（　　）

    A. 乙酸水杨酸　　　　　　　　B. 对氨基水杨酸钠

    C. 苯甲酸　　　　　　　　　　D. 利尿酸

6. 下列药物中不能用重氮化反应测定的是（　　）

    A. 盐酸普鲁卡因　　　　　　　B. 对乙酰氨基酚

    C. 对氨基苯甲酸　　　　　　　D. 乙酰水杨酸

7. 芳酸类药物的共性为（　　）

    A. 酸性　　　　B. 碱性　　　　C. 水解反应　　　　D. 呈色反应

8. 阿司匹林极易发生（　　）

    A. 三氯化铁反应　　　　　　　B. 重氮化 – 偶合反应

    C. 水解反应　　　　　　　　　D. 有机碘反应

9.《中国药典》（2020 年版）中鉴别（　　）药物利用了芳香第一胺类反应

    A. 苯甲酸　　　　B. 水杨酸　　　　C. 阿司匹林　　　　D. 对氨基水杨酸钠

10. 阿司匹林中应检查的杂质为（　　）

    A. 苯甲酸　　　　B. 水杨酸　　　　C. 水杨酸钠　　　　D. 对氨基酚

11. 对氨基水杨酸钠应检查的特殊杂质是（　　）

    A. 间氨基酚　　　　B. 游离水杨酸　　　　C. 对氨基酚　　　　D. 苯酚

12. 阿司匹林中检查游离水杨酸，是利用杂质与药物的（　　）

    A. 溶解性差异　　　　　　　　B. 化学性质差异

    C. 熔点差异　　　　　　　　　D. 物理性质差异

13. 采用高效液相色谱法测定片剂中阿司匹林的含量是因为（　　　）

    A. 操作简便　　　　　　　　　　B. 阿司匹林具有酸碱两性

    C. 片剂中有其他酸性物质　　　　D. 片剂中有其他碱性物质

14. 阿司匹林原料药的含量测定采用（　　　）

    A. 非水溶液滴定法　　　　　　　B. 高效液相色谱法

    C. 银量法　　　　　　　　　　　D. 酸碱滴定法

15. 对氨基水杨酸钠的含量测定采用（　　　）

    A. 非水溶液滴定法　　　　　　　B. 高效液相色谱法

    C. 亚硝酸钠法　　　　　　　　　D. 酸碱滴定法

16. 因为（　　　）使阿司匹林片剂的含量测定采用高效液相色谱法而不是直接中和法

    A. 水解　　　　　　　　　　　　B. 氧化

    C. 酸性辅料及酸性杂质的干扰　　D. 样品不溶于水

17. 直接酸碱滴定法测定双水杨酯原料药含量时，若滴定过程中发生水解反应，对测定结果的影响是（　　　）

    A. 偏低　　　　　B. 偏高　　　　　C. 无变化　　　　　D. 与所选指示剂有关

18. 麦芽酚反应用来鉴别（　　　）

    A. β - 内酰胺类抗生素　　　　B. 大环内酯类抗生素

    C. 氨基糖苷类抗生素　　　　　　D. 四环素类抗生素

19. 需要检查高分子杂质的是（　　　）

    A. β - 内酰胺类抗生素　　　　B. 大环内酯类抗生素

    C. 氨基糖苷类抗生素　　　　　　D. 四环素类抗生素

20. 羟肟酸铁反应用来鉴别（　　　）

    A. β - 内酰胺类抗生素　　　　B. 大环内酯类抗生素

    C. 氨基糖苷类抗生素　　　　　　D. 四环素类抗生素

（二）多选题

1. 水杨酸类药物具有的性质有（　　　）

    A. 具有酸性　　　　　　　　　　B. 具有酚羟基

    C. 具有酯键易水解　　　　　　　D. 具有紫外吸收特征

2. 直接能与三氯化铁产生颜色反应的药物有（　　　）

    A. 水杨酸　　　　　　　　　　　B. 盐酸普鲁卡因

    C. 对氨基水杨酸　　　　　　　　D. 对氨基酚

3. 与阿司匹林性质相符的有（　　　）

    A. 具有酸性

    B. 水解后可发生三氯化铁反应

    C. 具有酯键易发生水解

D. 含有芳伯氨基，可发生重氮化－偶合反应

4. 下列属于芳酸类药物的是（　　　）

A. 乙酰水杨酸　　　　　　　　　B. 苯甲酸钠

C. 水杨酸　　　　　　　　　　　D. 枸橼酸

5. 对氨基水杨酸钠中间氨基酚引入途径有（　　　）

A. 未反应的原料　　　　　　　　B. 副产物

C. 氧化产物　　　　　　　　　　D. 不稳定，产生的降解产物

6. 关于乙酰水杨酸中的游离水杨酸，下列描述正确的是（　　　）

A. 是在贮存过程中水解产生的

B. 可氧化成醌型有色物质

C. 可与硫酸铁铵溶液生成紫堇色加以检出

D. 可用石蕊试纸进行检出

7. 以下为阿司匹林鉴别反应的是（　　　）

A. 三氯化铁反应　　　　　　　　B. 水解反应

C. 红外光谱法　　　　　　　　　D. 紫外－可见分光光度法

8. 阿司匹林的含量测定方法主要有（　　　）

A. 酸碱滴定法　　　　　　　　　B. 沉淀滴定法

C. 紫外分光光度法　　　　　　　D. 高效液相色谱法

9. 下列关于直接滴定法测定阿司匹林含量的说法，正确的是（　　　）

A. 用氢氧化钠滴定液滴定　　　　B. 反应摩尔比为 1 : 1

C. 以酚酞作为指示剂　　　　　　D. 滴定时应在不断振摇下稍快进行

10. 能与三氯化铁试液发生颜色反应的药物有（　　　）

A. 阿司匹林　　　　　　　　　　B. 水杨酸

C. 双水杨酯　　　　　　　　　　D. 对氨基水杨酸钠

二、思考题

1. 对氨基水杨酸钠中间氨基酚杂质是如何引入的？用什么方法检查？

2.《中国药典》（2020 年版）中阿司匹林、阿司匹林片、阿司匹林肠溶片、阿司匹林肠溶胶囊、阿司匹林泡腾片、阿司匹林栓的含量测定分别采用什么方法？

书网融合……

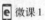
微课1

微课2

自测题

项目十六 辅料的分析

学习目标

知识要求

1. **掌握** 辅料的分类及质量要求。
2. **熟悉** 制剂生产中药用辅料的检验方法。
3. **了解** 常用辅料的结构特征和理化性质。

能力要求

1. 能熟练查阅《中国药典》（2020 年版）中的药用辅料检验的方法。
2. 能根据质量标准进行制剂中药用辅料的质量分析。
3. 能及时处理检验过程中出现的问题。

药用辅料系指生产药品和调配处方时使用的赋形剂和附加剂；是除活性成分以外，在安全性方面已进行了合理的评估，且包含在药物制剂中的物质。药用辅料除了赋形、充当载体、提高稳定性外，还具有增溶、助溶、缓控释等重要功能，是可能会影响到药品的质量、安全性和有效性的重要成分。因此，关注药用辅料的安全性也是保证药物质量的重要环节。

任务一 固体制剂中药用辅料的检验

PPT

实例分析

实例 某制药企业购买了一批硬脂酸镁，现取样送质检中心进行质量检验。

讨论 1. 需要对该产品进行哪些项目的检验？

2. 硬脂酸镁在固体制剂生产中起到什么作用？

一、药用辅料的分类

药用辅料按来源、用途、给药途径三个方面进行分类。

1. 按来源分 可分为天然物、半合成物和全合成物。

2. 按用途分 可分为溶剂、抛射剂、增溶剂、助溶剂、乳化剂、着色剂、黏合剂、崩解剂、填充剂、润滑剂、润湿剂、渗透压调节剂、稳定剂、助流剂、矫味剂、防腐剂、助悬剂、包衣材料、芳香剂、抗黏着剂、抗氧剂、螯合剂、渗透促进剂、pH 调节剂、缓冲剂、增塑剂、表面活性剂、发泡剂、消泡剂、增稠剂、包合剂、保湿剂、吸收剂、稀释剂、絮凝剂与反絮凝剂、助滤剂、释放阻滞剂等。

3. 按给药途径分 可分为口服、注射、黏膜、经皮或局部给药、经鼻或口腔吸入给药和眼部给药等。

注：

（1）同一药用辅料可用于不同给药途径的药物制剂，且有不同的作用和用途。

（2）生产药品所用的药用辅料必须符合药用要求；注射剂用药用辅料应符合注射用质量要求。

（3）药用辅料应经安全性评估对人体无毒害作用；化学性质稳定，不易受温度、pH、保存时间等的影响；与药物成分之间无配伍禁忌；不影响制剂的检验，或可按允许的方法除去对制剂检验的影响；且尽可能用较小的用量发挥较大的作用。

二、固体制剂中常用辅料

固体制剂是指以固体形式存在，供诊断、预防、治疗疾病的各种药物制剂。常用固体制剂包括片剂、胶囊剂、颗粒剂。固体制剂辅料应具有较高的化学稳定性，不与主要药用成分发生反应，对人体无害、无毒、无不良反应，不影响药物疗效和含量测定。固体制剂的常用辅料如表 16 - 1 所示。

表 16 - 1　固体制剂的常用辅料

辅料名称	用途	辅料名称	用途
乙基纤维素	包衣材料、释放阻滞剂	氧化淀粉	包衣材料、释放阻滞剂
玉米朊	包衣材料、释放阻滞剂	淀粉	填充剂、崩解剂
乳糖	填充剂、矫味剂	黄氧化铁	着色剂、包衣材料
硬脂酸镁	润滑剂	硬脂酸	润滑剂、软膏基质
糊精	填充剂、黏合剂	微晶纤维素	填充剂、崩解剂
聚乙烯醇树脂	成膜材料、助悬剂	硫酸钙	稀释剂
黑氧化铁	着色剂、包衣材料	羧甲基淀粉钠	填充剂、崩解剂
羟丙基甲基纤维素	助流剂、遮光剂	二氧化钛	包衣材料、释放阻滞剂

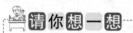请你想一想

硬脂酸镁在片剂生产中起到什么作用？

实训三十九　硬脂酸镁的分析检验

一、实训目的

1. 完成硬脂酸镁的鉴别、检查和含量测定分析检验。

2. 学会正确填写检验记录和检验报告。

二、检验依据

《中国药典》（2020 年版）四部 586 页 "硬脂酸镁" 质量标准。

三、检验任务

1. 硬脂酸镁【鉴别】（1）。
2. 硬脂酸镁【检查】铁盐、硬脂酸与棕榈酸相对含量。
3. 硬脂酸镁【含量测定】。

四、检验准备

检验用器材、设备、试药如表 16 - 2、表 16 - 3 所示。

表 16 - 2 硬脂酸镁检验用器材

序号	设备及器材	用途
1	圆底烧瓶	鉴别
2	水浴锅	杂质检查
3	冷凝管	
4	分液漏斗	
5	气相色谱仪	
6	纳氏比色管	
7	锥形瓶	含量测定
8	滴定管	

表 16 - 3 硬脂酸镁检验用试药

序号	试药名称	用途
1	乙醚	鉴别
2	稀硝酸	鉴别
3	稀盐酸	杂质检查
4	过硫酸铵	
5	硫酸铁铵	
6	三氟化硼的甲醇溶液	
7	正庚烷	
8	氯化钠	
9	聚乙二醇	
10	硬脂酸与棕榈酸对照品	
11	正丁醇	含量测定
12	无水乙醇	
13	氨 - 氯化铵缓冲液	
14	EDTA 滴定液	
15	锌滴定液	
16	铬黑 T	

五、检验过程

1. 鉴别检查　如图 16 - 1 所示。

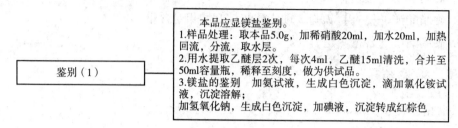

图 16 - 1　鉴别检查流程图

鉴别（1）

本品应显镁盐鉴别。
1.样品处理：取本品5.0g，加稀硝酸20ml，加水20ml，加热回流，分流，取水层。
2.用水提取乙醚层2次，每次4ml，乙醚15ml清洗，合并至50ml容量瓶，稀释至刻度，做为供试品。
3.镁盐的鉴别　加氨试液，生成白色沉淀，滴加氯化铵试液，沉淀溶解；
加氢氧化钠，生成白色沉淀，加碘液，沉淀转成红棕色

2. 杂质检查　如图 16 - 2 所示。

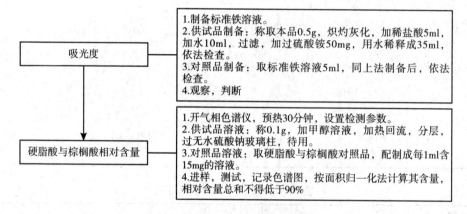

吸光度

1.制备标准铁溶液。
2.供试品制备：称取本品0.5g，炽灼灰化，加稀盐酸5ml，加水10ml，过滤，加过硫酸铵50mg，用水稀释成35ml，依法检查。
3.对照品制备：取标准铁溶液5ml，同上法制备后，依法检查。
4.观察，判断

硬脂酸与棕榈酸相对含量

1.开气相色谱仪，预热30分钟，设置检测参数。
2.供试品溶液：称0.1g，加甲醇溶液，加热回流，分层，过无水硫酸钠玻璃柱，待用。
3.对照品溶液：取硬脂酸与棕榈酸对照品，配制成每1ml含15mg的溶液。
4.进样，测试，记录色谱图，按面积归一化法计算其含量，相对含量总和不得低于90%

图 16 - 2　杂质检查流程图

3. 含量测定　如图 16 - 3 所示。

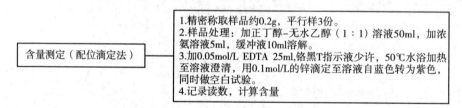

含量测定（配位滴定法）

1.精密称取样品约0.2g，平行样3份。
2.样品处理：加正丁醇-无水乙醇（1：1）溶液50ml，加浓氨溶液5ml，缓冲液10ml溶解。
3.加0.05mol/L EDTA 25ml,铬黑T指示液少许，50℃水浴加热至溶液澄清，用0.1mol/L的锌滴定至溶液自蓝色转为紫色，同时做空白试验。
4.记录读数，计算含量

图 16 - 3　含量测定流程图

4. 清场及记录填写　所有的仪器、器材、试药归位，实验废弃物按环保要求处理。填写检验记录、检验报告。参考表 15 - 4、15 - 5、15 - 6。

5. 注意事项

（1）鉴别项上的对比实验中，应选用无色、管直径一致、管上刻度线一致的纳氏比色管，每对比色管不应有色差。

（2）供试品溶液和对照品溶液的操作应同时进行，加入试剂的顺序应一致。

六、考核标准

按表 16 - 4 的标准对实训结果进行考核。

表 16 - 4 任务考核表

序号	考核内容	分值	考核方式			权重	得分
			自评 20%	组评 30%	师评 50%		
1	仪器、器材、试药准备正确	10				0.10	
2	性状检查操作正确	15				0.15	
3	鉴别检查操作正确	20				0.20	
4	杂质检查操作正确	20				0.20	
5	含量测定操作正确,计算正确	20				0.20	
6	检验记录、检验报告填写正确	10				0.10	
7	仪器、试剂归位,清场	5				0.05	
	合　计	100					

你知道吗

乙基香草醛

乙基香草醛作为香草醛的替代物,用作食品、饮料、糖果及药剂中的芳香剂。也可用在香料中。

乙基香草醛所具有的香味大约是香草醛的 3 倍,因此获得同样的香草气味需要降低材料的用量,从而使处方减少变色可能并节约辅料的消耗。但是,一旦使用乙基香草醛超过一定的浓度,就会使产品带有乙基香草醛轻微苦味。

任务二　液体制剂中药用辅料的检验

PPT

实例分析

实例　某制药企业购买了一批山梨酸,现取样送质检中心进行质量检验。

讨论　1. 需要对该产品进行哪些项目的检验?

2. 山梨酸在固体制剂生产中起到什么作用?

一、药用辅料质量标准

1. 标准的内容　药用辅料的试验内容主要包括以下两部分。

(1) 与生产工艺及安全性有关的常规试验,如性状、鉴别、检查、含量等项目。

(2) 影响制剂性能的功能性指标,如黏度、粒度等。

2. 质量要求　《中国药典》(2020 年版)加大了药用辅料的收载量,由 2010 年版的 132 个增加到现在的 335 个,较 2015 版药典新增 65 个,修订 212 个,新增药用辅料指导原则 2 个,修订药用辅料通则和指导原则各 1 个,药用辅料标准体系进一步完善。

在药典四部的"药用辅料(通则 0251)"中,对药用辅料的生产、贮存和应用做出了相应的规定。

（1）生产药品所用辅料必须符合药用要求，即符合生产原料要求，符合药用辅料生产质量管理规范和供应链安全要求。

（2）药用辅料应使用途径和使用量经合理评估后，对人体无毒害作用；化学性质稳定，不易受温度、pH、光线、保存时间等的影响；与主药无配伍禁忌，不影响主药的剂量、疗效和制剂主成分的检验，不影响安全性。

（3）药用辅料的国家标准应建立在经国务院药品监督管理部门确认的生产条件、生产工艺以及原材料的来源等基础上，按照药用辅料生产质量管理规范进行生产，上述影响因素任何之一发生变化，均应重新验证，确认药用辅料标准的适用性。

（4）药用辅料可用于多种给药途径，同一药用辅料用于给药途径不同的制剂时，需根据临床用药要求制定相应的质量控制项目。

（5）药用辅料用于不同的给药途径或用于不同的用途对质量的要求不同，在制定辅料标准时既要考虑辅料自身的安全性，也要考虑其对制剂生产、质量、安全性和有效性的影响。

（6）药用辅料的残留溶剂、微生物限度、热原、细菌内毒素、无菌等应符合所应用制剂的相应要求。

（7）药用辅料的包装上应注明为"药用辅料"，且辅料的适用范围（给药途径）、包装规格及贮藏要求应在包装上予以明确；药品中使用到的辅料应写入药品说明书中。

二、液体制剂中常用辅料

液体制剂是指药物分散在适宜的分散介质制成的液体形态的制剂，可以内服或外用。液体制剂的制备方法、稳定性及所产生的药效等都与溶液密切相关，因此，选择溶剂时应考虑其应对药物有较好的溶解性和分散性，化学性质稳定，不参与药物或附加剂反应，不影响药效和含量。

液体制剂常用的附加剂有：增溶剂、助溶剂、防腐剂、矫味剂、表面活性剂、着色剂及其他附加剂。一些常见的辅料见表16-5。

表16-5 液体制剂常用辅料

辅料名称	用途	辅料名称	用途
三氯甲烷	溶剂、分散剂	甲基纤维素	黏合剂、助悬剂
大豆油	溶剂、分散剂	亚硫酸氢钠	抗氧剂
山梨酸	抑菌剂	苯甲酸钠	抑菌剂
无水亚硫酸钠	抗氧剂	单糖浆	矫味剂、黏合剂
甘油	溶剂、助悬剂	柠檬酸	pH调节剂、稳定剂、酸化剂
丙二醇	溶剂、增塑剂	甜菊素	矫味剂、甜味剂
琼脂	助悬剂、释放阻滞剂	蔗糖	矫味剂、黏合剂
焦亚硫酸钠	抗氧剂、抑菌剂	聚山梨酯80	增溶剂、乳化剂、蛋白稳定剂
β-环糊精	包合剂、稳定剂	三氯叔丁醇	抑菌剂、增塑剂
精制玉米油	溶剂、分散剂		

实训四十　山梨酸的分析检验

一、实训目的

1. 完成山梨酸的性状、鉴别、检查和含量测定分析检验。
2. 学会正确填写检验记录和检验报告。

二、检验依据

《中国药典》（2020 年版）四部 603 页"山梨酸"质量标准。

三、检验任务

1. 山梨酸【性状】溶解性。
2. 山梨酸【鉴别】（1）、（2）、（3）。
3. 山梨酸【检查】乙醇溶液的澄清度与颜色、水分。
4. 山梨酸【含量测定】。

四、检验准备

检验用器材、设备、试药如表 16 – 6、表 16 – 7 所示。

表 16 – 6　山梨酸检验用主要器材

序号	设备及器材	用途
1	试管	溶解度检查
2	药物天平	鉴别
3	紫外分光光度计	
4	石英比色皿	
5	红外分光光度计	
6	比浊管	澄清度检查
7	澄明度测试仪	
8	比色管	颜色检查
9	水分测定仪	水分测定
10	分析天平	含量测定
11	滴定管	
12	锥形瓶	

表 16 - 7　山梨酸检验用试药

序号	试药名称	用途
1	乙醚	溶解度检查
2	乙醇	
3	溴试液	鉴别
4	0.1mol/L HCl 溶液	
5	KBr（光谱纯）	
6	冰醋酸	含量测定
7	醋酐	
8	结晶紫指示剂	
9	0.1mol/L 高氯酸滴定液	
10	各色号比色液	颜色检查
11	浊度标准液	澄清度检查
12	无水甲醇	水分测定

五、检验过程

1. 性状检查　如图 16 - 4 所示。

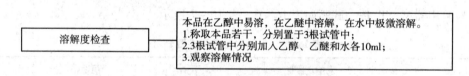

```
溶解度检查 ─── 本品在乙醇中易溶，在乙醚中溶解，在水中极微溶解。
              1.称取本品若干，分别置于3根试管中；
              2.3根试管中分别加入乙醇、乙醚和水各10ml；
              3.观察溶解情况
```

图 16 - 4　性状检查流程图

2. 鉴别检查　如图 16 - 5 所示。

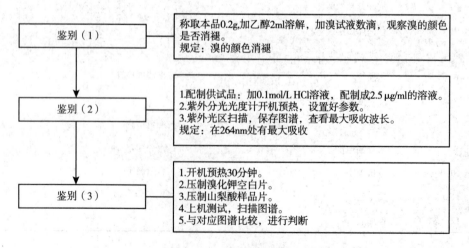

```
鉴别（1） ─── 称取本品0.2g,加乙醇2ml溶解，加溴试液数滴，观察溴的颜色
             是否消褪。
             规定：溴的颜色消褪

鉴别（2） ─── 1.配制供试品：加0.1mol/L HCl溶液，配制成2.5 μg/ml的溶液。
             2.紫外分光光度计开机预热，设置好参数。
             3.紫外光区扫描，保存图谱，查看最大吸收波长。
             规定：在264nm处有最大吸收

鉴别（3） ─── 1.开机预热30分钟。
             2.压制溴化钾空白片。
             3.压制山梨酸样品片。
             4.上机测试，扫描图谱。
             5.与对应图谱比较，进行判断
```

图 16 - 5　鉴别检查流程图

3. 杂质检查 如图 16 – 6 所示。

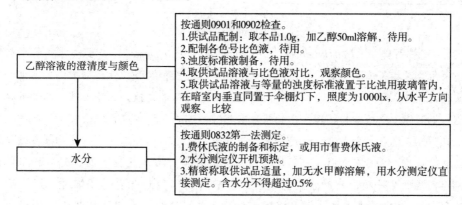

图 16 – 6 杂质检查流程图

4. 含量测定 如图 16 – 7 所示。

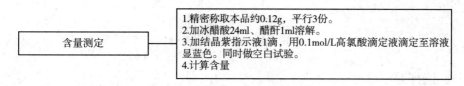

图 16 – 7 含量测定流程图

5. 清场及记录填写 所有的仪器、器材、试药归位，实验废弃物按环保要求处理。填写检验记录、检验报告。参考表 15 – 4、15 – 5、15 – 6。

6. 注意事项

（1）水分测定时，配制费休氏试液的试剂应严格控制水分在 0.1% 以下。

（2）含量测定时，要注意供试品醋酐的加入量，若过量会导致乙酰化，影响测定结果。

六、考核标准

按表 16 – 8 的标准对实训结果进行考核。

表 16 – 8 任务考核表

序号	考核内容	分值	考核方式			权重	得分
			自评 20%	组评 30%	师评 50%		
1	仪器、器材、试药准备正确	10				0.10	
2	性状检查操作正确	15				0.15	
3	鉴别检查操作正确	20				0.20	
4	杂质检查操作正确	20				0.20	
5	含量测定操作正确，计算正确	20				0.20	
6	检验记录、检验报告填写正确	10				0.10	
7	仪器、试剂归位，清场	5				0.05	
	合 计	100					

你知道吗

药用辅料手册

《药用辅料手册》（*The Handbook of Pharmaceutical Excipients*），是由全球药物制剂辅料生产技术的专家共同编写而成，为国际公认的具有权威性和综合性的药用辅料工具书。本手册对收载的辅料品目作了系统介绍，并附有全面详尽的参考文献，数据丰富、参考性强、使用方便：①汇集了包括辅料物理性质的基本数据，如沸点、松密度和轻敲密度、压缩性、潮解性、流动性、熔点、含水量、粒度分布、流变性、比表面积和溶解度，此外很多辅料还附有扫描电镜照片。②附有索引，可用化学名、通用名和商品名互相查询。大多数品目的正文内都有同类物质一项，有助于制剂研发人员进行新剂型的开发。③编排有序，每一品目分为22项，读者容易查阅，并且将同类物质一起讨论。本手册是适用于药物研究与生产技术人员的优秀工具书，同时也可供从事化妆品、食品研究、生产的技术人员参考。

目标检测

一、选择题

1. 糖类辅料对下列哪种定量方法可产生干扰（　　）
   A. 酸碱滴定法　　B. 非水溶液滴定法　　C. 氧化还原滴定法　　D. 配位滴定法
2. 下列不属于抗氧化剂的是（　　）
   A. 硫酸钠　　　　B. 亚硫酸氢钠　　　　C. 硫代硫酸钠　　　　D. 焦亚硫酸钠
3. 下列物质对离子交换法产生干扰的是（　　）
   A. 糊精　　　　　B. 氯化钠　　　　　　C. 滑石粉　　　　　　D. 葡萄糖

二、名词解释

1. 药用辅料
2. 表面活性剂

三、思考题

1. 药用辅料按来源来分，可以分为哪几类？
2. 请列举5种常见的药用辅料。
3. 请简述对药用辅料进行质量检验的重要性。
4. 防腐剂的作用是什么？

书网融合……

微课1　　　　　微课2　　　　　自测题

项目十七　药物制剂的分析

学习目标

知识要求

1. **掌握**　片剂、胶囊剂、颗粒剂、注射剂、滴眼剂的检查项目及质量要求。
2. **熟悉**　常见制剂典型药物的质量检验方法。
3. **了解**　常见制剂典型药物的结构特征和理化性质。

能力要求

1. 能熟练查阅《中国药典》（2020 年版）中的药物检验的方法。
2. 能根据质量标准进行常见制剂中典型药物的质量分析。
3. 能及时处理检验过程中出现的问题。

为方便药物的临床使用，通常将符合药物规格的原料药按一定的生产工艺制成适当的剂型，成为制剂。《中国药典》（2020 年版）中收录的各类剂型有片剂、胶囊剂、颗粒剂、注射剂、滴眼剂等共 38 种剂型。

利用化学、物理化学或生物学等方法对不同剂型的药物进行质量分析，以检验其是否符合药品质量标准的规定。

任务一　芳胺及芳烃胺类药物的分析

PPT

实例分析

实例　某制药企业生产一个批次盐酸普鲁卡因，现取样送质检中心进行质量检验。小王是负责此次质检的工作人员，要顺利进行检验，需要先了解芳香胺类药物的化学结构和理化性质。

讨论　1. 芳香胺类药物的化学结构有什么特点？

2. 芳香胺类药物主要的化学性质有哪些？

芳胺类药物是指氨基直接与苯环相连的药物；芳烃胺类药物是指氨基在烃基侧链上的药物。芳香胺类药品涉及面较广，国内外药典收藏的品种也较多。

一、药物结构

芳胺类药物按结构分两类：一类是芳香第一胺未被取代，而在芳环对位有取代的对氨基苯甲酸酯类，典型药物有苯佐卡因、盐酸普鲁卡因、盐酸丁卡因和盐酸普鲁卡因胺等局麻药；另一类是芳香第一胺被酰化，并在芳环对位有取代的芳酰胺类药物，典型药物有对乙酰氨基酚、醋氨苯砜、盐酸布比卡因、盐酸利多卡因等。芳烃胺类药物我们主要介绍苯乙胺类药物，典型药物有肾上腺素、重酒石酸去甲肾上腺素、盐酸多巴胺、硫酸沙丁胺醇、盐酸麻黄碱、盐酸氨溴索等。

1. 对氨基苯甲酸酯类药物 《中国药典》中本类药物主要有盐酸普鲁卡因、盐酸丁卡因、苯佐卡因等局部麻醉药。此类药物分子结构中均具有对氨基苯甲酸母核，R_1、R_2 上的不同取代基构成了本类药物。常见药物如表 17-1 所示。其基本结构如下：

$$R_1HN-\text{〇}-\overset{O}{\underset{}{C}}-OR_2$$

表 17-1 对氨基苯甲酸酯类药物结构及性状

名称	结构和分子式	性状
苯佐卡因	$H_2N-\text{〇}-COOC_2H_5$ $C_9H_{11}NO_2$ 165.19	白色结晶性粉末；无臭；遇光色渐变黄。在乙醇、三氯甲烷或乙醚中易溶，在脂肪油中略溶，在水中极微溶解。熔点为 88~91℃
盐酸普鲁卡因	$H_2N-\text{〇}(Cl)-COOCH_2CH_2N(C_2H_5)_2\cdot HCl$ $C_{13}H_{20}N_2O_2\cdot HCl$ 272.77	为白色结晶或结晶性粉末；无臭。在水中易溶，在乙醇中略溶，在三氯甲烷中微溶，在乙醚中几乎不溶。熔点为 154~157℃
盐酸丁卡因	$CH_3(CH_2)_3NH-\text{〇}-COOCH_2CH_2N(CH_3)_2\cdot HCl$ $C_{15}H_{24}N_2O_2\cdot HCl$ 300.83	为白色结晶或结晶性粉末；无臭。在水中易溶，在乙醇中溶解，在乙醚中不溶。熔点为 147~150℃
盐酸普鲁卡因胺	$H_2N-\text{〇}-\overset{O}{\underset{}{C}}-\overset{H}{N}-CH_2CH_2N(CH_3)(C_2H_5)\cdot HCl$ $C_{13}H_{21}N_3O\cdot HCl$ 271.79	白色至淡黄色结晶性粉末，无臭，有引湿性。在水中易溶，在乙醇中溶解，在三氯甲烷中微溶，在乙醚中极微溶解。熔点为 165~169℃

2. 芳酰胺类药物 酰胺类药物是苯胺的酰基衍生物，其共性是具有芳酰氨基，R_1、R_2、R_3、R_4 上的取代基不同，构成了本类不同的药物。常见药物如表 17-2 所示。本类药物的基本结构为：

$$R_1-\text{〇}(R_3)(R_4)-\overset{}{N}H-\overset{O}{\underset{}{C}}-R_2$$

芳酰胺类药物基本结构

《中国药典》中收载的本类药物主要有解热镇痛药对乙酰氨基酚、抗麻风药醋氨苯砜，以及局部麻醉药盐酸利多卡因和盐酸布比卡因等。

表 17 – 2 芳酰胺类药物结构及性状

名称	结构和分子式	性状
对乙酰氨基酚	$C_8H_9NO_2$ 151.16	白色结晶或结晶性粉末，无臭。在热水或乙醇中易溶，在丙酮中溶解，在水中略溶。熔点 168～172℃
盐酸利多卡因	$C_{14}H_{22}N_2O \cdot HCl \cdot H_2O$ 288.82	为白色结晶性粉末，无臭。在水或乙醇中易溶，在三氯甲烷中溶解，在乙醚中不溶。熔点为 75～79℃
盐酸布比卡因	$C_{18}H_{28}N_2O \cdot HCl \cdot H_2O$ 342.91	为白色结晶性粉末，无臭。在乙醇中易溶，在水中溶解，在三氯甲烷中微溶，在乙醚中几乎不溶
醋氨苯砜	$C_{16}H_{16}N_2O_4S$ 332.38	白色至淡黄色结晶性粉末，无臭。在乙醇中极微溶解，在水、乙醚、稀盐酸或氢氧化钠试液中几乎不溶

3. 苯乙胺类药物 本类药物为拟肾上腺素类药物，具有苯乙胺的基本结构，R_1、R_2、R_3 取代基不同，构成了不同的药物。《中国药典》收载的本类药物有十几种。常见药物如表 17 – 3 所示。其基本结构如下：

苯乙胺类药物基本结构

表 17 – 3 苯乙胺类药物结构及性状

名称	结构和分子式	性状
肾上腺素	$C_9H_{13}NO_3$ 183.21	白色或类白色结晶性粉末；无臭；与空气接触或受日光照射，易氧化变质；在中性或碱性水溶液中不稳定；饱和水溶液显弱碱性反应。在水中极微溶解，在乙醇、三氯甲烷、乙醚、脂肪油或挥发油中不溶；在无机酸或氢氧化钠溶液中易溶，在氨溶液或碳酸钠溶液中不溶。比旋度为 – 50.0° 至 – 53.5°（9→200 盐酸溶液）

名称	结构和分子式	性状
盐酸异丙肾上腺素	 $C_{11}H_{17}NO_3 \cdot HCl$　247.72	白色或类白色的结晶性粉末；无臭；遇光和空气渐变色，在碱性溶液中更易变色。在水中易溶，在乙醇中略溶，在三氯甲烷或乙醚中不溶。熔点为165.5~170℃，熔融时同时分解
重酒石酸去甲肾上腺素	 $C_8H_{11}NO_3 \cdot C_4H_6NO_6 \cdot H_2O$　337.28	白色或类白色结晶性粉末；无臭；遇光和空气易变质。在水中易溶，在乙醇中微溶，在三氯甲烷或乙醚中不溶。熔点为100~106℃。比旋度为-10.0°至-12.0°（水溶液）
盐酸多巴胺	 $C_8H_{11}NO_2 \cdot HCl$　189.64	白色或类白色有光泽的结晶或结晶性粉末；无臭；露置空气中及遇光色渐变深。在水中易溶，在无水乙醇中微溶，在三氯甲烷或乙醚中极微溶解
硫酸特布他林	 $(C_{12}H_{19}NO_3)_2 \cdot H_2SO_4$　548.66	白色或类白色的结晶性粉末；无臭，或微有醋酸味；遇光后渐变色。本品在水中易溶，在甲醇中微溶，在三氯甲烷中几乎不溶
硫酸沙丁胺醇	 $(C_{12}H_{19}NO_3)_2 \cdot H_2SO_4$　548.66	白色或类白色的粉末；无臭。在水中易溶，在乙醇中极微溶解，在三氯甲烷或乙醚中几乎不溶

二、理化性质

1. 对氨基苯甲酸酯类药物性质

（1）芳伯氨基特性　对氨基苯甲酸酯类药物的结构中具有芳伯氨基（除盐酸丁卡因外），故显重氮化 - 偶合反应；与芳醛缩合成 Schiff 碱反应；易氧化变色等。芳酰胺类药物结构中具有芳酰氨基，在酸性溶液中也可水解为芳伯氨基化合物，而显芳伯氨基特性反应。可用于定性鉴别和含量测定。

（2）易水解性　因分子结构中含有酯键，故易水解。药物水解反应的快慢受光、热或碱性条件的影响。苯佐卡因、盐酸普鲁卡因水解产物为对氨基苯甲酸（PABA），盐酸氯普鲁卡因水解产物为 4 - 氨基 - 2 - 氯苯甲酸，盐酸丁卡因水解产物为对丁氨基苯甲酸（BABA）。对乙酰氨基酚和醋氨苯砜，水解后生成醋酸，可在硫酸介质中与乙醇反应，产生醋酸乙酯的香味，因而，须对其水解产物的限量加以控制。

（3）弱碱性　对氨基苯甲酸酯和芳酰胺类药物分子结构中脂烃胺侧链为叔胺氮原子（除苯佐卡因外），具有一定碱性，可以成盐；能与生物碱沉淀剂发生沉淀反应；在水溶液中不能用标准酸直接滴定，只能在非水溶剂中滴定。

（4）溶解性　此类药物的盐酸盐在水中易溶，在乙醇中略溶，在乙醚中几乎不溶。苯佐卡因在乙醇、三氯甲烷中易溶，在脂肪油中略溶，在水中极微溶解。

2. 芳酰胺类药物性质

（1）弱碱性　本类药物具有脂烃胺侧链且为叔胺氮原子，显弱碱性，可以成盐，与生物碱沉淀剂发生沉淀反应。

（2）水解性　芳酰氨基易水解，在酸性溶液中水解后具有芳伯氨基，可发生重氮化 - 偶合反应。

（3）与重金属离子反应特性　盐酸利多卡因和盐酸布比卡因的分子结构中的酰氨基上的氮可在水溶液中与铜离子或钴离子络合，生成有色的配位化合物沉淀。此沉淀可溶于三氯甲烷等有机溶剂而呈色。

（4）酚羟基特性　对乙酰氨基酚具有酚羟基，可与三氯化铁发生显色反应，可与利多卡因和醋氨苯砜区别。

（5）吸收光谱特性　对氨基苯甲酸酯和芳酰胺类药物分子结构中均含有苯环及相应的取代基与脂烃胺侧链，具有特征的紫外吸收光谱与红外光谱行为。

3. 苯乙胺类药物主要性质

（1）弱碱性　本类药物分子结构中具有烃氨基侧链，其中氮为仲胺氮，故显弱碱性。其游离碱难溶于水，易溶于有机溶剂，其盐可溶于水。

（2）酚羟基特性　本类药物的一些药物分子结构中具有邻苯二酚（或酚羟基）结构，可与重金属离子配位呈色，露置空气中或遇光热易氧化，色泽变深，在碱性溶液中更易变色。

（3）旋光性　大多数本类药物苯乙胺基本结构存在手性碳原子，具有光学活性，可利用此特进行药物分析。

（4）紫外吸收特性　本类药物具有苯环的特征吸收带，根据苯环取代基的电负性，最大吸收波长以 254nm 为中心红移或者蓝移，可以用于药物的定性鉴别与定量分析。

请你想一想

盐酸普鲁卡因有哪些性质？通过对盐酸普鲁卡因性质的分析，推测其鉴别及含量测定方法？

三、分析方法

（一）鉴别试验

1. 对氨基苯甲酸酯类药物

（1）重氮化-偶合反应　分子结构中具有芳伯氨基或潜在芳伯氨基的药物，均可在酸性条件下与亚硝酸钠试液反应，发生重氮化反应，生成的重氮盐可与碱性 β-萘酚偶合生成有色的偶氮染料。此反应收载于《中国药典》四部通则 0301 "一般鉴别试验"中。

苯佐卡因、盐酸普鲁卡因、盐酸氯普鲁卡因和盐酸普鲁卡因胺在盐酸溶液中，可直接与亚硝酸钠进行重氮化反应。

盐酸丁卡因分子结构中不具有芳伯氨基，无此反应，但其分子结构中的芳香仲胺在酸性溶液中与亚硝酸钠反应，生成 N-亚硝基化合物的乳白色沉淀，可与具有芳伯氨基的同类药物区别。

盐酸普鲁卡因的鉴别试验：取供试品约 50mg，加稀盐酸 1ml，必要时缓缓煮沸使溶解，加 0.1mol/L 亚硝酸钠溶液数滴，加与 0.1mol/L 亚硝酸钠溶液等体积的 1mol/L 脲溶液，振摇 1 分钟，滴加碱性 β-萘酚试液数滴，视供试品不同，生成由粉红到猩红色沉淀。

（2）水解反应　对氨基苯甲酸酯类药物分子中有些具有酯键结构，在碱性条件下可水解，利用其水解产物的特性或与某些试剂的反应可进行鉴别。可用此法鉴别苯佐卡因和盐酸普鲁卡因。

苯佐卡因的鉴别方法：取本品约 0.1g，加氢氧化钠试液 5ml，煮沸，即有乙醇生成，加碘试液，加热，即生成黄色沉淀，并产生碘仿的臭气。

$$H_2N-\!\!\!\!\bigcirc\!\!\!\!-COOC_2H_5 + NaOH \longrightarrow H_2N-\!\!\!\!\bigcirc\!\!\!\!-COONa + C_2H_5OH$$

$$C_2H_5OH + 4I_2 + 6NaOH \longrightarrow CHI_3\downarrow + 5NaI + HCOONa + 5H_2O$$

盐酸普鲁卡因的鉴别方法：取本品约 0.1g，加水 2ml 溶解后，加 10% 氢氧化钠溶液 1ml，即生成白色沉淀；加热，变为油状物；继续加热，产生的蒸气能使湿润的红色石蕊试纸变为蓝色；热至油状物消失后，放冷，加盐酸酸化，即析出白色沉淀。

$$H_2N-\!\!\!\!\bigcirc\!\!\!\!-COOCH_2CH_2N(C_2H_5)_2\cdot HCl \xrightarrow{NaOH} H_2N-\!\!\!\!\bigcirc\!\!\!\!-COOCH_2CH_2N(C_2H_5)\downarrow$$

$$\xrightarrow{NaOH} H_2N-\!\!\!\!\bigcirc\!\!\!\!-COONa + HOCH_2CH_2N(C_2H_5)_2\uparrow$$

$$H_2N-\!\!\!\!\bigcirc\!\!\!\!-COONa \xrightarrow{HCl} H_2N-\!\!\!\!\bigcirc\!\!\!\!-COOH\downarrow \xrightarrow{HCl} HCl\cdot H_2N-\!\!\!\!\bigcirc\!\!\!\!-COOH$$

（3）氯化物的鉴别反应　盐酸普鲁卡因、盐酸丁卡因、盐酸利多卡因和醋氨苯砜的水溶液显氯化物的鉴别反应。

（4）碘仿反应　苯佐卡因在氢氧化钠试液中加热，可水解，生成的乙醇与碘发生碘仿反应，产生碘仿臭气，同时析出黄色沉淀。

（5）硫氰酸盐反应　盐酸丁卡因溶于醋酸钠溶液后，与硫氰酸铵反应，产生白色结晶。

（6）红外分光光度法　对氨基苯甲酸酯类可用红外光谱法进行鉴别，供试品的红外吸收谱图与对照谱图比较，应一致。

2. 芳酰胺类药物

（1）重氮化-偶合反应　对乙酰氨基酚和醋氨苯砜具有潜在的芳伯氨基，在酸性条件（盐酸或硫酸）下加热水解，可与亚硝酸钠试液反应，发生重氮化-偶合反应。

（2）重金属离子反应　分子结构中具有芳酰胺和脂肪胺的盐酸利多卡因在碳酸钠试液中与硫酸铜反应生成蓝紫色配位化合物，此有色物转溶入三氯甲烷中显黄色。《中国药典》（2020年版）选择此反应作为盐酸利多卡因的鉴别方法之一。方法如下：取本品0.2g，加水20ml溶解后，取溶液2ml，加硫酸铜试液0.2ml与碳酸钠试液1ml，即显蓝紫色；加三氯甲烷2ml，振摇后放置，三氯甲烷层显黄色。

苯佐卡因、盐酸普鲁卡因和盐酸丁卡因等，在同样条件下不发生此反应。

盐酸利多卡因，在酸性溶液中与氯化钴试液反应，生成亮绿色细小钴盐沉淀。

盐酸利多卡因的水溶液加硝酸酸化后，加硝酸汞试液煮沸，显黄色；对氨基苯甲酸酯类药物显红色或橙黄色，可与之区别。

（3）三氯化铁反应　对乙酰氨基酚分子结构中具有酚羟基，可直接与三氯化铁发生显色反应，使溶液呈蓝紫色。

（4）衍生物熔点测定　本类药物的衍生物，有固定熔点，可供鉴别。

盐酸丁卡因的鉴别：取本品约0.1g，加5%醋酸钠溶液10ml溶解后，加25%硫氰酸铵溶液1ml，即析出白色结晶；滤过，结晶用水洗涤，在80℃干燥后，熔点约为131℃。

（5）紫外吸收光谱　本类药物分子结构中均含有苯环，具有紫外吸收光谱特征，因此本法是国内外药典常采用的鉴别方法之一。《中国药典》（2020年版）采用此法鉴别盐酸布比卡因、盐酸普鲁卡因胺片与注射液。

盐酸布比卡因的鉴别：取本品，精密称定，按干燥品计算，加0.01mol/L盐酸溶液溶解并定量稀释成每1ml中约含0.40mg的溶液，照紫外-可见分光光度法测定，在263nm与271nm的波长处有最大吸收；其吸光度分别为0.53～0.58与0.43～0.48。

（6）红外吸收光谱　红外吸收光谱具有特征性强、专属性好的特点。因此，国内外药典均把红外吸收光谱作为一种鉴别方法，芳酰胺类药物也可用此法鉴别。

3. 苯乙胺类药物

（1）三氯化铁反应　药物结构中含有酚羟基，可与Fe^{3+}离子发生络合反应，显色（大多为绿色）；加入碱性溶液即变色（大多为紫色），随即被高铁离子氧化并发生颜色变化（大多为紫红色）。

肾上腺素的鉴别方法：取本品约 2mg，加盐酸溶液（9→1000）2~3 滴溶解后，加水 2ml 与三氯化铁试液 1 滴，即显翠绿色；再加氨试液 1 滴，即变紫色，最后变成紫红色。

（2）氧化反应 本类药物分子结构中多数具有酚羟基，易被碘、过氧化氢、铁氰化钾等氧化剂氧化而呈现不同的颜色。《中国药典》（2020 年版）收载的本类药物中，肾上腺素、盐酸异丙肾上腺素和重酒石酸去甲肾上腺素，均利用还原性反应作为一种定性鉴别方法。

重酒石酸去甲肾上腺素的鉴别方法：取本品约 1mg，加酒石酸氢钾饱和溶液 10ml 溶解，加碘试液 1ml，放置 5 分钟后，加硫代硫酸钠试液 2ml，溶液为无色或仅显微红色或淡紫色。

（3）红外分光光度法 红外吸收光谱特征常用于专属鉴别，《中国药典》（2020 年版）收载的大多数苯乙胺类药物均采用红外吸收光谱法作为鉴别方法之一。

（二）杂质检验

1. 盐酸普鲁卡因中杂质检查 《中国药典》（2020 年版）中除检查"溶液的澄清度""干燥失重""炽灼残渣""铁盐""重金属"外，还应检查"酸度"和"对氨基苯甲酸"。

（1）酸度检查 盐酸普鲁卡因在生产过程中的氧化、酯化、成盐等反应，都需要在酸性条件下进行，可能会引入酸性杂质；在贮藏过程中，可能会水解生成游离酸，所以《中国药典》（2020 年版）规定要进行酸度检查。

盐酸普鲁卡因酸度检查方法：取本品 0.40g，加水 10ml 溶解后，加甲基红指示液 1 滴，如显红色，加氢氧化钠滴定液（0.02mol/L）0.2ml，应变为橙色。

（2）对氨基苯甲酸 普鲁卡因分子结构中有酯键，在干燥条件下较稳定，但其水溶液稳定性较差，易发生水解反应，产物为对氨基苯甲酸。因此，《中国药典》（2020 年版）规定，采用高效液相色谱法检查盐酸普鲁卡因中的对氨基苯甲酸。

取本品，精密称定，加水溶解并定量稀释制成每 1ml 中含 0.2mg 的溶液，作为供试品溶液；另取对氨基苯甲酸对照品，精密称定，加水溶解并定量稀释制成每 1ml 中含 1μg 的溶液，作为对照品溶液；取供试品溶液 1ml 与对照品溶液 9ml 混合均匀，作为系统适用性试验溶液。照高效液相色谱法（通则 0512）试验，用十八烷基硅烷键合硅胶为填充剂；以含 0.1% 庚烷磺酸钠的 0.05mol/L 磷酸二氢钾溶液（用磷酸调节 pH 至 3.0）- 甲醇（68：32）为流动相；检测波长为 279nm。取系统适用性试验溶液 10μl，注入液相色谱仪，理论板数按对氨基苯甲酸峰计算不低于 2000，盐酸普鲁卡因峰和对氨基苯甲酸峰的分离度应大于 2.0。精密量取供试品溶液与对照品溶液各 10μl，分别注入液相色谱仪，记录色谱图。供试品溶液色谱图中如有与对氨基苯甲酸峰保留时间一致的色谱峰，按外标法以峰面积计算，不得过 0.5%。

2. 对乙酰氨基酚中杂质检查 对乙酰氨基酚在生产过程中除可能引入一般杂质外，

还可能引入一些反应中间体、副产物以及分解产物等特殊杂质。因此，《中国药典》（2020 年版）规定对乙酰氨基酚除检查酸度、氯化物、硫酸盐、重金属、水分和炽灼残渣等一般杂质外，还需检查乙醇溶液的澄清度与颜色、有关物质、对氯苯乙酰胺等特殊杂质。

（1）乙醇溶液的澄清度与颜色　取本品 1.0g，加乙醇 10ml 溶解后，溶液应澄清无色；如显浑浊，与 1 号浊度标准液（通则 0902 第一法）比较，不得更浓；如显色，与棕红色 2 号或橙红色 2 号标准比色液（通则 0901 第一法）比较，不得更深。

（2）对氨基酚及有关物质　对氨基酚及有关物质因为对氨基酚同时含有游离酚羟基与氨基，具有酸碱两性，在反相色谱条件下易出现峰拖尾或峰分裂现象，可使用离子对色谱法消除这一现象。所以，《中国药典》（2020 年版）以四丁基氢氧化铵为离子对试剂，采用离子对反相 HPLC 法检查。色谱条件与方法如下：以磷酸盐缓冲液（含 1.2% 四丁基氢氧化铵）甲醇（90：10）为流动相，在 C8 柱上分离，于 245nm 波长处检测，柱温 40℃。色谱图记录至主成分峰保留时间的 4 倍，按外标法以峰面积计算。其中，对氨基酚以杂质对照品对照法计算，限量为 0.005%；有关物质以主成分自身对照法计算，单个杂质限量为 0.1%，总量不得过 0.5%。

（3）对氯苯乙酰胺　因为对氯苯乙酰胺的极性小，无法在同一色谱条件下一并检查，故将流动相中甲醇的比例由 10% 提高至 40% 后独立检查对氯苯乙酰胺，采用杂质对照品对照法，按外标法以峰面积计算，限量为 0.005%。

3. 苯乙胺类药物杂质检查

（1）酮体　多数此类药物在生产过程中均存在酮体氢化还原制备工艺，若氢化过程不完全，易引入酮体杂质，影响药物质量。所以《中国药典》（2020 年版）规定检查酮体。紫外分光光度法检查苯乙胺类药物酮体杂质的条件和要求见表 17－4。

表 17－4　紫外分光光度法检查酮体的条件和要求

药物名称	检查的杂质	溶剂	样品浓度/（mg/ml）	检测波长/nm	吸光度
肾上腺素	酮体	HCl (9→2000)	2.0	310	≤0.05
重酒石酸去甲肾上腺素	酮体	水	2.0	310	≤0.05
盐酸去氧肾上腺素	酮体	水	4.0	310	≤0.20
盐酸甲氧明	酮体	水	1.5	347	≤0.06
硫酸沙丁胺醇	酮体	0.01mol/L HCl	2.4	310	≤0.10
硫酸特布他林	酮体	0.01mol/L HCl	20	330	≤0.47

（2）有关物质的检查　肾上腺素中有关物质的检查：取本品约 10mg，精密称定，置 10ml 量瓶中，加盐酸 0.1ml 使溶解，用流动相稀释至刻度，摇匀，作为供试品溶液；精密量取供试品溶液 1ml，置 500ml 量瓶中，用流动相稀释至刻度，摇匀，作为对照溶液；另取本品 50mg，置 50ml 量瓶中，加浓过氧化氢溶液 1ml，放置过夜，加盐酸

0.5ml，加流动相稀释至刻度，摇匀，作为氧化破坏溶液；取重酒石酸去甲肾上腺素对照品适量，加氧化破坏溶液溶解并稀释制成每1ml中含20μg的溶液，作为系统适用性试验溶液。照高效液相色谱法试验，用十八烷基硅烷键合硅胶为填充剂；以硫酸氢四甲基铵溶液（取硫酸氢四甲基铵4.0g，庚烷磺酸钠1.1g，0.1mol/L乙二胺四醋酸二钠溶液2ml，用水溶解并稀释至950ml）–甲醇（95∶5）（用1mol/L氢氧化钠溶液调节pH至3.5）为流动相；流速为每分钟2ml，检测波长为205nm。取系统适用性试验溶液20μl，注入液相色谱仪，去甲肾上腺素峰与肾上腺素峰之间应出现两个未知杂质峰。理论板数按去甲肾上腺素峰计算不低于3000，去甲肾上腺素峰、肾上腺素峰与相邻杂质峰的分离度均应符合要求。取对照溶液20μl，注入液相色谱仪，调节检测灵敏度，

请你想一想

苯乙胺类药物中酮体检查采用紫外–可见分光光度法的原理是什么？

使主成分色谱峰的峰高约为满量程的20%。再精密量取供试品溶液和对照溶液各20μl，分别注入液相色谱仪，记录色谱图。供试品溶液色谱图中如有杂质峰，单个杂质峰面积不得大于对照溶液的主峰面积（0.2%），各杂质峰面积的和不得大于对照溶液主峰面积的2.5倍（0.5%）。

四、含量测定

（一）芳胺类药物的含量测定

1. 亚硝酸钠滴定法　本类药物分子结构中具有芳伯氨基或水解后具有芳伯氨基，在酸性溶液中可与亚硝酸钠反应，可用亚硝酸钠滴定法测定含量。由于本法适用范围广，常被国内外药典所采用。《中国药典》（2020年版）收载的苯佐卡因、盐酸普鲁卡因、盐酸普鲁卡因胺及醋氨苯砜等，可直接用本法测定其含量。

（1）基本原理　芳伯氨基或水解后生成芳伯氨基的药物在酸性溶液中与亚硝酸钠定量发生重氮化反应，生成重氮盐，可用永停滴定法指示反应终点。

（2）测定条件　重氮化反应的速度受多种因素的影响，亚硝酸钠滴定液及反应生成的重氮盐也不够稳定，因此在测定中应注意以下主要条件。

①加入适量溴化钾加快反应速度　在不同无机酸体系中，重氮化反应速度不同，即氢溴酸＞盐酸＞硝酸、硫酸，由于氢溴酸昂贵，多用盐酸；但为了加快反应速度，往往加入适量的溴化钾，使体系中的溴化钾和盐酸起到氢溴酸的加速作用。

②酸度　因胺类药物的盐酸盐较其硫酸盐的溶解度大，反应速度也较快，所以多采用盐酸。按照重氮化反应的计量关系式，芳伯胺与盐酸的摩尔比为1∶2，实际测定时盐酸的用量要大得多，尤其是某些在酸中较难溶解的药物，往往要多加一些。因为加过量的盐酸有利于：a. 重氮化反应速度加快；b. 重氮盐在酸性溶液中稳定；c. 防止生成偶氮氨基化合物而影响测定结果。

③反应温度　重氮化反应的速度与温度成正比，但是生成的重氮盐又随温度升高而加速分解。一般地，温度每升高10℃，重氮化反应速度加快2.5倍，但同时重氮盐

分解的速度亦相应地加速 2 倍；所以滴定一般在低温下进行。由于低温时反应太慢，经试验，可在室温（10～30℃）下进行，其中 15℃以下结果较准确。

④滴定速度　重氮化反应速度相对较慢，故滴定速度不宜太快，为了避免滴定过程中亚硝酸挥发和分解，滴定时宜将滴定管尖端插入液面下约 2/3 处，一次将大部分亚硝酸钠滴定液在搅拌条件下迅速加入，使其尽快反应。然后将滴定管尖端提出液面，用少量水淋洗尖端，再缓缓滴定。尤其是在近终点时，因尚未反应的芳伯氨基药物的浓度极稀，须在最后一滴加入后，搅拌 1～5 分钟，再确定终点是否真正到达。这样可以缩短滴定时间，也不影响结果。

（3）指示终点的方法　有电位法、永停滴定法、外指示剂法和内指示剂法等。《中国药典》（2020 年版）收载的芳胺类药物亚硝酸钠滴定法均采用永停滴定法指示终点。

（4）盐酸普鲁卡因的含量测定方法　取本品约 0.6g，精密称定，照永停滴定法（通则 0701），在 15～25℃，用亚硝酸钠滴定液（0.1mol/L）滴定。每 1ml 亚硝酸钠滴定液（0.1mol/L）相当于 27.28mg 的 $C_{13}H_{20}N_2O_2 \cdot HCl$。

2. 非水溶液滴定法　盐酸丁卡因、盐酸布比卡因侧链的叔胺氮原子具有碱性，可采用非水溶液滴定法测定含量。

盐酸丁卡因的含量测定方法：取本品约 0.25g，精密称定，加乙醇 50ml 振摇使溶解，加 0.01mol/L 盐酸溶液 5ml，摇匀，照电位滴定法（通则 0701），用氢氧化钠滴定液（0.1mol/L）滴定，两个突跃点体积的差作为滴定体积。每 1ml 氢氧化钠滴定液（0.1mol/L）相当于 30.08mg 的 $C_{12}H_{24}N_2O_2 \cdot HCl$。

盐酸布比卡因的含量测定方法：取本品约 0.2g，精密称定，加冰醋酸 20ml 与醋酐 20ml 溶解后，照电位滴定法（通则 0701），用高氯酸滴定液（0.1mol/L）滴定，并将滴定的结果用空白试验校正。每 1ml 高氯酸滴定液（0.1mol/L）相当于 32.49mg 的 $C_{18}H_{28}N_2O \cdot HCl$。

3. 紫外分光光度法　《中国药典》（2020 年版）采用紫外 – 可见分光光度法测定对乙酰氨基酚、对乙酰氨基酚片、对乙酰氨基酚咀嚼片、对乙酰氨基酚栓、对乙酰氨基酚颗粒以及对乙酰氨基酚胶囊的含量测定。

对乙酰氨基酚的含量测定方法：取本品约 40mg，精密称定，置 250ml 量瓶中，加 0.4%氢氧化钠溶液 50ml 溶解后，用水稀释至刻度，摇匀，精密量取 5ml，置 100ml 量瓶中，加 0.4%氢氧化钠溶液 10ml，用水稀释至刻度，摇匀，作为供试品溶液。取供试品溶液，在 257nm 的波长处测定吸光度，按 $C_8H_9NO_2$ 的吸收系数（$E_{1cm}^{1\%}$）为 715 计算。

4. 高效液相色谱法　高效液相色谱法具有较强的分离能力以及较高的灵敏度，因此目前国内外药典越来越广泛地采用此法进行本类药物及其制剂的含量测定。

盐酸利多卡因的含量测定方法：取本品适量，精密称定，加流动相溶解并定量稀释制成每 1ml 中约含 2mg 的溶液，作为供试品溶液。取利多卡因对照品适量，精密称定，加流动相溶解并定量稀释制成每 1ml 中约含 2mg 的溶液，作为对照品溶液。用十八烷基硅烷键合硅胶为填充剂；以磷酸盐缓冲液（取 1mol/L 磷酸二氢钠溶液 1.3ml 和

0.5mol/L 磷酸氢二钠溶液 32.5ml，置 1000ml 量瓶中，加水稀释至刻度，摇匀）-乙腈（50：50）用磷酸调节 pH 至 8.0 为流动相；检测波长为 254nm。理论板数按利多卡因峰计算不低于 2000。精密量取供试品溶液与对照品溶液，分别注入液相色谱仪，记录色谱图。按外标法以峰面积计算，并将结果乘以 1.156。

（二）苯乙胺类药物的含量测定

1. 非水溶液滴定法 非水溶液滴定法是在非水溶剂中进行的酸碱滴定测定法。主要用来测定有机碱及其氢卤酸盐、磷酸盐、硫酸盐以及有机酸碱金属盐类药物的含量。苯乙胺类药物的原料药多采用非水溶液滴定法测定含量。

采用非水溶液滴定法测定本类药物时，肾上腺素等为游离碱，直接与高氯酸反应。盐酸多巴胺等盐类（$BH^+ \cdot A^-$）药物的高氯酸滴定过程，实际上是一个置换滴定，即强酸（$HClO_4$）置换出与有机弱碱结合的较弱的酸（HA）。其反应原理可用下列通式表示：

$$BH^+ \cdot A^- + HClO_4 \rightarrow BH^+ \cdot ClO_4^- + HA$$

盐酸异丙肾上腺素的含量测定方法：取本品约 0.15g，精密称定，加冰醋酸 30ml，微温使溶解，放冷，加醋酸汞试液 5ml 与结晶紫指示液 1 滴，用高氯酸滴定液（0.1mol/L）滴定至溶液显蓝色，并将滴定的结果用空白试验校正。每 1ml 高氯酸滴定液（0.1mol/L）相当于 24.77mg 的 $C_{11}H_{17}NO_3 \cdot HCl$。

硫酸沙丁胺醇的含量测定方法：取本品约 0.4g，精密称定，加冰醋酸 10ml，微温使溶解，放冷，加醋酐 15ml 与结晶紫指示液 1 滴，用高氯酸滴定液（0.1mol/L）滴定至溶液显蓝绿色，并将滴定结果用空白试验校正。每 1ml 高氯酸滴定液（0.1mol/L）相当于 57.67mg 的 $(C_{13}H_{21}NO_3)_2 \cdot H_2SO_4$。

2. 溴量法 《中国药典》（2020 年版）收载的盐酸去氧肾上腺素原料药采用溴量法测定含量。其测定原理系药物分子中的苯酚结构，在酸性溶液中酚羟基的邻、对位活泼氢能与过量的溴定量地发生溴代反应，再以碘量法硫代硫酸钠滴定测定剩余的溴。根据与药物定量反应消耗的溴滴定液的量，即可计算供试品的含量。

盐酸去氧肾上腺素的含量测定方法：取本品约 0.1g，精密称定，置碘瓶中，加水 20ml 使溶解，精密加溴滴定液（0.05mol/L）50ml，再加盐酸 5ml，立即密塞，放置 15 分钟并时时振摇，注意微开瓶塞，加碘化钾试液 10ml，立即密塞，振摇后，用硫代硫酸钠滴定液（0.1mol/L）滴定，至近终点时，加淀粉指示液，继续滴定至蓝色消失，并将滴定的结果用空白试验校正。每 1ml 溴滴定液（0.05mol/L）相当于 3.395mg 的 $C_9H_{13}NO_2 \cdot HCl$。

3. 高效液相色谱法 高效液相色谱法具有高效分离、高灵敏度和高选择性测定的特点，已越来越广泛地应用于本类药物及其制剂的定量分析。《中国药典》（2020 年版）采用高效液相色谱法作为盐酸肾上腺素注射液、重酒石酸去甲肾上腺素注射液、盐酸异丙肾上腺素注射液、盐酸多巴胺注射液、硫酸沙丁胺醇注射液（及其片剂、胶囊、缓释片与缓释胶囊）、盐酸氯丙那林片、盐酸麻黄碱注射液与滴鼻液、盐酸氨溴索

（及其口服溶液、片剂、胶囊与缓释胶囊）等的含量测定方法。

硫酸沙丁胺醇片的含量测定方法：取本品 20 片，精密称定，研细，精密称取适量（约相当于硫酸沙丁胺醇 4mg），置 50ml 量瓶中，用流动相适量，振摇使硫酸沙丁胺醇溶解，用流动相稀释至刻度，摇匀，滤过，作为供试品溶液。另取硫酸沙丁胺醇对照品适量精密称定，加流动相溶解并定量稀释制成每 1ml 中含 96μg 的溶液，作为对照品溶液。用十八烷基硅烷键合硅胶为填充剂；以 0.08mol/L 磷酸二氢钠溶液（用磷酸调节 pH 至 3.10 ± 0.05）– 甲醇（85：15）为流动相；检测波长为 276nm。理论板数按硫酸沙丁胺醇峰计算不低于 3000。精密量取供试品溶液和对照品溶液，分别注入液相色谱仪，记录色谱图。按外标法以峰面积计算，并将结果与 0.8299 相乘，即得。

《中国药典》（2020 年版）规定硫酸沙丁胺醇片含量以沙丁胺醇计，采用硫酸沙丁胺醇为对照品峰面积外标法计算的数值，需要乘以沙丁胺醇与硫酸沙丁胺醇的摩尔质量比，即 0.8299。

实训四十一 对乙酰氨基酚颗粒的分析

对乙酰氨基酚颗粒：对乙酰氨基酚的化学名为 N–（4–羟基苯基）乙酰胺，属于乙酰苯胺类解热镇痛药。

一、实训目的

1. 完成对乙酰氨基酚颗粒剂的鉴别、检查和含量测定分析。
2. 学会对分析结果进行正确的判断。
3. 学会正确填写检验记录和检验报告。

二、检验依据

《中国药典》（2020 年版）二部 390 页"对乙酰氨基酚颗粒"质量标准。

三、检验任务

1. 对乙酰氨基酚颗粒【鉴别】。
2. 对乙酰氨基酚颗粒【检查】，即对氨基酚、溶出度、装量差异检查。
3. 对乙酰氨基酚颗粒【含量测定】。

四、检验准备

检验用器材、设备、试药如表 17 – 5、表 17 – 6 所示。

表 17 –5　对乙酰氨基酚颗粒检验用主要器材

序号	设备及器材	用途
1	研钵	鉴别
2	蒸发皿	
3	酒精灯	
4	试管	
5	水浴锅	
6	高效液相色谱仪	杂质检查
7	紫外分光光度计	溶出度
8	溶出仪	
9	分析天平	含量测定
10	量瓶	

表 17 –6　对乙酰氨基酚颗粒检验用试药

序号	试药名称	用途
1	乙醇	鉴别
2	三氯化铁试液	
3	亚硝酸钠试液	
4	碱性 β – 萘酚试液	
5	稀盐酸	鉴别、溶出度
6	0.05mol/L 醋酸铵	杂质检查
7	甲醇	
8	对氨基酚对照品	
9	0.4% NaOH 试液	含量测定

五、检验过程

1. 鉴别检查　如图 17 –1 所示。

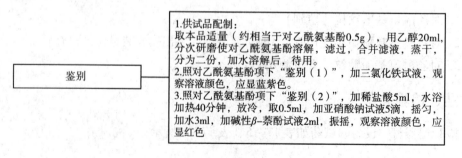

图 17 –1　鉴别检查流程图

2. 杂质检查 如图 17 - 2 所示。

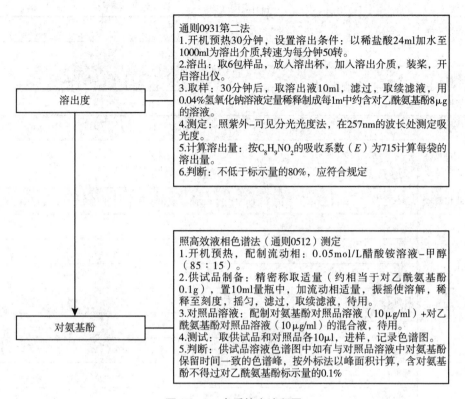

通则0931第二法
1.开机预热30分钟，设置溶出条件：以稀盐酸24ml加水至1000ml为溶出介质，转速为每分钟50转。
2.溶出：取6包样品，放入溶出杯，加入溶出介质，装浆，开启溶出仪。
3.取样：30分钟后，取溶出液10ml，滤过，取续滤液，用0.04%氢氧化钠溶液定量稀释制成每1m中约含对乙酰氨基酚8μg的溶液。
4.测定：照紫外–可见分光光度法，在257nm的波长处测定吸光度。
5.计算溶出量：按$C_8H_9NO_2$的吸收系数（E）为715计算每袋的溶出量。
6.判断：不低于标示量的80%，应符合规定

照高效液相色谱法（通则0512）测定
1.开机预热，配制流动相：0.05mol/L醋酸铵溶液–甲醇（85：15）。
2.供试品制备：精密称取适量（约相当于对乙酰氨基酚0.1g），置10ml量瓶中，加流动相适量，振摇使溶解，稀释至刻度，摇匀，滤过，取续滤液，待用。
3.对照品溶液：配制对氨基酚对照品溶液（10μg/ml）+对乙酰氨基酚对照品溶液（10μg/ml）的混合液，待用。
4.测试：取供试品和对照品各10μl，进样，记录色谱图。
5.判断：供试品溶液色谱图中如有与对照品溶液中对氨基酚保留时间一致的色谱峰，按外标法以峰面积计算，含对氨基酚不得过对乙酰氨基酚标示量的0.1%

图 17 - 2　杂质检查流程图

备注：

$$\text{杂质含量}(\%) = \frac{m_R \times \dfrac{A_X}{A_R}}{m_S} \times 100\%$$

式中，A_X 为供试品中被测药物的峰面积；A_R 为药物对照品的峰面积；m_R 为杂质对照品的量；m_S 为供试品的量，m_S 和 m_R 取相同单位。

3. 含量测定 如图 17 - 3 所示。

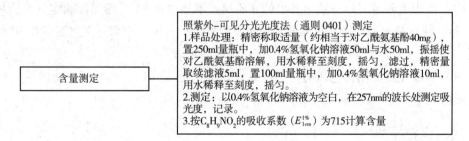

照紫外–可见分光光度法（通则0401）测定
1.样品处理：精密称取适量（约相当于对乙酰氨基酚40mg），置250ml量瓶中，加0.4%氢氧化钠溶液50ml与水50ml，振摇使对乙酰氨基酚溶解，用水稀释至刻度，摇匀，滤过，精密量取续滤液5ml，置100ml量瓶中，加0.4%氢氧化钠溶液10ml,用水稀释至刻度，摇匀。
2.测定：以0.4%氢氧化钠溶液为空白，在257nm的波长处测定吸光度，记录。
3.按$C_8H_9NO_2$的吸收系数（$E_{1cm}^{1\%}$）为715计算含量

图 17 - 3　含量测定流程图

4. 清场及记录填写 所有的仪器、器材、试药归位，实验废弃物按环保要求分类处理。填写检验记录（参考表 15 - 4、15 - 5、15 - 6）、检验报告（表 17 - 7）。

表 17 – 7 对乙酰氨基酚颗粒分析报告书

温度（℃）：　　　　　　　　　　　相对湿度（%）：

检品名称		规格	
批号		生产单位	
检验项目			
检验依据			
溶出仪型号		溶出仪编号	
紫外－可见分光光度计型号		紫外－可见分光光度计编号	
高效液相型号		高效液相编号	
鉴别	标准：		
	结果：		
	结论：		
检查	标准：		
	结果：		
	结论：		
含量测定	标准：		
	结果：		
	结论：		
结论	□符合规定　□不符合规定		

检验者：　　　　　　　　　　校对者：　　　　　　　　　　审核者：
日期：　　　　　　　　　　　日期：　　　　　　　　　　　日期：

5. 注意事项

（1）供试品溶液在注入色谱柱前，一般应经适宜的 0.45μm 的滤膜过滤。

（2）溶出液取样时，取出的样品要经过 0.8μm 的微孔滤膜过滤。

（3）溶出度测定时每只溶出杯里的介质温差不超过 0.5℃，溶出度测定放置药片间隔 30 秒，注意排气泡。应在仪器开启情况下取样，取样时，自取样至过滤应在 30 秒内完成。

（4）测吸光度使用比色皿时，手应拿比色皿的毛面；比色皿装入待测液后，应用镜头纸擦干净。

六、考核标准

按表 17 – 8 的标准对实训结果进行考核。

表17-8 任务考核表

| 序号 | 考核内容 | 分值 | 考核方式 | | | 权重 | 得分 |
			自评 20%	组评 30%	师评 50%		
1	仪器、器材、试药准备正确	10				0.10	
2	性状检查操作正确	15				0.15	
3	鉴别检查操作正确	20				0.20	
4	杂质检查操作正确	20				0.20	
5	含量测定操作正确，计算正确	20				0.20	
6	检验记录、检验报告填写正确	10				0.10	
7	仪器、试剂归位，清场	5				0.05	
	合　计	100					

你知道吗

局麻药

最早应用的局麻药是从南美洲古柯树叶中提出的生物碱可卡因（cocaine），但由于吸收后毒性大，使用受到限制。1904年根据可卡因的化学结构特点，人工合成了低毒性的普鲁卡因（procaine）后，使用范围不断扩大。1943年合成的利多卡因（lidocaine）则是酰胺类局麻药的典型。

根据化学结构类型，可将局部麻醉药分为：对氨基苯甲酸酯类（普鲁卡因、苯佐卡因）、酰胺类（利多卡因、布比卡因）、氨基醚类及氨基酮类（达克罗宁）等。

任务二　维生素类药物的分析

PPT

实例分析

实例　某制药企业生产一个批次维生素C注射液，现取样送质检中心进行质量检验。质检员要顺利进行检验，需要先了解维生素C的化学结构和理化性质，才能理解检验中的注意事项。

讨论　1. 维生素C的化学结构有什么特点？

2. 维生素C注射液的含量测定有哪些注意事项？

维生素是维持人体正常代谢功能所必需的一类活性物质，体内不能自行合成，需从食物中摄取。维生素结构复杂，理化性质及生理功能各异，有的属于醇类，有的属于胺类，有的属于酯类，还有的属于酚或醌类化合物。按其溶解性能可分为脂溶性维生素和水溶性维生素两大类。其中脂溶性维生素有维生素A族、D族、E族和K族；水溶性维生素包括维生素B族、C族等。

一、药物结构

1. 维生素A　合成的维生素A和天然鱼肝油中的维生素A均为酯式结构。《中国药典》（2020年版）收载的维生素A系用每1g含270万单位以上的维生素A醋酸酯结晶加精制植物油制成的油溶液。

本品为淡黄色油溶液或结晶与油的混合物（加热至60℃应为澄清溶液）；无臭；在空气中易氧化，遇光易变质。

本品与三氯甲烷、乙醚、环己烷或石油醚能任意混合，在乙醇中微溶，在水中不溶。

2. B族维生素（以维生素B₁为例）　　维生素B₁是由氨基嘧啶环和噻唑环通过亚甲基连接而成的季铵盐，噻唑环上季铵氮原子及嘧啶环上的氨基具有碱性，可与酸成盐，药用为盐酸盐。

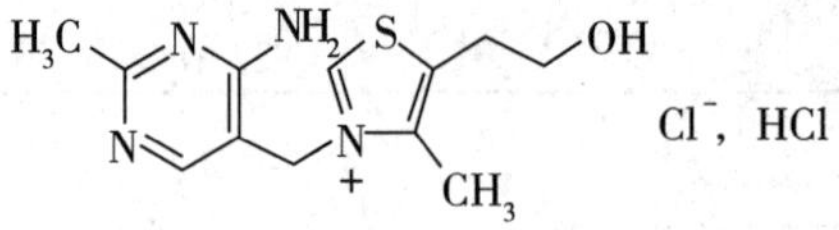

维生素B₁

本品为白色结晶或结晶性粉末；有微弱的特臭，味苦；干燥品在空气中迅速吸收约4%的水分。

本品在水中易溶，在乙醇中微溶，在乙醚中不溶。

维生素B₁由于含有共轭体系，对紫外光有吸收。

3. 维生素C　　维生素C又称L－抗坏血酸，有两个手性碳原子，4种光学异构体，其中以L－构型右旋体的生物活性最强。分子中具有二烯醇结构和内酯环。

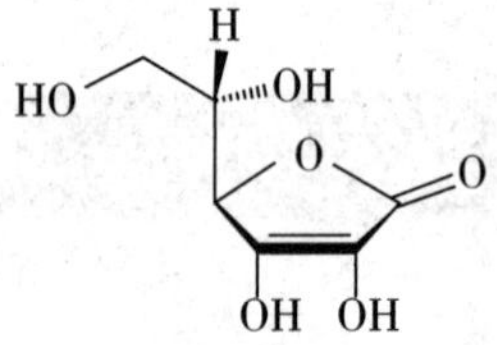

维生素C

本品为白色结晶或结晶性粉末；无臭，味酸；久置色渐变微黄；水溶液显酸性反应。

4. 维生素E　　维生素E为苯并二氢吡喃醇衍生物，苯环上有1个乙酰化的酚羟基。

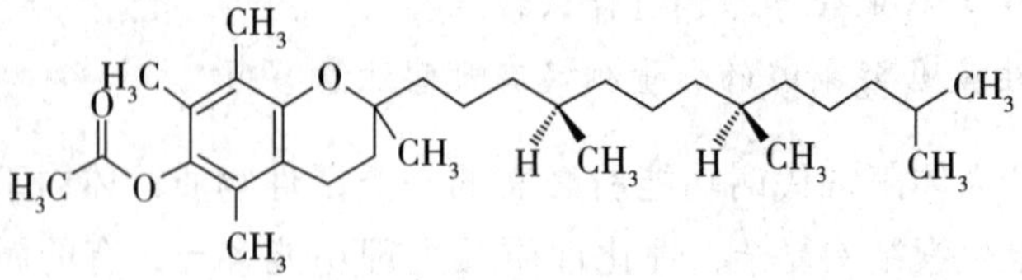

合成型

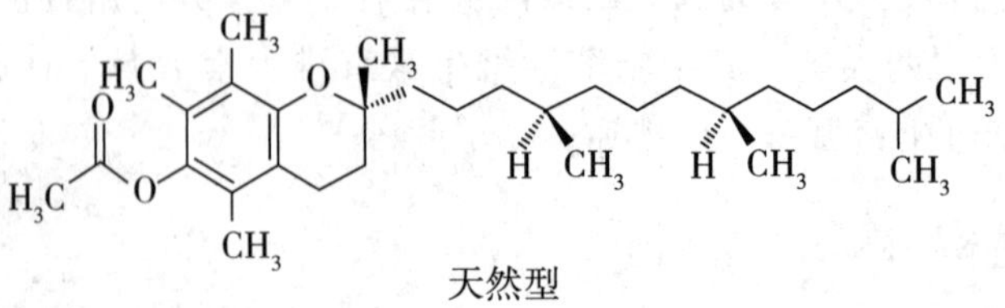

天然型
维生素E

本品为微黄色至黄色或黄绿色澄清的黏稠液体；几乎无臭；遇光色渐变深。天然型放置会固化，25℃左右熔化。

二、理化性质

1. 维生素 A

（1）溶解性　维生素 A 与三氯甲烷、乙醚、环己烷或石油醚能任意比例混合，在乙醇中微溶，在水中不溶。

（2）易氧化性　维生素 A 结构中有多个不饱和键，易被空气中氧或氧化剂氧化，易被紫外光裂解，当被加热或与金属离子共存时更易氧化变质，生成无活性的环氧化合物，进一步氧化可生成相应的醛或酸。

（3）与三氯化锑的呈色反应　维生素 A 在三氯甲烷中能与三氯化锑试剂作用，产生不稳定的蓝色。此性质可用于维生素 A 的鉴别或用比色法测定其含量。

（4）紫外吸收特性　维生素 A 分子结构中含有共轭体系，在紫外光区有吸收。

2. B 族维生素（以维生素 B_1 为例）

（1）溶解性　维生素 B_1 在水中易溶，在乙醇中微溶，在乙醚中不溶。

（2）酸碱性　维生素 B_1 噻唑环上的季铵及嘧啶环上的氨基，为两个碱性基团，具有弱碱性。

（3）还原性　维生素 B_1 噻唑环在碱性介质中可开环，最终被氧化生成具有荧光的硫色素。

（4）与生物碱沉淀试剂反应　维生素 B_1 分子中含有两个含氮杂环，能与某些生物碱沉淀试剂发生沉淀反应。

（5）紫外吸收特性　维生素 B_1 分子结构中含有共轭体系，在紫外光区有吸收，此性质可用于含量测定。

3. 维生素 C

（1）溶解性　维生素 C 在水中易溶，在乙醇中略溶，在三氯甲烷或乙醚中不溶。

（2）酸碱性　维生素 C 分子结构中 C_3 上的羟基受共轭效应的影响，酸性较强（$pK_1 = 4.17$）；C_2 上的羟基酸性极弱（$pK_2 = 11.57$），故维生素 C 一般表现为一元酸，可与碳酸氢钠作用生成钠盐。

（3）还原性　分子结构中的连二烯醇基具有极强的还原性，易被氧化剂氧化为具有二酮基结构的去氢维生素 C，加氢又可还原为维生素 C。

（4）旋光性　维生素 C 具有旋光性，分子结构中有 4 个光学异构体，其中 L－（＋）－维生素 C 活性最强。

比旋度测定方法：取本品，精密称定，加水溶解并定量稀释制成每 1ml 中约含 0.10g 的溶液，依法测定（通则 0621），比旋度为 +20.5°至 +21.5°

4. 维生素 E

（1）溶解性　本品在无水乙醇、丙酮、乙醚或植物油中易溶，在水中不溶。

（2）水解性　维生素 E 苯环上有乙酰化的酚羟基，在酸性或碱性溶液中加热可水解生成游离生育酚，故常作为特殊杂质进行检查。

（3）易被氧化　维生素 E 在无氧条件下对热稳定，加热 200℃ 也不破坏，但对氧十分敏感，遇光、空气可被氧化。游离生育酚在有氧或其他氧化剂存在时，则进一步氧化生成有色醌型化合物，尤其在碱性条件下，氧化反应更易发生，所以游离生育酚暴露于空气和日光中极易氧化变色，故应避光保存。

（4）紫外吸收特性　取本品，精密称定，加无水乙醇溶解并定量稀释制成每 1ml 中约含 0.1mg 的溶液，照紫外 - 可见分光光度法（通则 0401），在 284nm 的波长处测定吸光度，吸收系数（$E_{1cm}^{1\%}$）为 41.0～45.0。

请你想一想

维生素 C 在制备成注射液时为什么要加入抗氧剂？比旋度测定有什么意义？

（5）旋光性　避光操作。取本品约 0.4g，精密称定，置 150ml 具塞圆底烧瓶中，加无水乙醇 25ml 使溶解，加硫酸乙醇溶液（1→7）20ml，置水浴上回流 3 小时，放冷，用硫酸乙醇溶液（1→72）定量转移至 200ml 量瓶中并稀释至刻度，摇匀。精密量取 100ml，置分液漏斗中，加水 200ml，用乙醚提取 2 次（75ml，25ml），合并乙醚液，加铁氰化钾氢氧化钠溶液［取铁氰化钾 50g，加氢氧化钠溶液（1→125）溶解并稀释至 500ml］50ml，振摇 3 分钟；取乙醚层，用水洗涤 4 次，每次 50ml，弃去洗涤液，乙醚液经无水硫酸钠脱水后，置水浴上减压或在氮气流下蒸干至 7～8ml 时，停止加热，继续挥干乙醚，残渣立即加异辛烷溶解并定量转移至 25ml 量瓶中，用异辛烷稀释至刻度，摇匀，依法测定（通则 0621），比旋度（按 $d - \alpha -$ 生育酚计，即测的结果除以换算系数 0.911）不得低于 +24°（天然型）。

（6）折光性　本品的折光率（通则 0622）为 1.494～1.499。

三、分析方法

（一）鉴别试验

1. 维生素 A

（1）三氯化锑反应　维生素 A 在三氯甲烷中能与三氯化锑试剂作用，产生蓝色溶液，渐变为紫红色。《中国药典》（2020 年版）对收载的维生素 A 醋酸酯油溶液采用三氯化锑反应鉴别。

方法：取本品 1 滴，加三氯甲烷 10ml 振摇使溶解；取 2 滴，加三氯甲烷 2ml 与 25% 三氯化锑的三氯甲烷溶液 0.5ml，即显蓝色，渐变成紫红色。

2. 维生素 B₁

（1）硫色素反应　维生素 B₁ 在碱性溶液中，可被铁氰化钾氧化成硫色素。硫色素溶于正丁醇中，显蓝色荧光。

方法：取本品约 5mg，加氢氧化钠试液 2.5ml 溶解后，加铁氰化钾试液 0.5ml 和正丁醇 5ml，强力振摇 2 分钟，放置使分层，上面的醇层显强烈的蓝色荧光；加酸使成酸性，荧光即消失；再加碱使成碱性，荧光又显出。

（2）红外光谱鉴别　方法：取本品适量，加水溶解，水浴蒸干，在105℃干燥2小时测定。本品的红外光吸收图谱应与对照的图谱（光谱集1205图）一致。

（3）氯离子的反应　本品的水溶液显氯化物鉴别（1）的反应（通则0301）。

方法：取供试品溶液，加稀硝酸使成酸性后，滴加硝酸银试液，即生成白色凝乳状沉淀；分离，沉淀加氨试液即溶解，再加稀硝酸酸化后，沉淀复生成。如供试品为生物碱或其他有机碱的盐酸盐，须先加氨试液使成碱性，将析出的沉淀滤过除去，取滤液进行试验。

3. 维生素 C

（1）与硝酸银试液反应　维生素 C 结构中烯二醇基具有较强的还原性，可被 Ag^+ 氧化为去氢抗坏血酸，同时产生黑色的单质银沉淀。

（2）与二氯靛酚钠试液反应　2，6 - 二氯靛酚钠为一染料，其氧化型在酸性介质中为玫瑰红色，在碱性介质中为蓝色，与维生素 C 作用后生成还原型的无色酚亚胺，颜色消失。

方法：取本品 0.2g，加水 10ml 溶解后，分成两等份，在一份中加硝酸银试液 0.5ml，即生成银的黑色沉淀；在另一份中，加二氯靛酚钠试液 1～2 滴，试液的颜色即消失。

（3）红外光谱鉴别　方法：本品的红外光吸收图谱应与对照的图谱（光谱集 450 图）一致。

4. 维生素 E

（1）与硝酸反应　维生素 E 在酸性条件下加热，先水解为生育酚，进一步被硝酸氧化显色。

方法：取本品约 30mg，加无水乙醇 10ml 溶解后，加硝酸 2ml，摇匀，在 75℃加热约 15 分钟，溶液显橙红色。

（2）气相色谱法　在含量测定项下记录的色谱图中，供试品溶液主峰的保留时间应与对照品溶液主峰的保留时间一致。

（3）红外吸收光谱　本品的红外吸收光谱应与对照的图谱（光谱集 1206 图）一致。

（二）杂质检查

1. 维生素 A

（1）酸值　取乙醇与乙醚各 15ml，置锥形瓶中，加酚酞指示液 5 滴，滴加氢氧化钠滴定液（0.1mol/L）至微显粉红色，再加本品 2.0g，振摇使溶解，用氢氧化钠滴定液（0.1mol/L）滴定，酸值应不大于 2.0（通则 0713）。

酸值的测定　酸值系指中和脂肪、脂肪油或其他类似物质 1g 中含有的游离脂肪酸所需氢氧化钾的重量（mg），但在测定时可采用氢氧化钠滴定液（0.1mol/L）进行滴定。

除另有规定外，按表 17 -9 中规定的重量，精密称取供试品，置 250ml 锥形瓶中，加乙醇 - 乙醚（1：1）混合液［临用前加酚酞指示液 1.0ml，用氢氧化钠滴定液（0.1mol/L）调至微显粉红色］50ml，振摇使完全溶解（如不易溶解，可缓慢加热回流使溶解），用氢氧化钠滴定液（0.1mol/L）滴定，至粉红色持续 30 秒不褪。以消耗氢氧化钠滴定液（0.1mol/L）的体积（ml）为 A，供试品的重量（g）为 W，照下式计算酸值。

$$供试品的酸值 = \frac{A \times 5.61}{W}$$

滴定酸值在 10 以下的油脂时，可用 10ml 的半微量滴定管。

表 17 -9　酸值与称样量

酸值	称重/g	酸值	称重/g
0.5	10	100	1
1	5	200	0.5
10	4	300	0.4
50	2		

（2）过氧化值　取本品 1.0g，加冰醋酸 - 三氯甲烷（6：4）30ml，振摇使溶解，加碘化钾饱和溶液 1ml，振摇 1 分钟，加水 100ml 与淀粉指示液 1ml，用硫代硫酸钠滴定液（0.01mol/L）滴定至紫蓝色消失，并将滴定的结果用空白试验校正。消耗硫代硫酸钠滴定液（0.01mol/L）不得过 1.5ml。

过氧化值系指每 1000g 供试品中含有的其氧化能力与一定量的氧相当的过氧化的物量。供试品消耗硫代硫酸钠滴定液（0.01mol/L）的体积（ml）为 A，空白试验消耗硫代硫酸钠滴定液（0.01mol/L）的体积（ml）为 B，供试品的重量（g）为 W，照下式计算过氧化值。

$$过氧化值 = \frac{10(A - B)}{W}$$

2. 维生素 B_1　维生素 B_1 除需检查"酸度""溶液的澄清度与颜色""硫酸盐""干燥失重""炽灼残渣""铁盐"和"重金属"等杂质外，还应检查以下特殊杂质。

（1）硝酸盐　取本品 1.0g，加水溶解并稀释至 100ml，取 1.0ml，加水 4.0ml 与 10% 氯化钠溶液 0.5ml，摇匀，精密加稀靛胭脂试液［取靛胭脂试液，加等量的水稀释。临用前，量取本液 1.0ml，用水稀释至 50ml，照紫外 - 可见分光光度法（通则 0401），在 640nm 的波长处测定，吸光度应为 0.3 ~ 0.4］1ml，摇匀，沿管壁缓缓加硫酸 5.0ml，立即缓缓振摇 1 分钟，放置 10 分钟，与标准硝酸钾溶液（精密称取在 10℃ 干燥至恒重的硝酸钾 81.5mg，置 50ml 量瓶中，用水稀释至刻度，摇匀。每 1ml 相当于 50μg 的 NO_3）0.50ml 用同法制成的对照液比较，不得更浅（0.25%）。

（2）有关物质　照高效液相色谱法（通则 0512）测定。

供试品溶液　取本品适量，精密称定，加流动相溶解并稀释制成每 1ml 中约含 1mg 的溶液。

对照溶液 精密量取供试品溶液 1ml，置 100ml 量瓶中，用流动相稀释至刻度，摇匀。

色谱条件 用十八烷基硅烷键合硅胶为填充剂；以甲醇 – 乙腈 – 0.02mol/L 庚烷磺酸钠溶液（含 1% 三乙胺，用磷酸调节 pH 至 5.5）（9∶9∶82）为流动相，检测波长为 254nm；进样体积 20μl。

系统适用性要求 理论板数按维生素 B_1 峰计算不低于 2000，维生素 B_1 峰与相邻峰之间的分离度均应符合要求。

测定法 精密量取供试品溶液与对照溶液，分别注入液相色谱仪，记录色谱图至主成分峰保留时间的 3 倍。

限度 供试品溶液色谱图中如有杂质峰，各杂质峰面积的和不得大于对照溶液主峰面积的 0.5 倍（0.5%）。

（3）总氯量 取本品约 0.2g，精密称定，加水 20ml 溶解后，加稀醋酸 2ml 与溴酚蓝指示液 8～10 滴，用硝酸银滴定液（0.1mol/L）滴定至显蓝紫色。每 1ml 硝酸银滴定液（0.1mol/L）相当于 3.54mg 的氯（Cl）。按干燥品计算，含总氯量应为 20.6%～21.2%。

3. 维生素 C 维生素 C 除需检查"炽灼残渣""重金属"等一般杂质和细菌内毒素外，还应检查以下杂质。

（1）溶液的澄清度与颜色 取本品 3.0g，加水 15ml，振摇使溶解，溶液应澄清无色；如显色，将溶液经 4 号垂熔玻璃漏斗滤过，取滤液，照紫外 – 可见分光光度法（通则 0401），在 420nm 处测定吸光度，不得过 0.03。

（2）草酸 取本品 0.25g，加水 4.5ml，振摇使维生素 C 溶解，加氢氧化钠试液 0.5ml、稀醋酸 1ml 与氯化钙试液 0.5ml，摇匀，放置 1 小时，作为供试品溶液；另精密称取草酸 75mg，置 500ml 量瓶中，加水溶解并稀释至刻度，摇匀，精密量取 5ml，加稀醋酸 1ml 与氯化钙试液 0.5ml，摇匀，放置 1 小时，作为对照溶液。供试品溶液产生的浑浊不得浓于对照溶液（0.3%）。

（3）铁 取本品 5.0g 两份，分别置 25ml 量瓶中，一份中加 0.1mol/L 硝酸溶液溶解并稀释至刻度，摇匀，作为供试品溶液（B）；另一份中加标准铁溶液（精密称取硫酸铁铵 863mg，置 1000ml 量瓶中，加 1mol/L 硫酸溶液 25ml，用水稀释至刻度，摇匀，精密量取 10ml，置 100ml 量瓶中，用水稀释至刻度，摇匀）1.0ml，加 0.1mol/L 硝酸溶液溶解并稀释至刻度，摇匀，作为对照溶液（A）。照原子吸收分光光度法（通则 0406），在 248.3nm 的波长处分别测定，应符合规定。

（4）铜 取本品 2.0g 两份，分别置 25ml 量瓶中，一份中加 0.1mol/L 硝酸溶液溶解并稀释至刻度，摇匀，作为供试品溶液（B）；另一份中加标准铜溶液（精密称取硫酸铜 393mg，置 1000ml 量瓶中，用水稀释至刻度，摇匀）1.0ml，加 0.1mol/L 硝酸溶液溶解并稀释至刻度，摇匀，作为对照溶液（A）。照原子吸收分光光度法（通则 0406），在 324.8nm 的波长处分别测定，应符合规定。

4. 维生素 E 《中国药典》（2020 年版）规定本品需检查"酸度""生育酚""有关物质"和"残留溶剂"。

（1）酸度　取乙醇与乙醚各 15ml，置锥形瓶中，加酚酞指示液 0.5ml，滴加氢氧化钠滴定液（0.1mol/L）至显粉红色，加本品 1.0g，溶解后，用氢氧化钠滴定液（0.1mol/L）滴定，消耗的氢氧化钠滴定液（0.1mol/L）不得过 0.5ml。

（2）生育酚（天然型）　取本品 0.10g，加无水乙醇 5ml 溶解后，加二苯胺试液 1 滴，用硫酸铈滴定液（0.01mol/L）滴定，消耗的硫酸铈滴定液（0.01mol/L）不得过 1.0ml。

（3）有关物质（合成型）　照气相色谱法（通则 0521）测定。

供试品溶液　取本品，用正己烷稀释制成每 1ml 中约含 2.5mg 的溶液。

对照溶液　精密量取供试品溶液适量，用正己烷定量稀释制成每 1ml 中约含 25μg 的溶液。

系统适用性溶液　取维生素 E 与正三十二烷各适量，加正己烷溶解并稀释制成每 1ml 中约含维生素 E 2mg 与正三十二烷 1mg 的混合溶液。

色谱条件　用硅酮（OV-17）为固定液，涂布浓度为 2% 的填充柱，或用 100% 二甲基聚硅氧烷为固定液的毛细管柱；柱温为 265℃；进样体积 1μl。

系统适用性要求　系统适用性溶液色谱图中，理论板数按维生素 E 峰计算不低于 500（填充柱）或 5000（毛细管柱），维生素 E 峰计算不低于 500（填充柱）或 5000（毛细管柱），维生素 E 峰与正三十二烷峰之间的分离度应符合规定。

测定法　精密量取供试品溶液与对照溶液，分别注入气相色谱仪，记录色谱图至主峰保留时间的 2 倍。

限度　供试品溶液色谱图中如有杂质峰，α-生育酚（杂质 I）（相对保留时间约为 0.87）峰面积不得大于对照溶液主峰面积（1.0%），其他单个杂质峰面积不得大于对照溶液主峰面积的 1.5 倍（1.5%），各杂质峰面积的和不得大于对照溶液主峰面积的 2.5 倍（2.5%）。

（4）残留溶剂　照残留溶剂测定法（通则 0861 第一法）测定。

供试品溶液　取本品适量，精密称定，加 N, N-二甲基甲酰胺溶解并定量稀释制成每 1ml 中约含 50mg 的溶液。

对照品溶液　取正己烷适量，精密称定，加 N, N-二甲基甲酰胺定量稀释制成每 1ml 中约含 10μg 的溶液。

色谱条件　以 5% 苯基甲基聚硅氧烷为固定液（或极性相近的固定液），起始柱温为 50℃，维持 8 分钟，然后以每分钟 45℃ 的速率升温至 260℃，维持 15 分钟。

测定法　取供试品溶液与对照品溶液，分别顶空进样，记录色谱图。

限度　正己烷的残留量应符合规定（天然型）。

四、含量测定

（一）维生素 A

《中国药典》（2020 年版）通则 0721 维生素 A 测定法是用紫外-可见分光光度法

（通则 0401）或高效液相色谱（通则 0512）测定维生素 A 及其制剂中维生素 A 的含量，以单位表示，每单位相当于全反式维生素 A 醋酸酯 0.344μg 或全反式维生素 A 醇 0.300μg。

1. 第一法（紫外 - 可见分光光度法）

测定法　取供试品适量，精密称定，加环己烷溶解并定量稀释成每 1ml 中含 9～15 单位的溶液，照紫外 - 可见分光光度法（通则 0401），测定其吸收峰的波长，并在表 17 - 10 所列各波长处测定吸光度，计算各吸光度与波长 328nm 处吸光度的比值和波长 328nm 处的 $E_{1cm}^{1\%}$ 值。

表 17 - 10　维生素 A 测定法波长与吸光度比值

波长/nm	吸光度比值	波长/nm	吸光度比值
300	0.555	340	0.811
316	0.907	360	0.299
328	1.000		

如果吸收峰波长在 326～329nm 之间，且所测得各波长吸光度比值不超过表 17 - 10 中规定的 ±0.02，可用下式计算含量。

$$\text{每 1g 供试品中含有的维生素 A 的单位} = E_{1cm}^{1\%}(328nm) \times 1900$$

如果吸收峰波长在 326～329nm 之间，但所测得各波长吸光度比值超过表 17 - 10 中规定的 ±0.02，应可用下式求出校正后的吸光度，然后再计算含量。

$$A_{328}(\text{校正}) = 3.52(2A_{328} - A_{316} - A_{340})$$

如果在 328nm 处的校正吸光度与未校正吸光度相差不超过 ±3.0%，则不用校正，仍以未经校正的吸光度计算含量。

如果校正吸光度与未校正吸光度相差在 -15% 至 -3% 之间，则以校正吸光度计算含量。

如果校正吸光度超出未校正吸光度的 -15% 至 -3% 的范围，或者吸收峰波长不在 326～329nm 之间，则供试品须按其他方法测定。

2. 第二法（高效液相色谱法）　本法适用于维生素 A 醋酸酯原料药及其制剂中维生素 A 的含量测定。

色谱条件与系统适用性试验　用硅胶为填充柱；以正己烷 - 异丙醇（997∶3）为流动相；检测波长为 325nm。取系统适用性试验溶液 10μl，注入液相色谱仪，调整色谱系统，维生素 A 醋酸酯峰与其顺式异构体峰的分离度应大于 3.0。精密量取对照品溶液 10μl，注入液相色谱仪，连续进样 5 次，主成分峰面积的相对标准偏差不超过 3.0%。

系统适用性试验溶液的制备　取维生素 A 对照品适量（约相当于维生素 A 醋酸酯 300mg），置烧杯中，加碘试液 0.2ml，混匀，放置约 10 分钟，定量转移至 200ml 量瓶中，用正己烷稀释至刻度，摇匀，精密量取 1ml，置 100ml 量瓶中，用正己烷稀释至刻度，摇匀。

测定法　精密称取供试品适量（约相当于 15mg 维生素 A 醋酸酯），置 100ml 量瓶中，用正己烷稀释至刻度，摇匀，精密量取 5ml，置 50ml 量瓶中，用正己烷稀释至刻度，摇匀，作为供试品溶液。另精密称取维生素 A 对照品适量，同法制成对照品溶液。精密量取供试品溶液与对照品溶液各 10μl，分别注入液相色谱仪，记录色谱图，按外标法以峰面积计算，即得。

含量计算：

根据 $C_S/A_S = C_R/A_R$ 得 $C_S = \dfrac{C_R \times A_S}{A_R}$。

（二）维生素 B₁

维生素 B₁ 为有机碱盐酸盐，《中国药典》（2020 年版）采用非水溶液滴定法测定含量。维生素 B₁ 的制剂包括片剂和注射剂则采用紫外 – 可见分光光度法测定含量。

1. 测定方法　取本品约 0.12g，精密称定，加冰醋酸 20ml 微热使溶解，放冷，加醋酐 30ml，照电位滴定法（通则 0701），用高氯酸滴定液（0.1mol/L）滴定，并将滴定的结果用空白试验校正。每 1ml 高氯酸滴定液（0.1mol/L）相当于 16.86mg 的 $C_{12}H_{17}ClN_4O \cdot HCl$。

2. 含量计算

$$含量(\%) = \frac{T \times (V - V_0) \times F}{m_S} \times 100\%$$

式中，T 为滴定度，即每 1ml 高氯酸滴定液（0.1mol/L）相当于待测组分 $C_{12}H_{17}ClN_4O \cdot HCl$ 的质量（mg/ml）；V 为消耗滴定液体积（ml）；V_0 为空白试验消耗滴定液体积（ml）；F 为高氯酸滴定液的浓度校正因子；m_S 为称取维生素 B₁ 的质量（mg）。

（三）维生素 C

维生素 C 具有还原性，《中国药典》（2020 年版）采用碘量法测定维生素 C 的含量。维生素 C 的制剂包括片剂、颗粒剂、注射剂等均采用碘量法测定含量。为了消除制剂中辅料对测定的干扰，滴定前要进行必要的处理。比如注射液在处方中加入抗氧剂焦亚硫酸钠，而焦亚硫酸钠易水解生成亚硫酸氢钠，消耗一定量的碘滴定液，故在滴定前加入 2ml 丙酮排除干扰。

1. 测定方法　取本品约 0.2g，精密称定，加新沸过的冷水 100ml 与稀醋酸 10ml 使溶解，加淀粉指示液 1ml，立即用碘滴定液（0.05mol/L）滴定至溶液显蓝色并在 30 秒内不褪。每 1ml 碘滴定液（0.05mol/L）相当于 8.806mg 的 $C_6H_8O_8$。

2. 含量计算

$$含量(\%) = \frac{T \times V \times F}{m_S} \times 100\%$$

式中，T 为滴定度，即每 1ml 碘滴定液（0.05mol/L）相当于待测组分 $C_6H_8O_8$ 的质量（mg/ml）；V 为消耗滴定液体积（ml）；F 为碘滴定液的浓度校正因子；m_S 为称取维生素 C 的质量（mg）。

（四）维生素 E

《中国药典》（2020 年版）收载的维生素 E 含量测定方法是气相色谱法内标法。

1. 测定方法 照气相色谱法（通则 0521）测定。

内标溶液 取正三十二烷适量，加正己烷溶解并稀释成每 1ml 中含 1.0mg 的溶液。

供试品溶液 取本品约 20mg，精密称定，置棕色具塞锥形瓶中，精密加内标溶液 10ml，密塞，振摇使溶解。

对照品溶液 取维生素 E 对照品约 20mg，精密称定，置棕色具塞锥形瓶中，精密加内标溶液 10ml。密塞，振摇使溶解。

色谱条件：

色谱条件与系统适用性试验 用硅酮（OV - 17）为固定液，涂布浓度为 2% 的填充柱，或用 100% 二甲基聚硅氧烷为固定液的毛细管柱；柱温为 265℃；进样体积 1 ~ 3μl。

系统适用性溶液 色谱图中，理论板数按维生素 E 峰计算不低于 500（填充柱）或 5000（毛细管柱），维生素 E 峰与正三十二烷峰之间的分离度应符合规定。

测定法 精密量取供试品溶液与对照品溶液，分别注入气相色谱仪，记录色谱图。按内标法以峰面积计算。

2. 含量计算

（1）计算校正因子

$$校正因子(f) = \frac{A_S/C_S}{A_R/C_R}$$

式中，A_S 为对照品溶液中内标物的峰面积；A_R 为对照品溶液中维生素 E 的峰面积；C_S 为内标物的浓度（mg/ml）；C_R 为维生素 E 对照品的浓度（mg/ml）。

（2）计算供试品中测定组分的量

$$C_X = f \times \frac{A_X}{A_S/C_S}$$

式中，C_X 为供试品溶液中测定组分的浓度（mg/ml）；A_X 为供试品溶液中维生素 E 的峰面积；A_S 为供试品溶液中内标物的峰面积；C_S 为内标物的浓度（mg/ml）。

（3）计算百分含量

$$含量(\%) = \frac{C_X \times D \times V}{m} \times 100\%$$

（五）示例：维生素 B_1 片的含量测定

取本品（标示量为 10mg）20 片，精密称定总重为 1.5774g，研细，精密称取细粉 0.1990g，置 100ml 量瓶中，加盐酸溶液（9→1000）约 70ml，振摇 15 分钟，使维生素

B_1 溶解，用上述溶剂稀释至刻度，摇匀，用干燥滤纸滤过，精密量取续滤液 5ml，置另一 100ml 量瓶中，再加上述溶剂稀释至刻度，摇匀，照紫外 - 可见分光光度法（通则 0401），在 246nm 的波长处测定吸光度为 0.537。按 $C_{12}H_{17}ClN_4O \cdot HCl$ 的吸收系数（$E_{1cm}^{1\%}$）为 421 计算，即得。

$$标示量\% = \frac{A \times V \times D \times \overline{W}}{E_{1cm}^{1\%} \times 100 \times m \times S} \times 100\%$$

$$标示量\% = \frac{0.537 \times 100 \times \dfrac{100}{5} \times \dfrac{1.5774}{20}}{421 \times 100 \times 0.1990 \times 0.01} \times 100\% = 101.1\%$$

式中，A 为测得的吸光度；V 为供试品溶液测定前定容的体积（ml）；D 为稀释倍数；$\overline{W}$ 为平均片重（g/片）；$E_{1cm}^{1\%}$ 为百分吸收系数；m 为取样量（g）；S 为标示量（g）。

实训四十二　维生素 E 软胶囊的分析

维生素 E 软胶囊：组成为合成型或天然型维生素 E；合成型为（±）-2，5，7，8 - 四甲基 -2 -（4，8，12 - 三甲基十三烷基）-6 - 苯并二氢吡喃醇醋酸酯或 $dl - \alpha -$ 生育酚醋酸酯，天然型为（+）-2，5，7，8 - 四甲基 -2 -（4，8，12 - 三甲基十三烷基）-6 - 苯并二氢吡喃醇醋酸酯或 $d - \alpha -$ 生育酚醋酸酯。

一、实训目的

1. 完成维生素 E 软胶囊的性状、鉴别、检查和含量测定分析检验。
2. 学会对分析结果进行正确的判断。
3. 学会正确填写检验记录和检验报告。

二、检验依据

《中国药典》（2020 年版）二部 1487 页"维生素 E 软胶囊"质量标准。

三、检验任务

1. 维生素 E 软胶囊【性状】比旋度。
2. 维生素 E 软胶囊【鉴别】（1）、（2）。
3. 维生素 E 软胶囊【检查】有关物质、装量差异、崩解时限。
4. 维生素 E 软胶囊【含量测定】。

四、检验准备

检验用器材、设备、试药如表 17 - 11、表 17 - 12 所示。

表 17 – 11　水杨酸原料药检验用主要器材

序号	设备及器材	用途
1	试管	鉴别
2	恒温水浴锅	
3	气相色谱仪	鉴别、有关物质检查、含量测定
4	自动旋光仪	比旋度测定
5	烧杯	配液
6	棕色量瓶	
7	棕色具塞锥形瓶	含量测定
8	分析天平	称量

表 17 – 12　水杨酸原料药检验用试药

序号	试药名称	用途
1	无水乙醇	鉴别
2	硝酸	
3	正己烷	有关物质检查
4	乙醚	装量差异检查
5	正三十二烷	内标物
6	维生素 E 对照品	含量测定

五、检验过程

1. 性状检查　如图 17 – 4 所示。

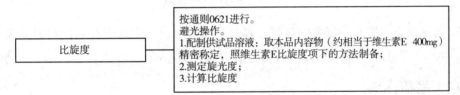

比旋度

按通则0621进行。
避光操作。
1.配制供试品溶液：取本品内容物（约相当于维生素E 400mg）精密称定，照维生素E比旋度项下的方法制备；
2.测定旋光度；
3.计算比旋度

图 17 – 4　性状检查流程图

2. 鉴别试验　如图 17 – 5 所示。

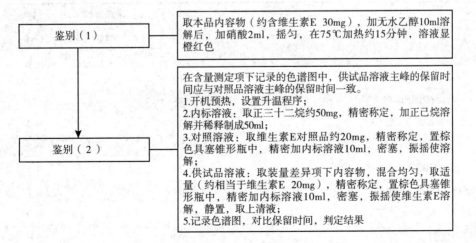

鉴别（1）

取本品内容物（约含维生素E 30mg），加无水乙醇10ml溶解后，加硝酸2ml，摇匀，在75℃加热约15分钟，溶液显橙红色

鉴别（2）

在含量测定项下记录的色谱图中，供试品溶液主峰的保留时间应与对照品溶液主峰的保留时间一致。
1.开机预热，设置升温程序；
2.内标溶液：取正三十二烷约50mg，精密称定，加正己烷溶解并稀释制成50ml；
3.对照溶液：取维生素E对照品约20mg，精密称定，置棕色具塞锥形瓶中，精密加内标溶液10ml，密塞，振摇使溶解；
4.供试品溶液：取装量差异项下内容物，混合均匀，取适量（相当于维生素E 20mg），精密称定，置棕色具塞锥形瓶中，精密加内标溶液10ml，密塞，振摇使维生素E溶解，静置，取上清液；
5.记录色谱图，对比保留时间，判定结果

图 17 – 5　鉴别试验流程图

3. 杂质检查 如图 17 – 6 所示。

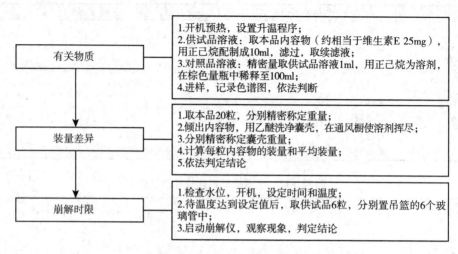

有关物质	1.开机预热，设置升温程序； 2.供试品溶液：取本品内容物（约相当于维生素E 25mg），用正己烷配制成10ml，滤过，取续滤液； 3.对照品溶液：精密量取供试品溶液1ml，用正己烷为溶剂，在棕色量瓶中稀释至100ml； 4.进样，记录色谱图，依法判断
装量差异	1.取本品20粒，分别精密称定重量； 2.倾出内容物，用乙醚洗净囊壳，在通风橱使溶剂挥尽； 3.分别精密称定囊壳重量； 4.计算每粒内容物的装量和平均装量； 5.依法判定结论
崩解时限	1.检查水位，开机，设定时间和温度； 2.待温度达到设定值后，取供试品6粒，分别置吊篮的6个玻璃管中； 3.启动崩解仪，观察现象，判定结论

图 17 – 6　杂质检查流程图

4. 含量测定 如图 17 – 7 所示。

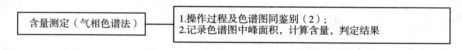

含量测定（气相色谱法）	1.操作过程及色谱图同鉴别（2）； 2.记录色谱图中峰面积，计算含量，判定结果

图 17 – 7　含量测定流程图

5. 清场及记录填写 所有的仪器、器材、试药归位，实验废弃物按环保要求分类处理。填写检验记录、检验报告。可参考表 15 – 4、15 – 5、15 – 6。

六、考核标准

按表 17 – 13 的标准对实训结果进行考核。

表 17 – 13　任务考核表

序号	考核内容	分值	考核方式			权重	得分
			自评 20%	组评 30%	师评 50%		
1	仪器、器材、试药准备正确	10				0. 10	
2	性状检查操作正确	15				0. 15	
3	鉴别检查操作正确	20				0. 20	
4	杂质检查操作正确	20				0. 20	
5	含量测定操作正确，计算正确	20				0. 20	
6	检验记录、检验报告填写正确	10				0. 10	
7	仪器、试剂归位，清场	5				0. 05	
	合　　计	100					

七、注意事项

1. 含量测定时，滴定到达终点后，反应液在放置过程中，粉红色会逐渐褪去，因此要注意准确判断终点。

2. 重金属检查时，如在甲管中滴加稀焦糖溶液或其他无干扰的有色溶液，仍不能使颜色一致时应取样按第二法检查。

你知道吗

各类维生素的来源

维生素 A，脂溶性，是一系列视黄醇的衍生物（视黄醇亦被译作维生素 A 醇、松香油），别称抗干眼病维生素。多存在于鱼肝油、动物肝脏、绿色蔬菜。缺少维生素 A 易患夜盲症。

维生素 B_1，硫胺素，又称抗脚气病因子、抗神经炎因子等，是水溶性维生素。多存在于酵母、谷物、肝脏、大豆、肉类。

维生素 B_2，核黄素，水溶性，也被称为维生素 G，多存在于酵母、肝脏、蔬菜、蛋类。缺少维生素 B_2 易患口舌炎症（口腔溃疡）等。

维生素 B_5，泛酸，水溶性。亦称为遍多酸。多存在于酵母、谷物、肝脏、蔬菜。

维生素 B_6，吡哆醇类，水溶性。包括吡哆醇、吡哆醛及吡哆胺。多存在于酵母、谷物、肝脏、蛋类、乳制品。

维生素 B_9，叶酸，水溶性。也被称为蝶酰谷氨酸、蝶酸单麸胺酸、维生素 M 或叶精。多存在于蔬菜叶、肝脏。

维生素 B_{12}，氰钴胺素，水溶性。也被称为氰钴胺或辅酶 B12。多存在于肝脏、鱼肉、肉类、蛋类。

维生素 C，抗坏血酸，水溶性。亦称为抗坏血酸。多存在于新鲜蔬菜、水果。

维生素 D，钙化醇，脂溶性。亦称为骨化醇、抗佝偻病维生素，主要有维生素 D_2 即麦角钙化醇和维生素 D_3 即胆钙化醇。这是唯一一种人体可以少量合成的维生素。多存在于鱼肝油、蛋黄、乳制品、酵母。

维生素 E，生育酚脂溶性。主要有 α、β、γ、δ 四种。多存在于鸡蛋、肝脏、鱼类、植物油。

维生素 K，萘醌类，脂溶性，是一系列萘醌的衍生物的统称，主要有天然的来自植物的维生素 K_1、来自动物的维生素 K_2 以及人工合成的维生素 K_3 和维生素 K_4。又被称为凝血维生素。多存在于菠菜、苜蓿、白菜、肝脏。

任务三　生物碱类药物的分析

PPT

实例分析

实例　医院急诊突然接到一起中毒患者，患者曾出现口干、发热、谵妄、抽搐、躁动等临床表现，目前已昏迷，情况危急。据悉，患者食用了大量曼陀罗幼苗。目前亟需搞清楚导致患者中毒的物质，以便对症施治。经查阅文献，获知曼陀罗全株富含生物碱。

讨论　1. 什么是生物碱，生物碱分为哪几类？
　　　　　2. 曼陀罗所含生物碱属于哪一类，其有什么特点？

生物碱是一类具有复杂的含氮杂环结构的天然有机化合物，因其多显碱性，故称生物碱。生物碱大多存在于植物体内，具有显著的生物活性。生物碱类药物是一类重要的临床常用药物。

生物碱大多具有毒性，应严格控制其质量，以保证用药的安全性，但生物碱结构复杂，基本母核类型较多，质量控制有一定的难度。现介绍临床常用的几类生物碱的质量分析。

一、药物结构

生物碱目前一般按照化学结构的基本母核进行分类，《中国药典》（2020 年版）收载的生物碱类药物主要有苯烃胺类、托烷类、喹啉类、吲哚类和黄嘌呤类。

1. 苯羟胺类生物碱　苯羟胺类生物碱，是一类氮原子位于苯环脂羟胺基侧链上的生物碱。氮原子为仲氨氮，碱性较一般生物碱强。代表药物有麻黄碱、伪麻黄碱、秋水仙碱等。

麻黄碱

2. 托烷类生物碱　托烷类生物碱是莨菪烷的衍生物，其氮原子位于桥环。代表药物有阿托品、东莨菪碱和山莨菪碱等。

阿托品

3. **喹啉类生物碱** 喹啉类生物碱是苯并吡啶的衍生物，每一分子药物具有两个氮原子，其中喹啉母核上的氮原子位于 α 位。代表药物有硫酸奎宁和硫酸奎尼丁。

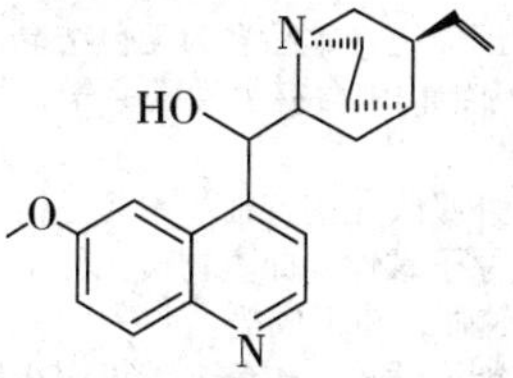

奎宁

4. **异喹啉类生物碱** 异喹啉类生物碱是一类以四氢异喹啉为基本母核的生物碱，其氮原子位于 β 位。代表药物有小檗碱、吗啡和可待因等。

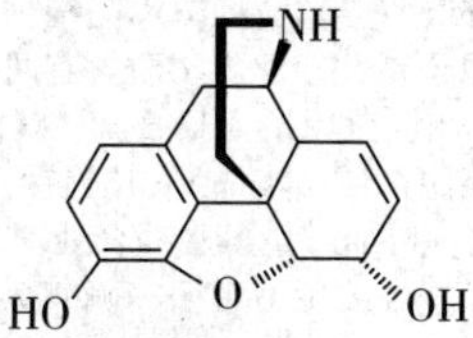

吗啡

5. **黄嘌呤类生物碱** 黄嘌呤类生物碱是一类以嘌呤为基本母核的生物碱，在嘌呤环上有四个氮原子，碱性较弱。代表药物有咖啡因、茶碱和氨茶碱等。

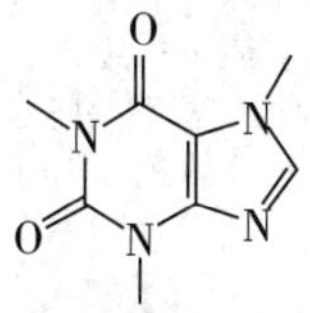

咖啡因

二、理化性质

大部分生物碱都由 C、H、O、N 等元素组成，多为结晶或非晶型固体，无色，少数为有色物质，味苦，无臭，固体多具有确定的熔点，部分具有挥发性或升华性。

生物碱多具有碱性，可与酸生成盐，生物碱盐多数易溶于水，不溶或难溶于有机溶剂。

大多数生物碱结构中具有手性碳原子，故此类药物多具有旋光性。常见生物碱及其理化性质如表 17-14 所示。

表 17-14 常见生物碱及其理化性质

序号	生物碱类型	主要理化性质
1	苯羟胺类生物碱	1. 物理性质　本品多为白色结晶或结晶性粉末，易溶于水或乙醇，在弱极性有机溶剂中溶解度较小。苯羟胺类生物碱侧链上有两个手性碳原子，所以此类物质具有旋光性。 2. 紫外吸收光谱特征　本品结构中有苯环，具有紫外吸收。 3. 氮原子碱性　此类物质氮原子位于侧链，且为仲氨氮原子，碱性较一般生物碱强，易于成盐。 4. 官能团性质　侧链具有氨基醇结构，可发生双缩脲反应

序号	生物碱类型	主要理化性质
2	托烷类生物碱	1. 物理性质 本品多为无色结晶或结晶性粉末，易溶于水和乙醇。此类生物碱因结构中含有手性碳原子，多有旋光性。但阿托品因外消旋化，不显旋光性。 2. 紫外吸收光谱特征 本品结构中有苯环，具有紫外吸收。 3. 氮原子碱性 此类物质氮原子位于桥环，为五元环和六元环共用氮原子，碱性较强，易于成盐。 4. 官能团性质 本品含酯键，在碱性水溶液中，发生水解反应
3	喹啉类生物碱	1. 物理性质 本品多为无色结晶，易溶于乙醇。部分生物碱结构中含有手性碳原子，显旋光性。硫酸奎宁和硫酸奎尼丁，因立体结构不同，显示相反的旋光性，硫酸奎宁为左旋体，硫酸奎尼丁为右旋体。 2. 紫外吸收光谱特征 本品结构中有稠杂环喹啉母核，具有紫外吸收。 3. 氮原子碱性 此类物质含有两个氮原子，其中喹啉母核上的氮原子碱性较弱，侧链氮原子为叔胺氮，碱性较强，可以与酸成盐。 4. 官能团性质 本品 C6 位连接含氧官能团，与过量氯水或溴水反应，溶液显绿色，再加过量氨水缩合处理，产生翠绿色物质。 5. 荧光特性 硫酸奎宁和硫酸奎尼丁在稀硫酸溶液中，显蓝色荧光
4	异喹啉类生物碱	1. 物理性质 本品多为白色结晶或结晶性粉末，溶于水。 2. 紫外吸收光谱特征 本品结构中有苯环或稠杂环，具有紫外吸收。 3. 氮原子碱性 吗啡中含有氮原子呈碱性，同时吗啡结构中含有酚羟基具酸性，故吗啡具有酸碱两性；可待因是吗啡的衍生物，酚羟基氢被甲基取代，仅有叔氮原子，故只呈碱性。 4. 官能团性质 盐酸吗啡与甲醛硫酸试液或钼硫酸试液反应，与铁氰化钾试液反应，显蓝绿色。吗啡具有酚羟基，具有还原性
5	黄嘌呤类生物碱	1. 物理性质 本品多为白色结晶，咖啡因显微黄绿色。 2. 紫外吸收光谱特征 本品结构中有芳杂环，具有紫外吸收。 3. 氮原子碱性 四个氮原子均位于芳杂环，受临位羰基影响，碱性弱。 4. 官能团性质 咖啡因和茶碱具有黄嘌呤结构，可发生紫脲酸胺反应

三、分析方法

（一）性状及鉴别

生物碱结构中均具有氮，多为碱性，故具有许多相似的性质，但是不同结构的生物碱由于母核结构的差异性，又具有独特的特性反应。

1. 生物碱类药物的一般鉴别试验

（1）熔点 固体生物碱类药物大多具有一定的熔点，因此，《中国药典》采用测定游离生物碱熔点的方法，对某些生物碱进行质量控制。

如磷酸可待因的鉴别：取本品约 0.2g，加水 4ml 溶解后，在不断搅拌下滴加 20% 氢氧化钠溶液至出现白色沉淀，用玻璃棒摩擦器壁使沉淀完全，滤过；沉淀用水洗净，在 105℃ 干燥 1 小时，测定熔点为 154～158℃。

（2）显色反应 生物碱结构中具有活性基团，可与一些试剂发生显色反应，通过脱水、氧化、缩合，与显色剂反应，呈现不同颜色。

如盐酸吗啡的鉴别：取本品约 1mg，加钼硫酸试液 0.5ml，即显紫色，继变为蓝色，最后变为棕绿色。

（3）生物碱沉淀反应　大多数生物碱可与生物碱沉淀剂生成难溶于水的复盐或分子络合物，这些络合物具有特征的颜色。但是，由于反应专属性不高，《中国药典》（2020 年版）仅对个别生物碱类药物的鉴别使用此类反应。

如在磷酸川芎嗪的鉴别：供试品加稀硝酸 2 滴，摇匀，加碘化铋钾试液 2 滴，即生成橙红色沉淀。

（4）光谱鉴别法

①紫外 - 可见分光光度法　生物碱类药物大都含有芳环、芳杂环及共轭双键结构，在紫外光区具有特征的吸收，可用来鉴别生物碱类药物。《中国药典》（2020 年版）中利用其紫外吸收特征进行鉴别主要有三种方法：一是对比吸收光谱的特征参数；二是对比吸收光谱的一致性；三是对比吸光度比值的一致性。

如盐酸伪麻黄碱的鉴别：取本品，加水制成每 1ml 含 0.5mg 的溶液，照紫外 - 可见分光光度法（通则 0401）测定，在 251nm、257nm 与 263nm 处有最大吸收。

②红外分光光度法　红外分光光度法能反映分子结构的特点及细微特征，准确度高，因此，《中国药典》（2020 年版）对生物碱类药物原料鉴别采用此法，可有效判断药物的真伪。通过与相应的标准图谱对照峰位、峰形、相对强度等指标，如一致则为同一种物质。红外光谱专属性强，但受外界因素影响容易发生变异，需与理化方法联合。

如盐酸吗啡的鉴别：本品的红外光吸收图谱应与对照的图谱（光谱集 344 图）一致。

（5）色谱鉴别法

①薄层色谱鉴别法　部分生物碱类药物应用此法进行鉴别。

如消旋山莨菪碱的鉴别：取本品与消旋山莨菪碱对照品，分别加甲醇制成每 1ml 中含 3mg 的溶液，照薄层色谱法，吸取上述溶液各 10μl，分别点于同一硅胶 GF_{254} 薄层板上，用甲苯 - 丙酮 - 乙醇 - 浓氨溶液（4：5：0.6：0.4）为展开剂，展开，晾干，置紫外灯（254mm）下检视，供试品溶液所显主斑点的位置和颜色应与对照溶液的主斑点相同。

②高效液相色谱法　高效液相色谱法因具有分离效率高、选好、检测灵敏度高的优点，在药物分析中的应用日趋广泛。《中国药典》（2020 年版）对采用高效液相色谱法测含量的生物碱类制剂，亦采用此法鉴别药物。

如盐酸麻黄碱注射液规定：在含量测定项下记录的色谱图中，供试品溶液主峰的保留时间应与对照品溶液主峰的保留时间一致。

2. 生物碱类药物的特征鉴别试验　具有不同母核结构的生物碱药物，其理化性质也不同，具有特征性，《中国药典》（2020 年版）收载了不同种类药物的特征反应，常见生物碱类药物的特征鉴别反应概述如下。

（1）双缩脲反应　具有氨基醇结构的生物碱，在碱性溶液中可与硫酸铜发生双缩脲反应，即 Cu^{2+} 与仲胺基形成紫堇色配位化合物。无水配合物及一水配合物溶于乙醚层显紫红色，四水配合物溶于水层显蓝色。

如盐酸麻黄碱的鉴别：取本品约 10mg，加水 1ml 溶解后，加硫酸铜试液 2 滴与 20% 氢氧化溶液 1ml，即显蓝紫色；加乙醚 1ml，振摇后，放置，乙醚层即显紫红色，水层变蓝色。

（2）维他利反应　托烷类生物碱水解成莨菪酸，与发烟硝酸反应，在碱性溶液中显深紫色，放置变暗红色，最后颜色消失，此反应为托烷类生物碱的专属鉴别反应。

如硫酸阿托品：取供试品约 10mg，加发烟硝酸 5 滴，置水浴上蒸干，得黄色的残渣，放冷，加乙醇 2~3 滴润湿，加固体氢氧化钾一小粒，即显深紫色。

（3）绿奎宁反应　喹啉类生物碱，与溴水或氯水反应后，显绿色，可用以作为喹啉类生物碱的鉴别反应。

如硫酸奎宁：取本品约 20mg，加水 20ml 溶解后，分取溶液 5ml，加溴试液 3 滴与氨试液 1ml，即显翠绿色。

（4）吗啡生物碱的特征反应

①Marquis 反应　取本品约 1mg，加甲醛硫酸试液 1 滴，即显紫堇色。

②Frohde 反应　取本品约 1mg，加钼硫酸试液 0.5ml，即显紫色，变蓝色，最后变棕色。

③还原反应　吗啡酚羟基具有还原性，易被氧化，可待因无可被还原的酚羟基，此反应可鉴别吗啡和可待因。

如盐酸吗啡：取本品约 1mg，加水 1ml 溶解后，加稀铁氰化钾试液 1 滴，即显蓝绿色（与可待因区别）。

（5）紫脲酸铵反应　黄嘌呤类生物碱如咖啡因和茶碱，加入盐酸与氯酸钾，水浴蒸干后，残渣遇氨生成紫色的甲基紫脲酸铵，再加入氢氧化钠后，紫色消失。

如咖啡因：取本品约 10mg，加盐酸 1ml 与氯酸钾 0.1g，水浴上蒸干，残渣遇氨气即显紫色；再加氢氧化钠试液数滴，紫色即消失。

另外，利血平吲哚环上的 β - 氢原子较活泼，可与香草醛发生缩合反应显玫瑰红色，与对二甲氨基苯甲醛发生缩合反应显绿色。可利用此性质对利血平进行鉴别。

（二）杂质检查

生物碱类药物由于原料、工艺、产物稳定性等原因，易引入杂质。生物碱及其杂质均具有较强的毒副作用，为保证药品质量，《中国药典》对生物碱药物的特殊杂质有严格的要求。常见生物碱中的特殊杂质及检查方法如表 17 - 15 所示。

表 17 – 15 常见生物碱药物的特殊杂质及检查方法

药物名称	特殊杂质	检查方法
盐酸吗啡	伪吗啡、可待因	高效液相色谱法
氢溴酸山莨菪碱	其他生物碱	薄层色谱法
硫酸奎宁	其他金鸡纳碱	薄层色谱
硫酸吗啡	其他生物碱	薄层色谱
磷酸可待因	吗啡	高效液相色谱法
二羟丙茶碱	茶碱	高效液相色谱法

四、含量测定

生物碱类药物结构复杂，性质各异，因此可利用的含量测定方法较多。根据其理化性质，《中国药典》收载了以下方法。

1. 非水滴定法 生物碱类物质都具有氮原子，具有碱性。由于其碱性较弱，在水溶液中使用酸滴定，滴定突跃不明显，难以准确测定其含量。在非水弱酸性溶剂中，生物碱接受质子能力大大加强，使用强酸性滴定液去滴定，其滴定突跃明显增大，准确度大大加强。故可以将弱碱性药物及其盐类溶解于冰醋酸等无水弱酸性溶剂中，使用高氯酸滴定液滴定，测定生物碱含量。其反应本质为强酸性物质高氯酸，置换出生物碱盐中的酸根，形成较弱酸的强酸置换弱酸反应。

如磷酸可待因含量测定：取本品约 0.25g，精密称定，加冰醋酸 10ml 溶解后，加结晶紫指示液 1 滴，用高氯酸滴定液（0.1mol/L）滴定至溶液显绿色，并将滴定的结果用空白试验校正。每 1ml 高氯酸滴定液（0.1mol/L）相当于 39.74mg 的磷酸可待因。

非水滴定在完全无水的条件下进行，体系应该完全无水。滴定液配制过程中可加入少量醋酐，吸收水分。

2. 提取酸碱滴定法 本方法利用生物碱盐溶于水不溶于有机溶剂，而生物碱不溶于水而溶于有机溶剂的溶解特性，将生物碱盐溶于水，加碱碱化，使成生物碱。再加入有机溶剂将不溶于水的生物碱萃取出来，用酸去滴定，测定生物碱含量。

如硫酸奎宁片含量测定：取本品 20 片，除去包衣后，精密称定，研细，精密称取适量（约相当于硫酸奎宁 0.3g），置分液漏斗中，加氯化钠 0.5g 与 0.1mol/L 氢氧化钠溶液 10ml，混匀，精密加三氯甲烷 50ml，振摇 10 分钟，静置，分取三氯甲烷液，用干燥滤纸滤过，精密量取续滤液 25ml，加醋酐 5ml 与二甲基黄指示液 2 滴，用高氯酸滴定液（0.1mol/L）滴定至溶液显玫瑰红色，并将滴定的结果用空白试验校正。每 1ml 高氯酸滴定液（0.1mol/L）相当于 19.57mg 的硫酸奎宁。

加入有机溶剂萃取过程中，可以加入盐溶液，可以有效防止乳化以及降低生物碱在水中的溶解度。

3. 酸性染料比色法 生物碱与酸性染料，结合生成有颜色的配合物，在特定波长下，配合物浓度与吸光度满足朗伯 – 比尔定律，可以计算出药物含量。

如硫酸阿托品片含量测定：取本品 20 片，精密称定，研细，精密称取适量（约相当于硫酸阿托品 2.5mg），置 50ml 量瓶中，加水振摇使硫酸阿托品溶解并稀释至刻度，滤过，取续滤液，作为供试品溶液；另取硫酸阿托品对照品约 25mg，精密称定，置 25ml 量瓶中，加水溶解并稀释至刻度，摇匀，精密量取 5ml，置 100ml 量瓶中，用水稀释至刻度，摇匀，作为对照品溶液。

精密量取供试品溶液与对照品溶液各 2ml，分别置预先精密加入三氯甲烷 10ml 的分液漏斗中，各加溴甲酚绿溶液（取溴甲酚绿 50mg 与邻苯二甲酸氢钾 1.021g，加 0.2mol/L 氢氧化钠溶液 6.0ml 使溶解，再用水稀释至 100ml，摇匀，必要时滤过）2.0ml，振摇提取 2 分钟后，静置使分层，分取澄清的三氯甲烷液，照紫外 - 可见分光光度法（通则 0401），在 420nm 的波长处分别测定吸光度，计算，并将结果乘以 1.027，即得。

配合生成需要特定的酸碱环境，需要控制反应 pH。

4. 紫外 - 分光光度法　生物碱分子中有苯环，满足共轭结构，可以吸收紫外光，浓度与吸光度满足朗伯 - 比尔定律，可以在特定波长下测定吸光度，用以计算药物含量。

如二羟丙茶碱片含量测定：取本品 10 片，精密称定，研细，精密称取适量约相当于羟丙茶碱 0.15g，置于 500ml 量瓶中，加水适量，充分振摇使羟丙茶碱溶解，用水稀释至刻度，摇匀，精密量取滤液 10ml，置 200ml 量瓶中，用水稀释至刻度，摇匀，照紫外 - 可见分光光度法（通则 0401），273nm 处测定吸光度，按吸收系数为 365 计算，即得。

5. 高效液相色谱法　在制剂中辅料可能会影响药物含量测定，利用高效液相色谱法，可以有效地分离主药与辅料，达到准确测定药物含量的目的。

如氢溴酸东莨菪碱片含量测定：高效液相色谱法（通则 0512）测定。

色谱条件与系统适用性试验　用辛烷基烷键合填充剂；以 0.25% 十二烷基硫酸溶液用磷酸调节 pH 至 2.5）- 乙腈（60∶40）流动相；检测波长 210nm，理论板数按东莨菪碱峰计算不低于 6000。

取本品适量，精密称定，加水溶解并稀释制成每 1ml 约含 0.3mg 溶液，作为供试品溶液；精密量取 20μl，注入液相色谱仪，记录色谱图；另取氢溴酸东莨菪碱对照品，精密称定，加水溶解并稀释制成每 1ml 约含 0.026mg 溶液，同法测定。按外标法以峰面积计算，即得。

实训四十三　利血平注射液的分析

利血平注射液：本品为 18β -（3，4，5 - 三甲氧基苯甲酰氧基）- 11，17α - 二甲氧基 -3β，20α - 育亨烷 -16β - 甲酸甲酯的灭菌水溶液。

一、实训目的

1. 完成利血平注射液的性状、鉴别、检查和含量测定分析检验。

2. 学会对分析结果进行正确的判断。

3. 学会正确填写检验记录和检验报告。

二、检验依据

《中国药典》（2020 年版）二部 605 页"利血平注射液"质量标准。

三、检验任务

1. 利血平注射液【性状】外观性状。

2. 利血平注射液【鉴别】（1）、（2）。

3. 利血平注射液【检查】比旋度、有关物质、其他胶囊剂项下检查。

4. 利血平注射液【含量测定】。

四、检验准备

检验用器材、设备、试药如表 17 – 16、表 17 – 17 所示。

表 17 – 16　利血平注射液检验用主要器材

序号	设备及器材	用途
1	试管	鉴别
2	恒温水浴锅	
3	高效液相色谱仪	鉴别、有关物质检查、含量测定
4	酸度计	pH
5	移液管	配液
6	棕色量瓶	装量差异
7	量筒	
8	分析天平	称量

表 17 – 17　利血平注射液检验用试药

序号	设备及器材	用途
1	钼酸钠 – 硫酸	鉴别
2	香草醛试液	
3	二甲氨基苯甲醛	
4	醋酸	
5	硫酸	
6	三氯甲烷	
7	乙腈	有关物质检查、含量测定
8	乙酸铵	
9	利血平对照品	含量测定

五、检验过程

1. 性状检查 如图 17 – 8 所示。

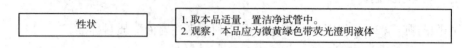

| 性状 | 1.取本品适量，置洁净试管中。
2.观察，本品应为微黄绿色带荧光澄明液体 |

图 17 – 8 性状检查流程图

2. 鉴别试验 如图 17 – 9 所示。

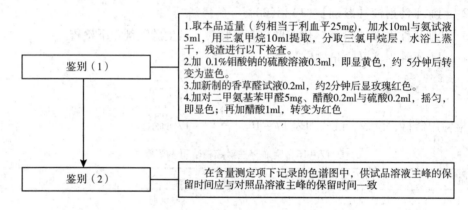

| 鉴别（1） | 1.取本品适量（约相当于利血平25mg），加水10ml与氨试液5ml，用三氯甲烷10ml提取，分取三氯甲烷层，水浴上蒸干，残渣进行以下检查。
2.加 0.1%钼酸钠的硫酸溶液0.3ml，即显黄色，约 5分钟后转变为蓝色。
3.加新制的香草醛试液0.2ml，约2分钟后显玫瑰红色。
4.加对二甲氨基苯甲醛5mg、醋酸0.2ml与硫酸0.2ml，摇匀，即显色；再加醋酸1ml，转变为红色 |
| 鉴别（2） | 在含量测定项下记录的色谱图中，供试品溶液主峰的保留时间应与对照品溶液主峰的保留时间一致 |

图 17 – 9 鉴别试验流程图

3. 杂质检查 如图 17 – 10 所示。

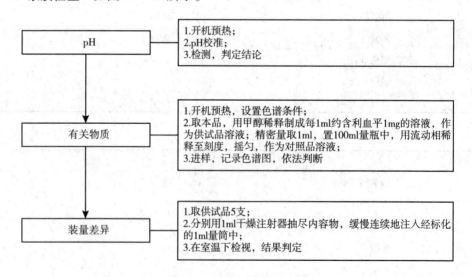

pH	1.开机预热； 2.pH校准； 3.检测，判定结论
有关物质	1.开机预热，设置色谱条件； 2.取本品，用甲醇稀释制成每1ml约含利血平1mg的溶液，作为供试品溶液；精密量取1ml，置100ml量瓶中，用流动相稀释至刻度，摇匀，作为对照品溶液； 3.进样，记录色谱图，依法判断
装量差异	1.取供试品5支； 2.分别用1ml干燥注射器抽尽内容物，缓慢连续地注入经标化的1ml量筒中； 3.在室温下检视，结果判定

图 17 – 10 杂质检查流程图

4. 含量测定 如图 17 – 11 所示。

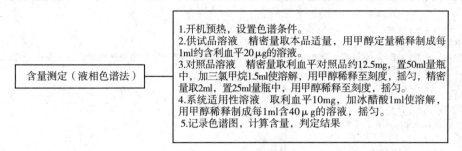

含量测定（液相色谱法）

1. 开机预热，设置色谱条件。
2. 供试品溶液 精密量取本品适量，用甲醇定量稀释制成每1ml约含利血平20μg的溶液。
3. 对照品溶液 精密量取利血平对照品约12.5mg，置50ml量瓶中，加三氯甲烷1.5ml使溶解，用甲醇稀释至刻度，摇匀，精密量取2ml，置25ml量瓶中，用甲醇稀释至刻度，摇匀。
4. 系统适用性溶液 取利血平10mg，加冰醋酸1ml使溶解，用甲醇稀释制成每1ml含40μg的溶液，摇匀。
5. 记录色谱图，计算含量，判定结果

图 17 – 11 含量测定流程图

5. 清场及记录填写 所有的仪器、器材、试药归位，实验废弃物按环保要求处理。填写检验记录表（表 17 – 18）、检验报告表（表 17 – 19）。

6. 注意事项 本品见光不稳定，有关物质和含量测定项目中，应该注意避光操作。

表 17 – 18 利血平注射液测定原始记录表

检品名称		规格	
批号		生产单位	
检验依据			

【性状】
本品为_____
标准规定：本品为微黄绿色带荧光的澄明液体。
结论：□符合规定 □不符合规定

检验者： 校对者： 审核者：
日期： 日期： 日期：

【鉴别】
(1) 取本品适量（约相当于利平25mg），加水10ml与氨试液5ml，用三氯甲烷10ml提取，分取三氯甲烷层，置水浴上蒸干残渣。
取残渣约1mg，加0.1%钼酸钠的硫酸溶液0.3ml，显____（应显黄色），
约5分钟后转变____（应为蓝色）；
取残渣约1mg，加新制的香草醛试液0.2ml，约2分钟后显____（应显玫瑰红色）；
取残渣约0.5mg，加对二甲氨基苯甲醛5mg、醋酸0.2ml与硫酸0.2ml，混匀，显____（应显绿色），再加醋酸1ml，转变为____（应为红色）。
(2) 含量测定项下记录的色谱图中，供试品溶液主峰保留时间应与对照品溶液主峰保留时间____（应一致）。
结论：□符合规定 □不符合规定

检验者： 校对者： 审核者：
日期： 日期： 日期：

【检查】

pH

仪器名称: 型号: 编号:

开机预热，校准仪器。取本品置小烧杯中，使用供试品冲洗电极，把冲洗干净的电极浸入供试品中，待示数恒定后读数。重复测定两次。

测定结果: _____。

平均值: _____。

标准规定: 本品 pH 应为 2.5～3.5。

结论: □符合规定 □不符合规定

检验者: 校对者: 审核者:

日期: 日期: 日期:

有关物质

仪器名称: 型号: 编号:

色谱柱: 编号:

供试品溶液 取本品，用甲醇稀释制成每 1ml 约含利平 1mg 的溶液。

对照溶液 精密量取供试品溶液 1ml，置 100ml 量瓶中，用流动相稀释至刻度，摇匀。

系统适用性溶液 取利血平 10mg，加冰醋酸 1ml 使溶解，用甲醇稀释制成每 1ml 含 40μg 的溶液，摇匀。

色谱条件 以乙腈－1% 乙酸铵溶液（46∶54）为流动相；检测波长为 268nm；进样体积 10μl。

系统适用性要求系统适用性溶液色谱图中，理论板数按照利血平峰计算不低于 4000，利血平峰与相邻杂质峰的分离度应符合要求。

测试法 精密量取供试品溶液和对照溶液，分别注入液相色谱仪，记录色谱图至主成分峰保留时间的 2 倍。

测定结果：理论板数按利血平峰计算。利血平峰与相邻杂质峰的分离度为_____。

计算过程: $\omega\% = \dfrac{\sum\limits_{i=1}^{n} A_n}{A_{对} \times 100} \times 100\%$

标准规定 各杂质峰面积的和不得大于对照溶液主峰面积的 3 倍（3.0%）。

结论: □符合规定 □不符合规定

检验者: 校对者: 审核者:

日期: 日期: 日期:

装量

测定法: 取供试品 5 支，分别用 1ml 干燥注射器抽尽内容物，缓慢连续地注入经标化的 1ml 量筒中（不排尽针头中的液体），在室温下检视。

测量结果: _____。

标准规定：每支的装量均不得少于其标示装量（1ml）。

结论: □符合规定 □不符合规定

检验者: 校对者: 审核者:

日期: 日期: 日期:

【含量测定】

供试品溶液 精密量取本品适量，用甲醇定量稀释制成每 1ml 约含利血平 20μg 的溶液。

对照品溶液 精密量取利血平对照品约 12.5mg，置 50ml 量瓶中，加三氯甲烷 1.5ml 使溶解，用甲醇稀释至刻度，摇匀，精密量取 2ml，置 25ml 量瓶中，用甲醇稀释至刻度，摇匀。

系统适用性溶液 取利血平 10mg，加冰醋酸 1ml 使溶解，用甲醇稀释制成每 1ml 含 40μg 的溶液，摇匀。

色谱条件 以乙腈－1% 乙酸铵溶液（46∶54）为流动相；检测波长为 268nm；进样体积 20μl。

系统适用性要求 系统适用性溶液色谱图中，理论板数按照利血平峰计算不低于 4000，利血平峰与相邻杂质峰的分离度应符合要求。

测试法 精密量取供试品溶液和对照溶液，分别注入液相色谱仪，记录色谱图。按外标法以峰面积计算。

系统适用性：理论板数按利血平峰计算。利血平峰与相邻杂质峰的分离度为_____。

计算过程:

标准规定：本品含利血平（$C_{33}H_{40}N_2O_9$）应为标示量的 90.0% ~ 110.0%。 结论：□符合规定　□不符合规定	

检验者：	校对者：	审核者：
日期：	日期：	日期：

检验结论	
授权人签字	日期

表 17 – 19　利血平注射液检验报告书

报告编号：

检品名称		检品编号	
生产单位/产地		批号	
供样单位		规格	
被抽样单位		包装规格	
检验目的		剂型	
检验项目		有效期至	
收样日期		检品数量	
检验依据			

检验项目	标准规定	检验结果
性状	本品为微黄绿色带荧光的澄明液体	
鉴别	应呈正反应	
	应呈正反应	
	应呈正反应	
	含量测定项下记录的色谱图中，供试品溶液主峰保留时间应与对照品溶液主峰保留时间一致	
检查	pH 应为 2.5 ~ 3.5	
	各杂质峰面积的和不得大于对照溶液主峰面积的 3 倍（3.0%）	
	每支的装量均不得少于其标示装量	
含量测定	本品含利血平（$C_{33}H_{40}N_2O_9$）应为标示量的 90.0% ~ 110.0%	

备注：

检验结论	
授权人签字	签发日期

六、考核标准

按表 17 – 20 的标准对实训结果进行考核。

表17－20　任务考核表

序号	考核内容	分值	考核方式			权重	得分
			自评 20%	组评 30%	师评 50%		
1	仪器、器材、试药准备正确	10				0.10	
2	性状检查操作正确	15				0.15	
3	鉴别检查操作正确	20				0.20	
4	杂质检查操作正确	20				0.20	
5	含量测定操作正确，计算正确	20				0.20	
6	检验记录、检验报告填写正确	10				0.10	
7	仪器、试剂归位，清场	5				0.05	
	合　计	100					

你知道吗

常见含生物碱的花卉

生活中许多常见植物都含有生物碱，稍有不慎，就会引起中毒现象。例如大花曼陀罗、夹竹桃、滴水观音，普受人们欢迎的水仙等家庭常见观赏花卉，都含有丰富的生物碱。所以家庭中种植此类花卉一定要做好防护工作，避免中毒。

任务四　磺胺类药物的分析

PPT

磺胺类是对氨基本磺酰胺的衍生物。磺胺类药物在临床上可以抗细菌感染，是一类重要的抗菌药物。

实例分析

实例　某制药企业准备新上产品磺胺类药物，质检中心接到任务，需要进行技术储备。

讨论　1. 磺胺类药物的化学本质是什么？

2. 磺胺类药物都有哪些性质？

一、药物结构

磺胺类药物的基本母核为对氨基苯磺酰胺。磺酰胺基上的取代基不同，构成不同的药物。

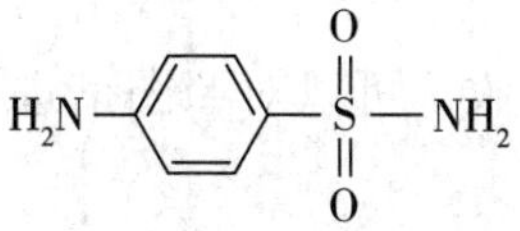

对氨基苯磺酸

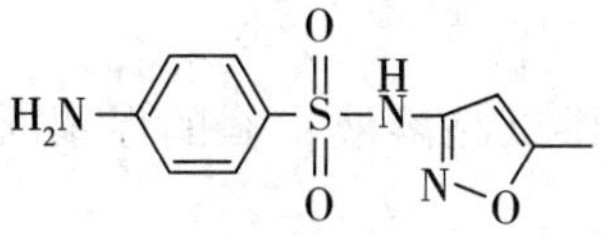

磺胺甲噁唑 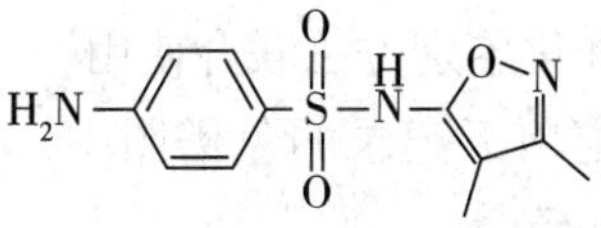　　　　　　　　磺胺异噁唑 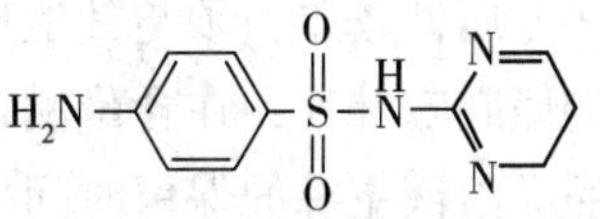　　　　　　　　磺胺嘧啶

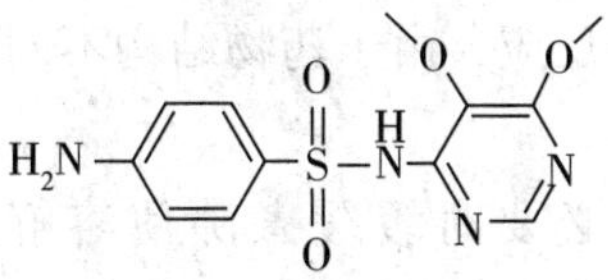

磺胺多辛 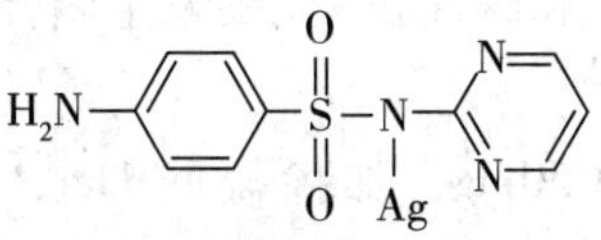　　　　　　　　　磺胺嘧啶银 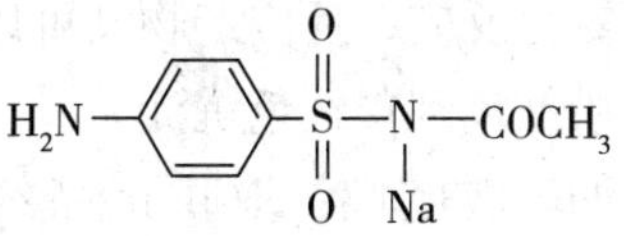　　　　　　　　磺胺醋酰钠

二、理化性质

1. 物理性质　此类物质多为白色结晶或结晶性粉末，在水中溶解度极小，在盐酸、氢氧化钠中溶解度较大。

2. 紫外吸收光谱特征　磺胺类药物结构中有苯环，具有紫外吸收。

3. 芳香第一胺反应　磺胺类药物芳香胺为芳伯胺，可以与亚硝酸钠发生重氮化反应，重氮盐碱性条件下与 β – 萘酚发生偶合反应；与芳醛发生加成缩合反应。

4. 取代基性质　多数磺胺类药物的取代基含有氮杂环，性质与生物碱类似，遇生物碱沉淀剂显色。

5. 酸碱性　磺胺类药物磺胺母核和大部分磺胺药物的取代基上，都含有氮原子，具碱性；部分磺胺类药物磺酰胺基上连接氢原子，受强烈的吸电子效应的影响，氢原子性质活泼，可被金属离子取代。

三、分析方法

（一）性状及鉴别

1. 性状

（1）外观　本品多为晶体粉末，部分品种遇光不稳定，颜色会加深。

例如磺胺多遇光渐变色，磺胺嘧啶遇光色渐变暗。

（2）熔点　本品多为晶体，有固定的熔点。部分品种熔融过程会同时分解。

如磺胺异噁唑：本品的熔点（通则0612）为 192～197℃，熔融同时分解。

2. 磺胺类药物一般鉴别反应

（1）生物碱沉淀剂反应　多数磺胺类药物取代基含有氮杂环，可以与生物碱沉淀剂产生沉淀。

（2）红外分光光度法　磺胺类药物都有特征红外吸收，可以对照图谱进行比对，对药物进行鉴别。

如磺胺甲噁唑：本品的红外光吸收图谱应与对照的图谱（光谱集 565 图）一致。

（3）高效液相色谱法　利用待测物质与对照品的保留时间一致性对药物进行鉴别，此方法专属性较差，须与其他理化鉴别方法联合使用。

如磺胺嘧啶片：在含量测定项下记录的色谱图中，供试品溶液主峰的保留时间应与对照品溶液主峰的保留时间一致。

3. 磺胺类药物专属鉴别反应

（1）芳香第一胺鉴别反应　磺胺类药物都属于芳香第一胺类，加入亚硝酸盐后发生重氮化反应，反应产物又可以和碱性 β - 萘酚发生偶合反应，由于药物结构不同，产生由粉红色到猩红色沉淀。

如磺胺嘧啶：取供试品约 50mg，加稀盐酸 1ml，必要时缓缓煮沸使溶解，加 0.1mol/L 亚硝酸钠溶液数滴，加 0.1mol/L 亚硝酸钠溶液等体积的 1mol/L 脲溶液，振摇 1 分钟，滴加碱性 β - 萘酚试液数滴，生成由粉红到猩红色沉淀。

（2）芳醛缩合反应　在酸性溶液中，芳香第一胺可以与芳醛产生缩合反应，生成有颜色的希夫碱。

（3）金属离子反应　受强烈的吸电子效应影响，磺酰胺基上的氢离子性质活泼，可以被铜等金属离子取代。例如：铜离子可以取代氢原子，与磺胺类药物产生有颜色的难溶性铜盐沉淀。

如磺胺甲噁唑：取本品约 0.1g，加水与 0.4% 氢氧化钠溶液各 3ml，振摇使溶解，滤过，取续滤液，加硫酸铜试液 1 滴，即生成草绿色沉淀。

（二）杂质检查

磺胺类药物在生产及贮存等各环节均可产生杂质，杂质不起治疗作用，更可导致严重的不良反应，所以应严格控制药物中杂质含量。

1. 酸碱度检查　磺胺类药物既有磺胺基团又有氮原子，表现为酸碱两性，所以磺胺类药物多检查酸碱性

如磺胺多辛酸碱度：取本品 2.0g 加水 100ml，置水浴中振摇加热 10 分钟，立即放冷，滤过，分取滤液 25ml 加酚酞指示液 2 滴与氢氧化钠滴定液（0.1mol/L）0.20ml，应显粉红色。

2. 有关物质　磺胺类药物的有关物质检查多使用薄层色谱法，配以显色剂或使用紫外灯显色检查。

如磺胺多辛：取本品，加乙醇 - 浓氨溶液（9∶1）制成每 1ml 中约含 1.5mg 的溶液，作为供试品溶液；精密量取适量，用乙醇 - 浓氨溶液（9∶1）定量稀释制成每 1ml 中约含 25μg 的溶液，作为对照溶液。照薄层色谱法（通则 0502）试验，吸取上述两种溶液各 10μl，分别点于同一以 0.1% 羧甲基纤维素钠为黏合剂的硅胶 H 薄层板上，以三氯甲烷 - 甲醇 - N，N - 二甲基甲酰胺（20∶2∶1）为展开剂，展开，晾干，喷以乙醇制对二甲氨基苯甲醛试液使显色。供试品溶液如显杂质斑点，与对照溶液的主斑

点比较，不得更深。

四、含量测定

《中国药典》收载的磺胺类药物多使用永停滴定法进行含量测定。极少数制剂因辅料干扰，采用高效液相色谱法进行含量测定。

1. 永停滴定法 磺胺类药物基本母核为对氨基苯磺酰胺，结构中的芳伯胺，在酸性条件下可以和亚硝酸钠定量发生重氮化反应，故可以在酸性条件下使用亚硝酸钠滴定液测定磺胺类药物的含量。本反应为氧化还原反应，终点后稍过量的亚硝酸钠与其分解产物一氧化氮，组成一对可逆电对，使永停滴定仪指针发生偏转。

如磺胺嘧啶含量测定：取本品约 0.5g，精密称定，置烧杯中，加水 40ml 与盐酸溶液（1→2）15ml，而后置电磁搅拌器上，搅拌使溶解，再加溴化钾 2g，照永停滴定法（通则 0701），用亚硝酸钠滴定液（0.1mol/L）滴定。每 1ml 亚硝酸滴定液（0.1mol/L）相当于 25.03mg 的磺胺嘧啶。

如使用手动控制滴定的滴定仪，须在近终点使滴定管尖提出液面，并用水冲洗滴定管尖；如为自动滴定仪，则无需此操作。

2. 非水滴定法 磺酰胺氮原子上的氢，有一定的酸性，且其酸性随着相邻取代基吸电子效应的增强而增强，故可以使用非水酸滴定法测定其含量。

如磺胺异噁唑含量测定：取本品约 0.5g，精密称定，加 N, N – 二甲基甲酰胺 40ml 使溶解，加偶氮紫指示液 3 滴，用甲醇钠滴定液（0.1mol/L）滴定至溶液恰显蓝色，并将滴定的结果用空白试验校正。每 1ml 甲醇钠滴定液（0.1mol/L）相当于 26.73mg 的 $C_{11}H_{13}N_3O_3S$。

3. 高效液相色谱法 本法先利用色谱柱对样品进行分离后进行检测，如部分制剂中由于辅料干扰导致检测不准确，可以利用高效液相色谱法进行药物含量测定。

如磺胺嘧啶片含量测定：照高效液相色谱法（通则 0512）测定。

色谱条件与系统适用性试验 用十八烷基硅烷键合硅胶为填充剂；以乙腈 – 0.3% 醋酸铵溶液（20∶80）为流动相，检测波长为 260nm。理论板数按磺胺嘧啶峰计算不低于 3000。

取本品 20 片，精密称定，研细，精密称取适量（约相当于磺胺嘧啶 0.1g），置 100ml 量瓶中，加 0.1mol/L 氢氧化钠溶液 10ml，振摇使磺胺嘧啶溶解，用流动相稀释至刻度，摇匀，滤过，精密量取续滤液置 50ml 量瓶中，用流动相稀释至刻度，摇匀，作为供试品溶液，精密量取 10μl，注入液相色谱仪，记录色谱图；另取磺胺嘧啶对照品约 25mg，精密称定，置 50ml 量瓶中，加 0.1mol/L 氢氧化钠溶液 2.5ml 溶解后，用流动相稀释至刻度，摇匀，精密量取 10ml，置 50ml 量瓶中，用流动相稀释至刻度，摇匀，同法测定。按外标法以峰面积计算即得。

实训四十四 磺胺异噁唑片的分析

磺胺异噁唑：本品为 5 –（对氨基苯磺酰氨基）– 3，4 – 二甲基异噁唑。

一、实训目的

1. 完成磺胺异噁唑片的性状、鉴别、检查和含量测定分析检验。
2. 学会对分析结果进行正确的判断。
3. 学会正确填写检验记录和检验报告。

二、检验依据

《中国药典》（2020 年版）二部 1544 页"磺胺异噁唑片"质量标准。

三、检验任务

1. 磺胺异噁唑片【性状】外观性状。
2. 磺胺异噁唑片【鉴别】（1）、（2）。
3. 磺胺异噁唑片【检查】有关物质、其他片剂项下检查。
4. 磺胺异噁唑片【含量测定】。

四、检验准备

检验用器材、设备、试药如表 17 – 21、表 17 – 22 所示。

表 17 – 21　磺胺异噁唑片检验用主要器材

序号	设备及器材	用途
1	试管	鉴别
2	智能崩解仪	崩解时间
3	自动滴定仪	含量测定
4	分析天平	重量差异、含量测定

表 17 – 22　磺胺异噁唑片检验用试药

序号	试药	用途
1	盐酸	
2	香草醛试液	
3	亚硝酸钠	
4	脲	鉴别
5	碱性 β – 萘酚	
6	氢氧化钠	
7	硫酸铜	
8	乙醇	
9	氨水	
10	硫酸	有关物质检查
11	碘化钾	
12	二盐酸萘基乙二胺	
13	甲醇钠	含量测定
14	偶氮紫	

五、检验过程

1. 性状检查 如图 17 – 12 所示。

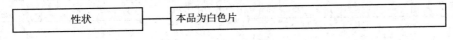

| 性状 | 本品为白色片 |

图 17 – 12 性状检查流程图

2. 鉴别试验 如图 17 – 13 所示。

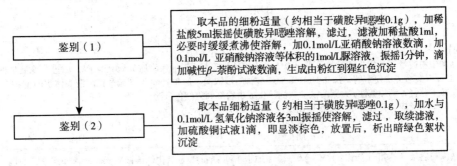

| 鉴别（1） | 取本品的细粉适量（约相当于磺胺异噁唑0.1g），加稀盐酸5ml振摇使磺胺异噁唑溶解，滤过，滤液加稀盐酸1ml，必要时缓缓煮沸使溶解，加0.1mol/L亚硝酸钠溶液数滴，加0.1mol/L 亚硝酸钠溶液等体积的1mol/L脲溶液，振摇1分钟，滴加碱性β–萘酚试液数滴，生成由粉红到猩红色沉淀 |
| 鉴别（2） | 取本品细粉适量（约相当于磺胺异噁唑0.1g），加水与0.1mol/L 氢氧化钠溶液各3ml振摇使溶解，滤过，取续滤液，加硫酸铜试液1滴，即显淡棕色，放置后，析出暗绿色絮状沉淀 |

图 17 – 13 鉴别试验流程图

3. 检查 如图 17 – 14 所示。

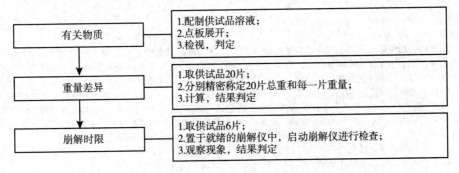

有关物质	1.配制供试品溶液； 2.点板展开； 3.检视，判定
重量差异	1.取供试品20片； 2.分别精密称定20片总重和每一片重量； 3.计算，结果判定
崩解时限	1.取供试品6片； 2.置于就绪的崩解仪中，启动崩解仪进行检查； 3.观察现象，结果判定

图 17 – 14 检查流程图

4. 含量测定 如图 17 – 15 所示。

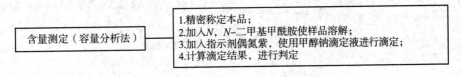

| 含量测定（容量分析法） | 1.精密称定本品；
2.加入N，N–二甲基甲酰胺使样品溶解；
3.加入指示剂偶氮紫，使用甲醇钠滴定液进行滴定；
4.计算滴定结果，进行判定 |

图 17 – 15 含量测定流程图

5. 清场及记录填写 所有的仪器、器材、试药归位，实验废弃物按环保要求处理。填写检验记录（表 17 – 23）、检验报告（表 17 – 24）。

6. 注意事项 含量测定为非水滴定，注意避免水分引入。

表 17 – 23　磺胺异噁唑片测定原始记录表

检品名称		规格	
批号		生产单位	
检验依据			

【性状】

本品为：

标准规定：本品为白色片。

结论：□符合规定　□不符合规定

检验者：　　　　　　　　　　校对者：　　　　　　　　　　审核者：

日期：　　　　　　　　　　　日期：　　　　　　　　　　　日期：

【鉴别】

取本品的细粉适量（约相当于磺胺异噁唑 0.1g），加稀盐酸 5ml 振摇使磺胺异噁唑溶解，滤过，滤液加稀盐酸 1ml，必要时缓缓煮沸使溶解，加 0.1mol/L 亚硝酸钠溶液数滴，加 0.1mol/L 亚硝酸钠溶液等体积的 1mol/L 脲溶液，振摇 1 分钟，滴加碱性 β – 萘酚试液数滴，生成由粉红到猩红色沉淀。

结论：□呈正反应，符合规定　□不呈正反应，不符合规定

检验者：　　　　　　　　　　校对者：　　　　　　　　　　审核者：

日期：　　　　　　　　　　　日期：　　　　　　　　　　　日期：

取本品细粉适量（约相当于磺胺异噁唑 0.1g），加水与 0.1mol/L 氢氧化钠溶液各 3ml 振摇使溶解，滤过，取续滤液，加硫酸铜试液 1 滴，即显淡棕色，放置后，析出暗绿色絮状沉淀。

结论：□呈正反应，符合规定　□不呈正反应，不符合规定

检验者：　　　　　　　　　　校对者：　　　　　　　　　　审核者：

日期：　　　　　　　　　　　日期：　　　　　　　　　　　日期：

【检查】

有关物质

精密称取本品的细粉适量（约相当于磺胺异噁唑 0.25g），置 100ml 量瓶中，加乙醇 – 浓氨溶液（9∶1）20ml，振摇 5 分钟，用上述混合液稀释至刻度，摇匀，滤过，作为供试品溶液另取磺胺对照品，精密称定，加乙醇 – 浓氨溶液（9∶1）溶解并定量稀释制成每 1ml 约 12.5μg 的溶液，作为对照品溶液。照薄层色谱法（通则 0502）试验，吸取上述两种溶液各 10μl，分别点于同一硅胶 H 薄层板上，以三氯甲烷 – 甲醇 – N，N – 二甲基甲酰胺（80∶8∶4）为展开剂，展开，晾干，喷 20% 硫酸乙醇溶液，105℃ 加热 30 分钟后，立即将薄层板临用新制的含 10% 亚硝酸溶液和 3% 碘化钾溶液的混合液，滴加 7mol/L 硫酸溶液产生烟雾的密闭缸中熏 15 分钟，取出，置温热空气流中 15 分钟，然后喷 0.5% 二盐酸萘基乙二胺的乙醇溶液（如需要可再次喷）。

标准规定：供试品溶液如显杂质斑点，与对照品溶液的主斑点比较，不得更深。

结论：□符合规定　□不符合规定

检验者：　　　　　　　　　　校对者：　　　　　　　　　　审核者：

日期：　　　　　　　　　　　日期：　　　　　　　　　　　日期：

重量差异

取供试品 20 片，精密称定总重量，求得平均片重后，再分别精密称定每片的重量，每片重量与平均片重比较。

结果：总重　g）　　　　　　平均片重　（g）。

每片重　（g）

标准规定：超出重量差异限度的不得多于 2 片，并不得有 1 片超出限度 1 倍。

结论：□符合规定　□不符合规定

检验者：　　　　　　　　　　校对者：　　　　　　　　　　审核者：

日期：　　　　　　　　　　　日期：　　　　　　　　　　　日期：

崩解时限

将吊篮通过上端的不锈钢轴悬挂于支架上，浸入 1000ml 烧杯中，并调节吊篮位置使其下降至低点时筛网距烧杯底部 25mm，烧杯内盛有温度为 37℃ ±1℃ 的水，调节水位高度使吊篮上升至高点时筛网在水面下 15mm 处，吊篮顶部不可浸没于溶液中。

取供试品 6 片，分别置上述吊篮的玻璃管中，启动崩解仪进行检查。各片均应在 15 分钟内全部崩解。如有 1 片不能完全崩解，应另取 6 片复试，均应符合规定。

续表

标准规定：各片均应在 15 分钟内全部崩解。如有 1 片不能完全崩解，应另取 6 片复试，均应符合规定。

结论：□符合规定　　□不符合规定

检验者：　　　　　　　　　　校对者：　　　　　　　　　　　　审核者：

日期：　　　　　　　　　　　日期：　　　　　　　　　　　　　日期：

【含量测定】

取本品 10 片，精密称定，研细，精密称取适量（约相当于磺胺异噁唑 0.5g），加 N, N - 二甲基甲酰胺 40ml 使溶解，加偶氮紫指示液 3 滴，用甲醇钠滴定液（0.1mol/L）滴定至溶液恰显蓝色，并将滴定的结果用空白试验校正。每 1ml 甲醇钠滴定液（0.1mol/L）相当于 26.73mg 的 $C_{11}H_{13}N_3O_3S$。

项目 \ 次数	1	2
滴定液浓度		
取样量		
消耗滴定液体积		

计算过程：

$$标示量\% = \frac{V \times T \times F}{V_{样} \times S} \times 100\%$$

标准规定：本品含磺胺异噁唑（$C_{11}H_{13}N_3O_3S$）应为标示量的 95.0% ~ 105.0%。

结论：□符合规定　　□不符合规定

检验者：　　　　　　　　　　校对者：　　　　　　　　　　　　审核者：

日期：　　　　　　　　　　　日期：　　　　　　　　　　　　　日期：

检验结论			
授权人签字		签发日期	

表 17 – 24　磺胺异噁片检验报告书

报告编号：

检品名称		检品编号	
生产单位/产地		批号	
供样单位		规格	
被抽样单位		包装规格	
检验目的		剂型	
检验项目		有效期至	
收样日期		检品数量	
检验依据			
检验项目	标准规定	检验结果	
性状	本品为白色片		

续表

鉴别	应呈正反应	
	应呈正反应	
检查	有关物质　供试品溶液如显杂质斑点，与对照品溶液的主斑点比较，不得更深	
	重量差异　应符合规定	
	崩解时限　应符合规定	
含量测定	本品含磺胺异噁唑（$C_{11}H_{13}N_3O_3S$）应为标示量的95.0%～105.0%	
备注：		
检验结论		
授权人签字		签发日期

六、考核标准

按表 17-25 的标准对实训结果进行考核。

表 17-25　任务考核表

序号	考核内容	分值	考核方式			权重	得分
			自评 20%	组评 30%	师评 50%		
1	仪器、器材、试药准备正确	10				0.10	
2	性状检查操作正确	15				0.15	
3	鉴别检查操作正确	20				0.20	
4	杂质检查操作正确	20				0.20	
5	含量测定操作正确，计算正确	20				0.20	
6	检验记录、检验报告填写正确	10				0.10	
7	仪器、试剂归位，清场	5				0.05	
	合　　计	100					

你知道吗

正确使用磺胺类药物

为了能使血液中磺胺类药物的血药浓度尽快上升，一般服用磺胺类药物时首剂量需要加倍。磺胺类药物在尿液中溶解度较低，为了防止磺胺类药物在输尿管形成结石，在服用磺胺类药物期间，需要多喝水。

目标检测

一、选择题

(一) 单选题

1. 下列药物中，经水解后可以发生重氮化 – 偶合反应的是（ ）

　　A. 苯佐卡因　　　　　　　　　　B. 肾上腺素

　　C. 对乙酰氨基酚　　　　　　　　D. 盐酸普鲁卡因

2. 在下列药物的水溶液中，加入三氯化铁试液，即显蓝紫色，该药物是（ ）

　　A. 苯佐卡因　　　　　　　　　　B. 对乙酰氨基酚

　　C. 醋氨苯砜　　　　　　　　　　D. 盐酸普鲁卡因

3. 《中国药典》2020 年版规定，盐酸普鲁卡因注射液应检查的特殊杂质是（ ）

　　A. 对氨基酚　　　　　　　　　　B. 硝基苯

　　C. 氨基苯　　　　　　　　　　　D. 对氨基苯乙酸

4. 《中国药典》2020 年版规定，肾上腺素应检查酮体，其检查方法是（ ）

　　A. 高效液相色谱法　　　　　　　B. 旋光法

　　C. 溴量法　　　　　　　　　　　D. 薄层色谱法

5. 《中国药典》2020 年版规定，重酒石酸去甲肾上腺素注射液含量测定的方法是（ ）

　　A. 旋光法　　　　　　　　　　　B. 紫外 – 可见分光光度法

　　C. 高效液相色谱法　　　　　　　D. 溴量法

6. 亚硝酸钠滴定法中，常加入溴化钾的作用是（ ）

　　A. 增加亚硝酸钠的稳定性　　　　B. 抑制生成的重氮盐分解

　　C. 避免温度的影响　　　　　　　D. 加快重氮化反应的速度

7. 《中国药典》2020 年版规定，对乙酰氨基酚特殊杂质对氨基酚的检查方法是（ ）

　　A. 高效液相色谱法　　　　　　　B. 比色法

　　C. 比浊法　　　　　　　　　　　D. 旋光法

8. 《中国药典》2020 年版规定，盐酸利多卡因的含量测定的检查方法是（ ）

　　A. 溴量法　　　　　　　　　　　B. 亚硝酸钠滴定法

　　C. 高效液相色谱法测定　　　　　D. 非水溶液滴定法

9. 维生素 E 中应检查的特殊杂质为（ ）

　　A. 游离肼　　　　　　　　　　　B. 游离水杨酸

　　C. 生育酚　　　　　　　　　　　D. 间氨基酚

10. 气相色谱法测定维生素 E 含量中使用的内标液是（ ）

　　A. 正三十二烷　　　　　　　　　B. 正己烷

  C. 维生素 E 对照品   D. 硅酮（OV－17）

11.《中国药典》2020 年版收载的维生素 C 含量方法是（ ）

  A. 紫外－可见分光光度法   B. 高效液相色谱法

  C. 碘量法   D. 电位法

12.《中国药典》（2020 年版）收载的维生素 B_1 原料药含量测定方法是（ ）

  A. 非水碱量法   B. 配位滴定法

  C. 氧化还原滴定法   D. 沉淀滴定法

13. 维生素 B_1 在碱性溶液中可被（ ）氧化成硫色素

  A. 铁氰化钾   B. 硫酸铁铵

  C. 正丁醇   D. 三氯化锑

14. 关于维生素 C 说法不正确的是（ ）

  A. 具有旋光性   B. 结构稳定

  C. 具有还原性   D. 具有弱酸性

15. 碘量法测定维生素 C 的含量是利用维生素 C 的（ ）。

  A. 酸性   B. 旋光性   C. 氧化性   D. 还原性

16. 麻黄碱属于哪一类生物碱（ ）

  A. 苯羟胺类   B. 托烷类

  C. 喹啉类   D. 黄嘌呤类

17. 阿托品属于哪一类生物碱（ ）

  A. 苯羟胺类   B. 托烷类

  C. 喹啉类   D. 黄嘌呤类

18. 吗啡属于哪一类生物碱（ ）

  A. 苯羟胺类   B. 托烷类

  C. 喹啉类   D. 黄嘌呤类

19. 下列哪种类型生物碱碱性相对最弱（ ）

  A. 苯羟胺类   B. 异喹啉

  C. 喹啉类   D. 黄嘌呤类

20. 下列哪种物质可以发生双缩脲反应（ ）

  A. 麻黄碱   B. 吗啡   C. 咖啡因   D. 奎宁

21. 下列哪种物质可以发生紫脲酸铵反应（ ）

  A. 对氨基苯磺酰胺   B. 对氨基苯甲酰胺

  C. 对羟基苯磺酸   D. 对氨基苯甲酸

22. 磺胺类药物的基本母核是（ ）

  A. 对氨基苯磺酰胺   B. 对氨基苯甲酰胺

  C. 对羟基苯磺酸   D. 对氨基苯甲酸

23. 磺胺类药物可以用（ ）鉴别

　　　　A. 硫酸盐鉴别反应　　　　　　　　B. 芳香第一胺鉴别

　　　　C. 稀碱液反应　　　　　　　　　　D. 钼硫酸试剂

24. 磺胺类药物使用永停滴定法测定含量，其化学原理是（　　　）

　　　　A. 酸碱中和反应　　　　　　　　　B. 配位反应

　　　　C. 重氮化反应　　　　　　　　　　D. 硝基化反应

25. 磺胺类药物芳香胺氮属于（　　　）

　　　　A. 伯氮原子　　　B. 仲氮原子　　　C. 叔氮原子　　　　D. 季氮

26. 磺胺类药物可以与金属离子结合成盐是因为（　　　）

　　　　A. 芳胺氢原子活泼　　　　　　　　B. 芳胺氮原子活泼

　　　　C. 磺酰胺基氢原子活泼　　　　　　D. 磺酰胺基氮原子活泼

（二）多选题

1.《中国药典》2020 年版规定，对乙酰氨基酚检查的特殊杂质有（　　　）

　　　　A. 乙醇溶液的澄清度与颜色　　　　B. 有关物质

　　　　C. 对氯苯乙酰胺　　　　　　　　　D. 苯胺

2. 鉴别盐酸普鲁卡因的反应有（　　　）

　　　　A. 重氮化反应　　　　　　　　　　B. 三氯化铁反应

　　　　C. 水解反应　　　　　　　　　　　D. 氯化物反应

3. 亚硝酸钠滴定法指示终点的方法有（　　　）

　　　　A. 内指示剂法　　　　　　　　　　B. 外指示剂法

　　　　C. 电位滴定法　　　　　　　　　　D. 永停滴定法

4. 下列药物中，可用三氯化铁反应鉴别的有（　　　）

　　　　A. 对乙酰氨基酚　　　　　　　　　B. 盐酸普鲁卡因

　　　　C. 盐酸利多卡因　　　　　　　　　D. 肾上腺素

5. 采用亚硝酸钠法测定含量的药物有（　　　）

　　　　A. 苯巴比妥　　　　　　　　　　　B. 盐酸丁卡因

　　　　C. 苯佐卡因　　　　　　　　　　　D. 醋氨苯砜

二、判断题

1. 维生素 C 与硝酸银试液反应，会发生银镜反应。（　　　）

2.《中国药典》（2020 年版）采用"三点校正法"测定维生素 A 的含量。（　　　）

3. 维生素 B_1 在碱性溶液中可被铁氰化钾氧化生成硫色素，称为硫色素反应。

　　　　　　　　　　　　　　　　　　　　　　　　　　　　　（　　　）

三、思考题

1. 哪种类型生物碱碱性相对最弱，为什么？

2. 一般生物碱含量测定使用非水滴定进行，在水系统中进行生物碱含量测定是否可行？

3. 为什么磺胺类药物芳香第一胺反应呈阳性？

四、计算题

1. 对乙酰氨基酚的含量测定：精密称取本品 0.0414g，置 250ml 量瓶中，加 0.4% 氢氧化钠溶液 50ml，溶解后，加水至刻度，摇匀。精密量取该溶液 5ml，置 100ml 量瓶中，加 0.4% 氢氧化钠溶液 10ml，加水至刻度，摇匀。在 257mm 波长处测得吸光度为 0.590，按 $C_8H_9NO_2$ 的吸收系数（$E_{1cm}^{1\%}$）为 715 计算其含量。《中国药典》2020 年版规定，按干燥品计算，含 $C_8H_9NO_2$ 应为 98.0% ~ 102.0%。通过计算判断该样品的含量是否符合规定。

2. 盐酸普鲁卡因的含量测定：取盐酸普鲁卡因约 0.6g，精密称量为 0.5653g，加水 40ml 与盐酸液（1→2）15ml，置电磁搅拌器上，搅拌使溶解，再加入溴化钾 2g，采用永停滴定法滴定。滴定时，将滴定管尖端插入液面下约 2/3 处，用亚硝酸钠滴定液（0.1017mol/L）迅速滴定，边滴边搅拌，至近终点时将滴定管尖端提出液面，用少量水淋洗，继续缓缓滴定，至电流计指针突然偏转不再回复，即为滴定终点，消耗亚硝酸钠滴定液（0.1017mol/L）20.10ml。每 1ml 亚硝酸钠滴定液（0.1mol/L）相当于 27.28mg 的 $C_{13}H_{20}N_2O_2 \cdot HCl$。《中国药典》2020 年版规定，按干燥品计算，含 $C_{13}H_{20}N_2O_2 \cdot HCl$ 不得少于 99.0%，通过计算判断该供试品的含量是否符合规定。

书网融合……

e 微课1　　　e 微课2　　　自测题

参考答案

绪论

一、选择题

（一）单选题　1. A　2. C　3. D　4. A

（二）多选题　1. ABCD　2. ABCD

模块一：项目一

一、选择题

（一）单选题　1. D　2. C　3. D　4. C　5. A　6. B　7. A　8. A　9. D　10. B

（二）多选题　1. ABCD　2. AB　3. ABCD　4. BCD

项目二

一、选择题

（一）单选题　1. B　2. C　3. B　4. C　5. B　6. C　7. D　8. D　9. D　10. C　11. B

　　　　　　　12. B　13. C　14. C　15. B　16. C　17. D　18. A　19. B　20. B　21. D

　　　　　　　22. D

（二）多选题　1. ACD　2. BCD　3. BCD　4. ABCD　5. CD

项目三

一、选择题

（一）单选题　1. C　2. C　3. A　4. A　5. B　6. C　7. B　8. A

（二）多选题　1. ACD　2. ABC　3. ABCD　4. ABCD　5. BCD　6. ABCD　7. ACD

　　　　　　　8. ABC

模块二：项目四

一、选择题

（一）单选题　1. B　2. C

（二）多选题　AD

项目五

一、选择题

（一）单选题　1. A　2. B　3. C　4. C　5. B

（二）多选题　1. ABCD　2. ABCD

模块三：项目六

一、单选题

1. B　2. C　3. B　4. A　5. B　6. A　7. B　8. C　9. B　10. D　11. C　12. A

项目七

一、单选题

1. C　2. B　3. B　4. C　5. C　6. C　7. D　8. C　9. B

项目八

一、单选题

1. C　2. C　3. A　4. B　5. B　6. C　7. C

二、填空题

1. 普通薄层板、高效薄层板　2. 5~40μm　3. 110，30

三、判断题

1. √　2. √　3. ×　4. √　5. ×　6. √　7. ×　8. ×　9. ×

模块四：项目九

一、选择题

（一）单选题　1. C　2. D　3. D　4. A　5. C

（二）多选题　1. AC　2. BCD　3. CD

二、计算题

1. 1ml　2. 0.01%

项目十

一、选择题

（一）单选题　1. D　2. B　3. D　4. B　5. D　6. B　7. C　8. C　9. B　10. D　11. D
　　　　　　　12. C　13. D　14. D

（二）多选题　1. ACD　2. AD

项目十一

一、选择题

（一）单选题　1. D　2. B　3. B　4. B　5. B　6. D　7. C　8. D　9. A　10. B　11. D
　　　　　　　12. C　13. C　14. A　15. B　16. A　17. C　18. B　19. C

（二）多选题　1. ABC　2. CD　3. ABCD　4. ABC

二、计算题

1. $A + 2.2S = 0.89 + 2.2 \times 0.64 = 2.298$，$A + 2.2S \leqslant 15.0$，含量均匀度符合规定。

2. 6片的溶出量分别为65.5%、61.6%、63.8%、62.9%、60.9%和61.9%。
　　每片的溶出量都不低于规定限度，符合规定。

3. 6片的溶出量分别为78.2%、80.2%、77.6%、68.0%、67.8%和96.4%。
　　每片的溶出量都不低于规定限度，符合规定。

模块五：项目十二

一、选择题

（一）单选题　1. D　2. A　3. C　4. C　5. A　6. B　7. C　8. C

（二）多选题　1. BC　2. ABCD

项目十三

一、选择题

（一）单选题　1. A　2. D　3. D　4. A　5. C　6. A

（二）多选题　1. BC　2. ABCD　3. ABCD　4. CD

项目十四

一、选择题

（一）单选题 1. D 2. A 3. C 4. C 5. A 6. D 7. D 8. A 9. C 10. B

（二）多选题 1. AB 2. ABCD 3. ABCD 4. ABC

二、计算题

1. 100. 0% 2. 100. 6% 3. 93. 31% 4. 97. 04%

模块六：项目十五

一、选择题

（一）单选题 1. B 2. B 3. C 4. A 5. B 6. D 7. A 8. C 9. D 10. B 11. C

　　　　　　　12. D 13. C 14. D 15. C 16. C 17. B 18. C 19. A 20. A

（二）多选题 1. ABD 2. AC 3. ABC 4. AC 5. AD 6. ABC 7. ABCD 8. ACD

　　　　　　　9. ABC 10. BD

项目十六

一、选择题

（一）单选题 1. C 2. A 3. B

项目十七

一、选择题

（一）单选题 1. C 2. B 3. D 4. B 5. C 6. D 7. A 8. C 9. C 10. A 11. C

　　　　　　　12. A 13. A 14. B 15. D 16. A 17. B 18. C 19. D 20. A 21. C

　　　　　　　22. A 23. B 24. C 25. A 26. C

（二）多选题 1. ABC 2. ACD 3. ABCD 4. AD 5. CD

二、判断题 1. × 2. √ 3. √

四、计算题

1. 99. 66%，符合规定。2. 99. 14%，符合规定。

参考文献

［1］杭太俊. 药物分析［M］. 7 版. 北京：人民卫生出版社，2016.

［2］李家庆. 药物分析技术［M］. 2 版. 北京：中国医药出版社，2016.

［3］中国食品药品检定研究院. 中国药品检验标准操作规范（2019 年版）. 北京：中国医药科技出版社，2019.